Sarah Keshtkaran · Alyssa Schwarz · Katharina Weck

Ein neuer Herzschlag

SARAH KESHTKARAN · ALYSSA SCHWARZ · KATHARINA WECK

EIN NEUER HERZSCHLAG

WORTE, DIE DICH HALTEN, WÄHREND DU DEIN KIND HÄLTST

Gestaltet von Miriam Lang-Schlegel

mit Fotografien von Nora Kuhn

neukirchener

Für alle Mütter, deren Herzen mit
ihrem Kind neu geboren wurden —
dies ist das Buch, das wir im Mutter-
werden gerne gelesen hätten.

Wir wünschen dir, dass unsere
Worte dich ein wenig halten können,
während deine Arme und dein Herz
kleine Menschen halten.

DAVOR

SCHWANGERSCHAFT UND GEBURT

DABEI

WOCHENBETT

DABEI

WOCHENBETT

DANACH

DAS ERSTE BABYJAHR

DANACH

DAS ERSTE BABYJAHR

TEIL 1

DAVOR

SCHWANGERSCHAFT UND GEBURT

MUTTER WERDEN

SARAH

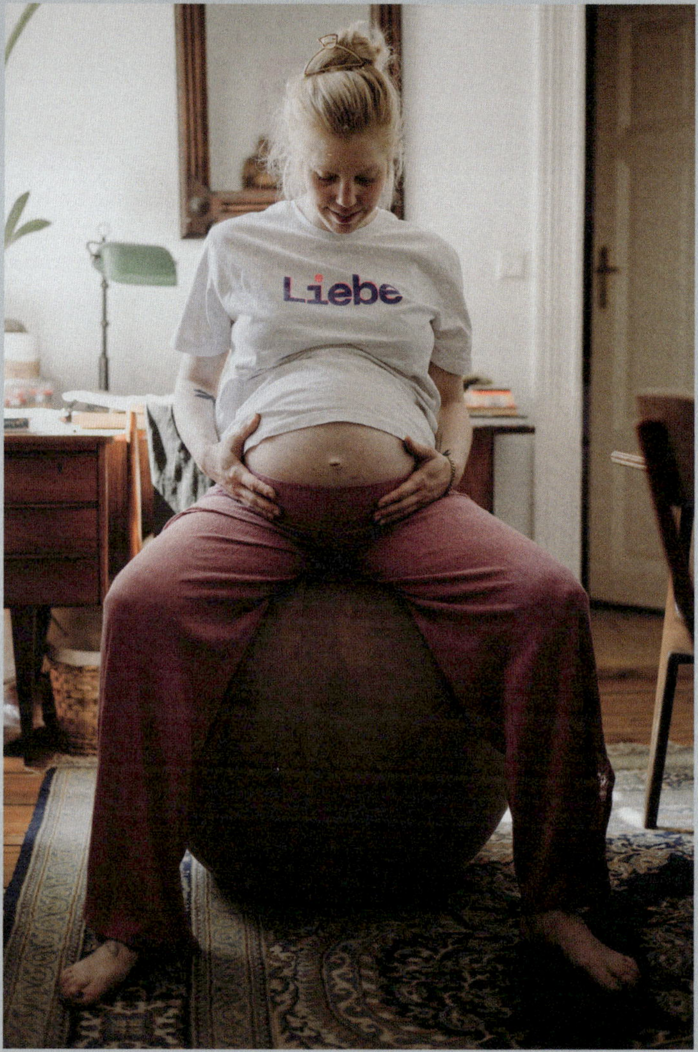

MUTTER WERDEN

Ich werde Mutter. Jeden Tag, seitdem ich ein Kind habe, werde ich Mutter. Diese Formulierung gefällt mir so sehr, weil sie ausdrückt, dass dieser Prozess niemals abgeschlossen ist. Wir müssen nicht perfekt sein, um damit anzufangen, Mutter zu sein, und wir werden niemals eine „fertige" Mutter sein. Die Zeit, das Leben und unsere Kinder werden uns verändern. Wir werden an ihnen wachsen und uns mit ihnen verändern.

Ich bin eine Person, die gerne Dinge beendet. Ich liebe es, To-do-Listen zu schreiben, und noch mehr liebe ich es, sie abzuarbeiten. Der Moment, in dem ich ein Häkchen an einen der offenen Punkte setze, gibt mir so ein starkes Glücksgefühl, dass ich manchmal nachträglich Dinge, die ich ungeplant getan habe, auf die Liste schreibe, um sie dann noch schnell abzuhaken. Dieses Gefühl, etwas geschafft zu haben, mit etwas fertig zu sein und damit etwas erreicht zu haben, schenkt mir unglaubliche Zufriedenheit.

Es soll ja Menschen geben, die das Leben nicht als eine ewig lange To-do-Liste sehen, auf der man Aufgabe für Aufgabe abhakt, um irgendwann am Ende anzukommen und zurückzublicken auf all das, was man erreicht hat. Diese Menschen betrachten das Leben als einen Weg. Ein Weg, auf dem wir Dinge erleben, auf dem wir Menschen treffen und uns von Menschen verabschieden. Ein Weg mit Höhen und Tälern und Sommern und Wintern. Ein Weg, auf dem wir uns verändern und immer mehr wir selbst werden.

Ich glaube, so dürfen wir uns auch als Mütter verstehen. Mutter sein bedeutet nicht einen Entwicklungsschritt nach dem anderen abzuhaken.

1. Schwangerschaft
2. Geburt
3. Stillzeit
4. Krabbeln
5. Laufen
6. Kindergarten
7. Fahrradfahren
8. Einschulung
9. Schulabschluss
10. Ausbildung
11. ...

Das ist nicht unsere Bestimmung. Denn wenn das so wäre, würde es ja darum gehen, möglichst schnell beim letzten To-do „Sterben" anzukommen, um möglichst zügig und effektiv fertig zu werden mit diesem großen Projekt, das wir Leben nennen. Es heißt doch: „Leben ist das, was passiert, während wir dabei sind andere Pläne zu schmieden." Das Leben ist das zwischen den Haken, die wir hinter die To-dos und Entwicklungsschritte setzen.

Wir werden morgen nicht die gleiche Mutter sein wie heute. Und in einem Jahr werden wir viele Dinge wahrscheinlich anders sehen und machen. Einige meinen, man wird es mit dem positiven Schwangerschaftstest, andere sagen, im Moment der Geburt wird man zur Mutter. Ich bin der Meinung, dass es keinen Tag gibt, an dem wir nicht Mutter werden. Das ist keine To-do-Liste. Das ist ein Prozess. Mutterwerden als einen niemals abgeschlossenen Prozess zu betrachten, schenkt uns die Freiheit, uns zu entwickeln, Fehler zu machen und in unsere Rolle hineinzuwachsen. Es gibt keine Liste, nur jeden Tag, an dem wir Mutter werden. Gestern, heute und morgen. Jeden Tag ein bisschen mehr. Bis unsere Kinder uns eines Tages beim letzten Atemzug die Hand halten, während wir uns daran erinnern, wer wir in den letzten Jahren gemeinsam geworden sind. Und wie uns das Leben passiert ist. Bis dahin werden wir Mutter.

Wir werden morgen nicht die gleiche Mutter sein wie heute.

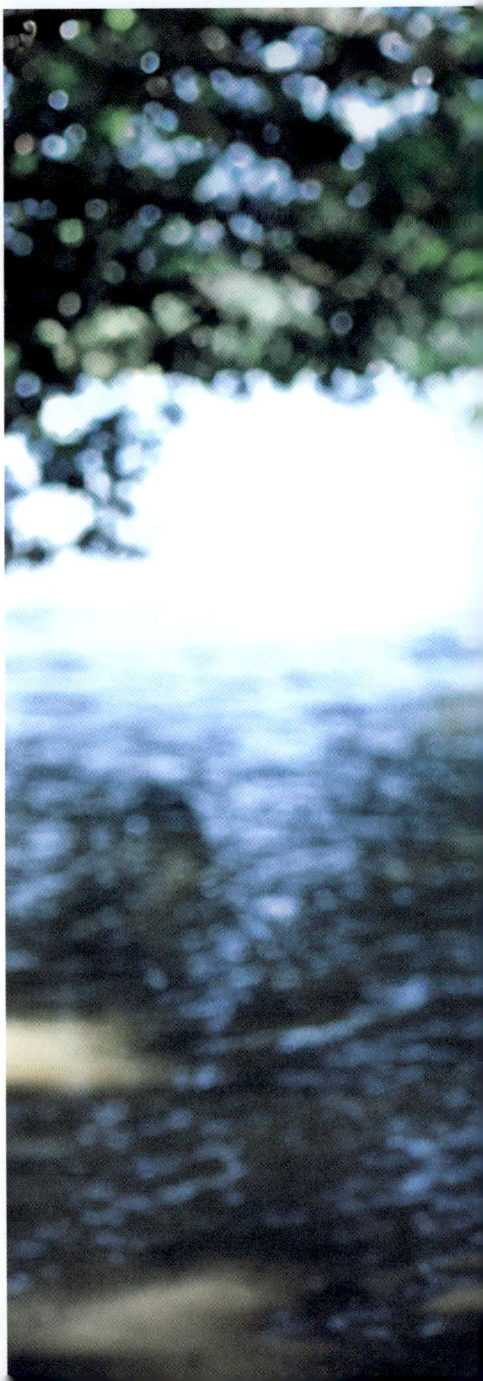

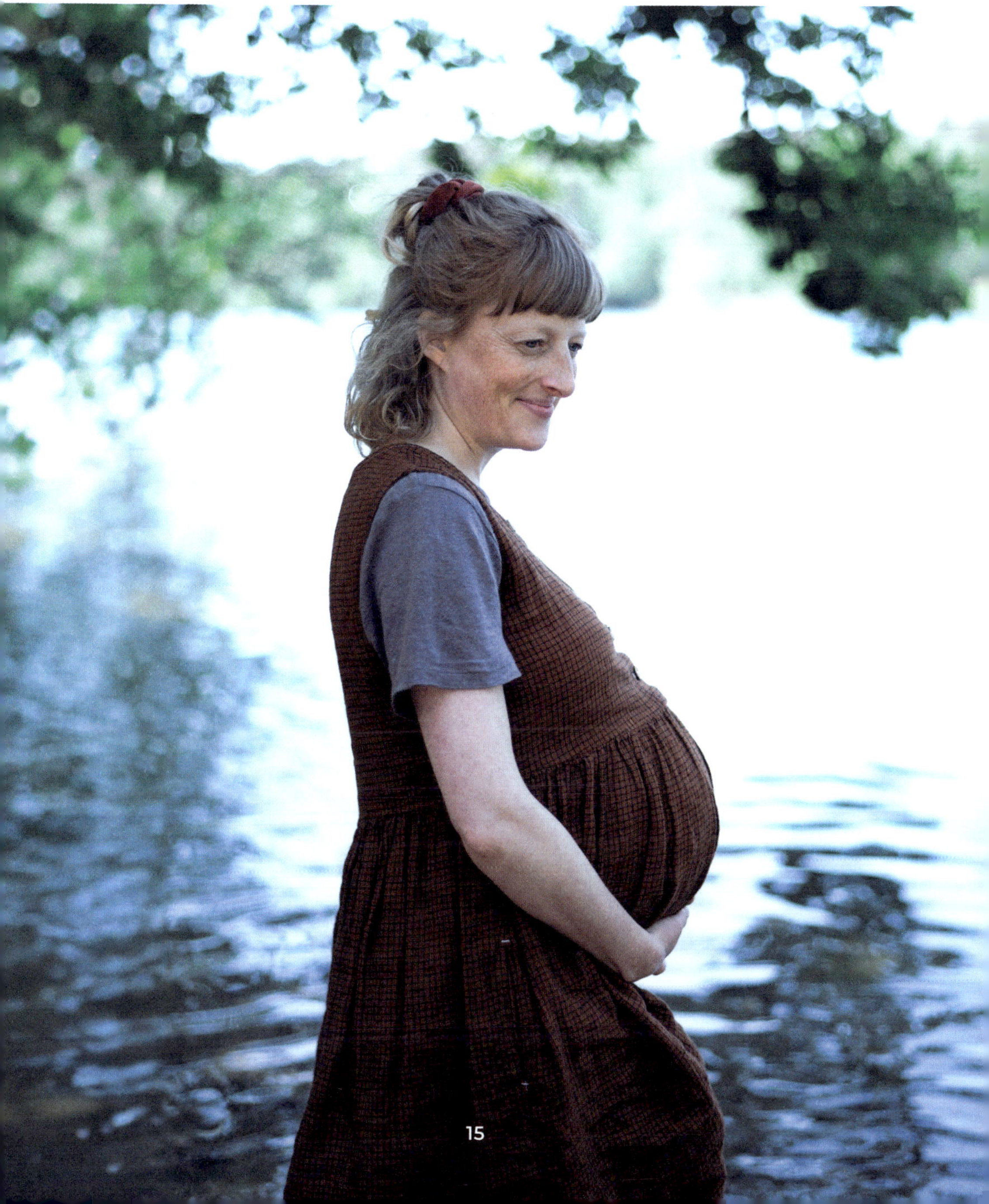

DAVOR

EIN SCHMETTERLINGS-FLÜGELSCHLAG

KATHARINA

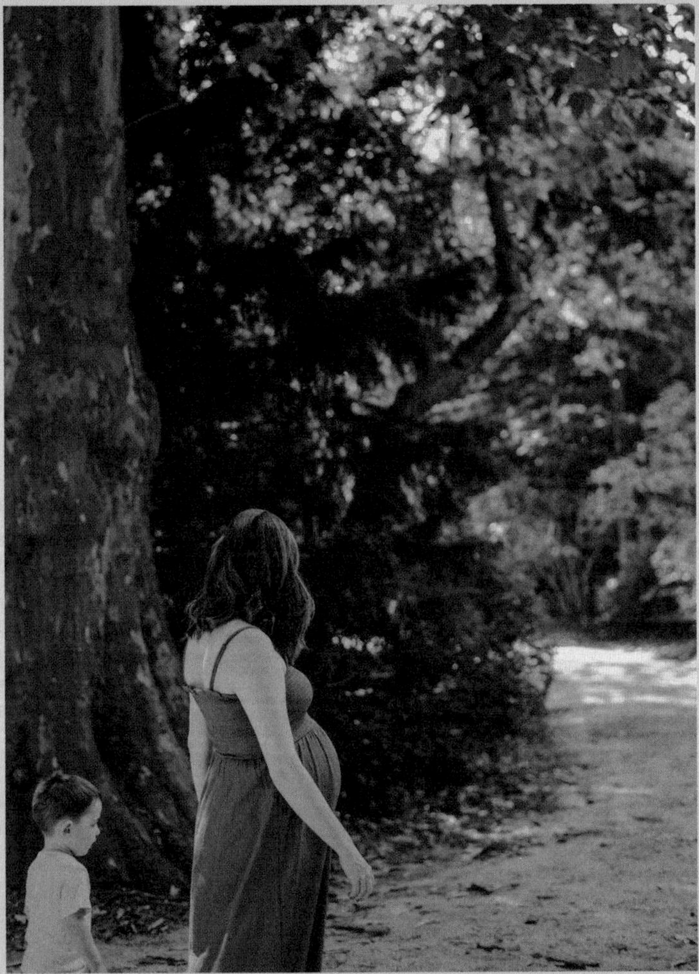

EIN SCHMETTERLINGSFLÜGELSCHLAG

Als ich feststellte, dass ich mit unserem zweiten Kind schwanger war, habe ich einen Tag geschwiegen. Der Test war uneindeutig, der zweite Strich zart, nur in den richtigen Lichtverhältnissen zu erkennen. Erst musste ich mich sortieren. Ich freute mich sehr über die Möglichkeit, schwanger zu sein, und wollte nicht in eine Euphorie geraten, falls es doch ein Fehlalarm war. Am nächsten Morgen ganz früh wollte ich erneut einen Test machen.

Den Tag lang war ich ganz bei mir. Wir gingen mit Freunden essen und die ganze Zeit musste ich immer wieder lächeln bei dem Gedanken, dass sich vielleicht in diesem Moment Zellen in mir teilten und mein ganzer Körper auf Hochtouren arbeitete. Dieses schwebende Wissen, dass in mir ein Kind wachsen könnte, war kaum greifbar und dennoch so präsent. Ich erwischte mich allerdings an diesem Tag auch immer wieder mit leicht gekräuselter Stirn: Werde ich das mit zwei Kindern schaffen? Wie soll meine Liebe für ein Kind plötzlich für ein zweites Kind reichen? Zudem musste ich erst einmal meine Forschungsarbeit fertig schreiben, um meinen Masterabschluss machen zu können. Unsere Wohnung wäre für ein weiteres Kind zu klein, wir müssten umziehen. Wo wäre ein guter Ort zu leben und was können wir uns leisten? Kann mein Rücken nach dem Bandscheibenvorfall ein Baby in mir und später auf meinem Arm tragen? Ich merkte, wie mir nach Durchatmen zumute war. Ich hatte noch nicht einmal die Bestätigung, dass ich schwanger war, und schon bauten sich Gedankenwolkenkratzer auf. Gar nicht leicht dort wieder runterzukommen, um eine beruhigende Bodenhaftung zu spüren. All meine Fragen waren normale Fragen in Bezug auf eine Schwangerschaft, doch empfand ich sie stark aufwühlend.

Ich neige dazu, Dinge zu zerdenken, ihren Sinn zu ergründen, um zu verstehen, aus was für einem Stoff das Leben gewebt ist und ob ich darin mich und meine Familie einwickeln kann. Das Leben wird mir allerdings nicht antworten, es wird voranschreiten, dem Leben ist egal, ob die Lebensphase für ein Baby gerade passend ist oder nicht. Leben ist die Selbsterhaltung meines Systems, unter welchen Umständen ich in anderen Umständen bin, ist dem Leben egal.

Wem mein Zustand nicht egal ist, ist der liebende Gott, an den ich glaube. Der möchte, dass es mir gut geht, obwohl vieles in dieser Welt schlecht ist. Bonhoeffer hat einmal gesagt, dass Gott uns durch alle Zeiten führen will, aber vor allem will er uns zu sich führen. Bonhoeffer hat das „Diesseitigkeit" genannt.[1] Das bedeutet, sich mit allen Aufgaben, Fragen, Misserfolgen und Erfahrungen in Gottes Arme zu werfen. Ich mag die Verbildlichung, den Gedanken, mich in Gottes Arme schmeißen zu dürfen. So wie ich mich als kleines Kind in den Schoß von meiner Mama gelegt habe. Sie hat dann sanft über meine Haare gestrichen. Egal wie stressig ihr Tag war oder ob es davor eine Auseinandersetzung zwischen uns gab, in ihren Schoß durfte ich mich immer legen, dort war ich sicher. Vergleichbar fühlt sich meine Beziehung zu Gott an. Ich darf mich in seine Arme werfen, wenn ich Zweifel habe, mich allein fühle und meine Sorgen nicht aussprechen möchte, er ist da.

Den nächsten Morgen wachte ich kurz vor 6 Uhr auf, obwohl es Sonntag war. Mein Mann und unser Zweijähriger schliefen noch. Ich konnte nicht mehr warten und schlich mich in unser Badezimmer, verweilte kurz in den morgendlichen Sonnenstrahlen, die durch das kleine Badezimmerfenster fielen und machte wiederholt einen Test. Diesmal war er eindeutig, ich war tatsächlich schwanger. Ich merkte, wie ich wieder anfing zu schweben. Ein bisschen wackelig war ich dabei, zwei Zentimeter über dem Boden. Ich nahm mir vor, mich mit diesem Baby zu nichts machen zu wollen. Ich wollte keinen Status erreichen, sondern einfach schwanger sein. Ich stellte mir vor, wie das Baby in mir wächst, wie ich schon in wenigen Wochen einen Schmetterlingsflügelschlag in mir verspüren würde, mit dem Wissen, dass das du sein wirst, mein kleines Baby.
Dann konnte ich es nicht mehr aushalten und musste meine Männer wecken, um ihnen zu sagen, dass wir bald zu viert sein werden.

Ich darf mich in Gottes Arme werfen, wenn ich Zweifel habe, mich allein fühle.

Ein Baby zu bekommen, verändert eine Frau nicht nur äußerlich, sondern auch innerlich. Für mich war der Beginn jeder neuen Schwangerschaft, neben der großen Freude über ein weiteres Familienmitglied, auch immer eine Art Krise. Empfand ich bei meiner ersten Schwangerschaft, in der ich viel Zeit für mich hatte, den ungewohnten Zustand überwiegend schön und aufregend, versuchte ich in meiner zweiten Schwangerschaft trotz starker Übelkeit und den ganzen Fragen der Machbarkeit, die ich mir stellte, den Bedürfnissen unseres fast dreijährigen Sohnes gerecht zu werden. Ich war oftmals sauer auf mich, dass ich nicht so konnte wie vorher. Mit Abstand wurde ich wieder gnädiger mit mir. Warum hatte ich so viel von mir verlangt? Doch sobald ich wieder schwanger war, wurde ich hart mir selbst gegenüber. Der Alltag musste weitergehen. Ich brauchte lange, um zu verstehen, dass gar nicht ich diejenige war, die so hart mit mir und meinen schwindenden Kräften ins Gericht ging, sondern dass das Außen von mir verlangte, dass ich auch schwanger so weitermachte, als wäre ich es nicht: mein Mann, die Kinder, die es schon gab, mein Arbeitgeber, die Person an der Kasse hinter mir, die Menschen in der Berliner S-Bahn, die auf ihren Plätzen sitzen blieben, auch wenn ich mit dickem Bauch vor ihnen stand.

Dass man in Deutschland immer wieder die Aussage hört, dass eine Schwangerschaft keine Krankheit ist, sagt viel über die Anerkennung von schwangeren Frauen und Müttern in unserem Land aus. Ich konnte mit Babybauch meinen Alltag nicht so managen,

> Ich war oftmals sauer auf mich, dass ich nicht so konnte wie vorher.

wie es ohne möglich gewesen wäre. Da mir aber von allen Seiten suggeriert wurde, dass ein Babybauch keine Veränderung in der Umsetzung eines Alltags darstellte, löste es jedes Mal eine Krise in mir aus.

In der Schwangerschaft mit unserem vierten Kind wurde mir zudem bewusst, dass jede meiner Schwangerschaftskrisen auch dadurch entstand, dass von mir erwartet wurde, dass das einzige Gefühl bezüglich meines wachsenden Bauches Freude war und ausgesprochene Herausforderungen als Klage wahrgenommen wurden. Durch die Erwartungen meines Umfelds fühlte es sich an, als würde ich mein Ungeborenes verraten, wenn ich äußerte, wie herausgefordert ich war. Ich weiß inzwischen, dass ich Mitgefühl mit mir haben darf.

Ich hatte bei jeder Schwangerschaft die Empfindung, dass in mir etwas Wundervolles heranwächst und zeitgleich in meinem Inneren etwas unangenehm durcheinandergerät. Es brauchte mehrere Schwangerschaften, um zu verstehen, dass dieses Durcheinander entstand, weil ich jedes Mal einen Teil von mir bedingungslos für die Entwicklung unseres Babys hingab und zeitgleich ein anderer Teil in mir für die Selbsterhaltung meiner eigenen Sichtweise von Krafteinteilung kämpfte. Ich verstand, dass Selbstfürsorge nicht heißt, mal allein auf die Toilette zu gehen oder die müden Beine hochzulegen. Selbstfürsorge bedeutet, für sich selbst zu sorgen und diese Aufgabe niemand anders zuzuteilen. Dafür ist es elementar, als Mutter die eigenen Bedürfnisse zu kennen, gerade in Zeiten, wo die Anforderungen der Care-Arbeit besonders hoch sind. Denn die Chance, die einem eine Krise gibt, ist nicht besser zu werden. Vielmehr geht es darum, die eigenen Grenzen zu erkennen, sich, wenn nötig, Hilfe zu holen und darum, durch eingestandene Schwachheit und Verletzlichkeit authentisch sein zu können und dennoch Vertrauen in die eigenen Fähigkeiten haben zu dürfen. Die Umstände müssen nicht wunderbar sein, um etwas Wunderbares zu erschaffen.

Care-Arbeit ist im Grunde etwas Schönes. Den Wunsch, die Fürsorge für einen Menschen zu haben, tragen wir Menschen in uns. Das gilt sowohl für Männer als auch für Frauen. Vorausgesetzt die Bedingungen sind machbar und die Basis des Kümmerns besteht nicht darin, sich aufzuopfern. Nur weil Fürsorgearbeit in Deutschland vor allem den Frauen zugeschrieben wird, bedeutet das nicht, dass Männer diese Arbeit nicht ebenso gut und auch gern leisten können. Es bedarf noch viel Entwicklung und wir Mütter dürfen mutig sein und für uns einstehen.

Wir dürfen uns auch daran erinnern, dass alles seine Zeit hat: Schwanger sein, gebären, die Zeit mit einem Neugeborenen. Ein

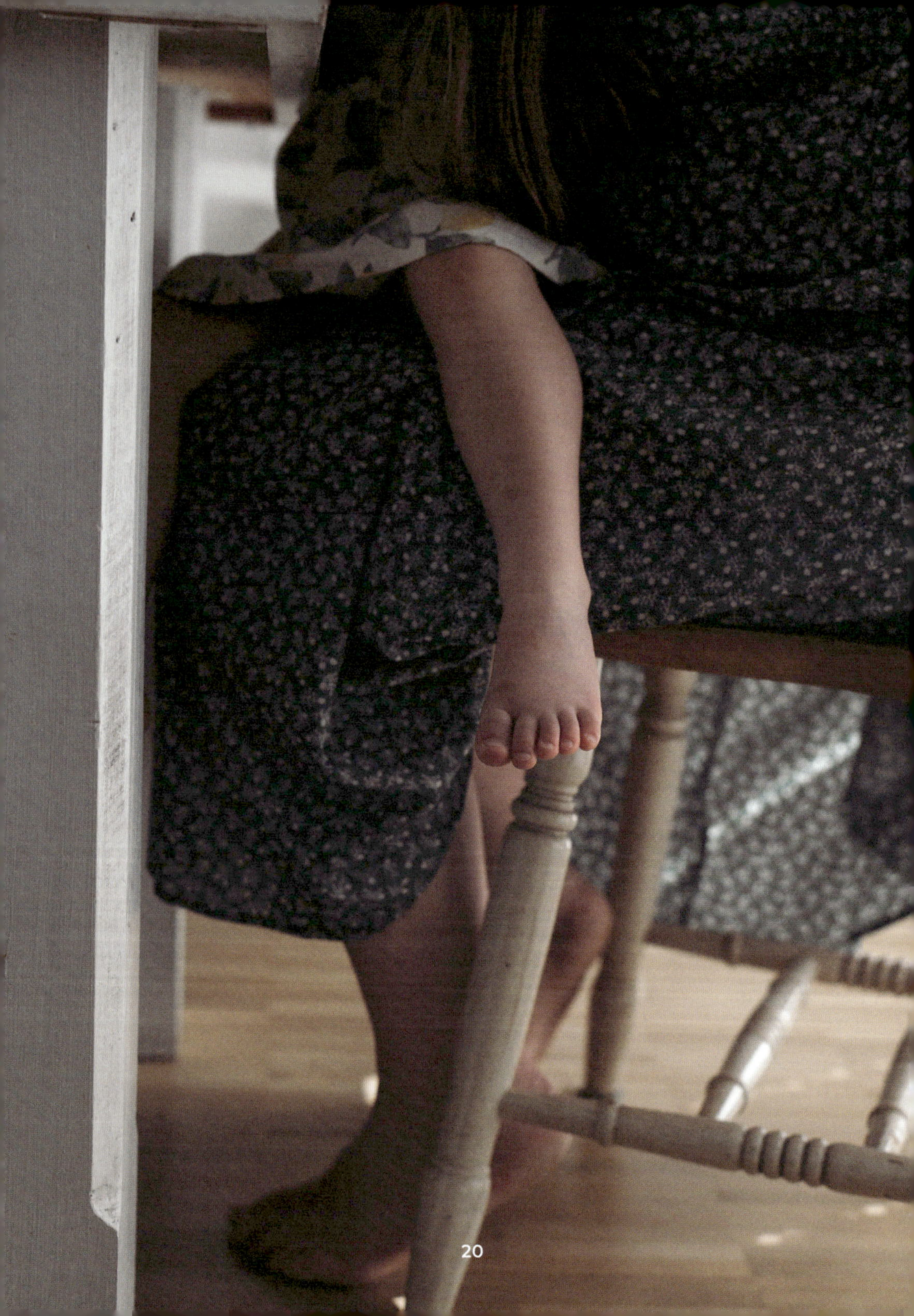

Baby zu haben bedeutet, seinen Körper zu teilen und eine Zeit lang über seine Grenzen gehen zu müssen; es setzt eine Form von Selbstlosigkeit voraus. Doch es bedeutet nicht, nicht mehr zu existieren. Es bedeutet eine Erweiterung unseres Selbst, ein Hineinfühlen in den Zustand, dass der eigenen Nabel nicht mehr der Mittelpunkt ist. Wir Mütter lernen leider häufig auf schmerzhafte Weise, wie besonders es ist, über sich hinaus in die Zukunft eines weiteren Menschen zu wachsen und dabei nicht ausschließlich sich selbst im Blick zu haben. Die Psychologin Heide Gerdts sagt, dass Kinder uns im Allerinnersten berühren. Überall könnten wir ausgetauscht werden, im Beruf, als Partnerin, aber nicht als Mutter. Sie sagt: „Da [als Mutter] ist man unvergänglich, sogar über den Tod hinaus.“ [2]

In meiner letzten Schwangerschaft hat es mir geholfen, nicht zu vergessen, dass ich immer mein Mitspracherecht behalte. Auch oder gerade, weil ich das Baby in mir trage und es durch mich geboren wird, darf ich meine Grenzen aufzeigen und entscheiden, wie ich als Mutter sein möchte. Ich darf meine Haltung verändern, mich neu ausrichten, Erkenntnisse gewinnen und alte Glaubenssätze loslassen. Und ich darf Dinge nicht wissen, nicht zu allem eine Meinung und Haltung haben. Aber vor allem darf ich mich daran erinnern, dass ich durch die neue Rolle als Mutter nicht verschwinde. Im Gegenteil, ich erhalte eine erweiterte Form meiner Selbst.

Es ist elementar, als Mutter die eigenen Bedürfnisse zu kennen.

IST ALLES BEREIT?

ANONYM

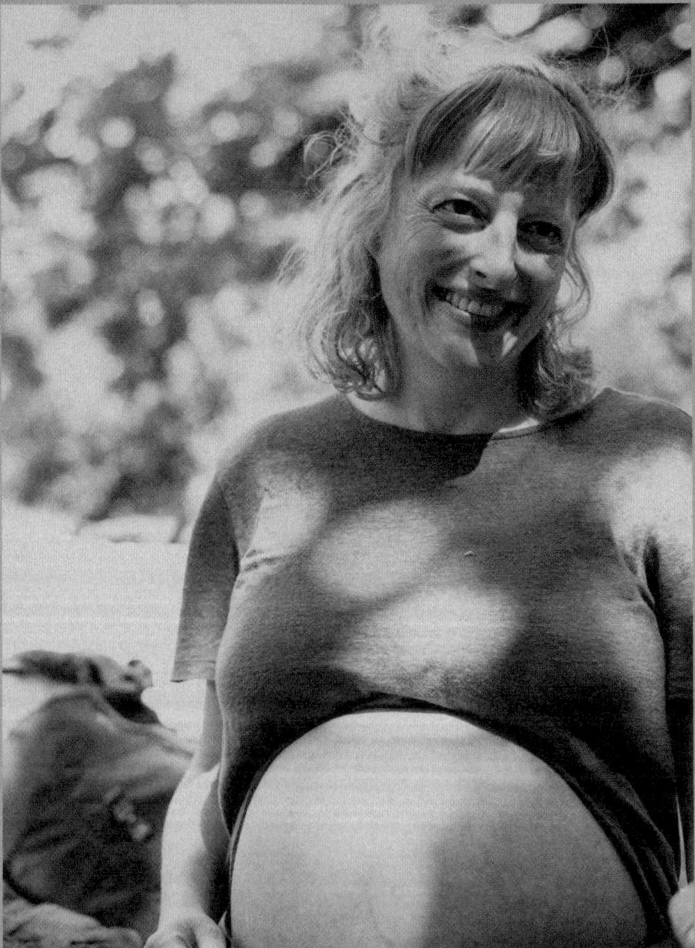

IST ALLES BEREIT?

„Ist alles bereit?", fragen sie. Und ich denke an die gewaschenen winzig kleinen Kleidungsstücke, die seit Wochen in deinem Wickeltisch auf dich warten. Ich denke an die gepackte Kiste für die Hausgeburt und an die gepackte Kliniktasche – für alle Fälle. An den sauberen Backofen, den frisch eingestreuten Hühnerstall, dein gemachtes Bett, das Geschwistergeschenk. Ich denke an die Hebamme in Rufbereitschaft. An den errechneten Geburtstermin und an die Untersuchungen. Eigentlich ist alles bereit. Nur ich nicht. Ich wäre so gern bereiter für dich, wäre so gern sicher, dass wir unser Leben zusammen gut hinbekommen. Ich wäre gern so sicher, dass dein Papa und ich dir immer gute Vorbilder sein werden, ein sicherer Hafen – und nicht der Haufen Chaos, der wir manchmal sind. Ich wüsste gerne, dass du nie Mangel leiden wirst, dass wir dir das glückliche Leben ermöglichen, das du verdienst.

Ich wäre so gern bereiter für dich.

Ich war nie richtig bereit, wenn ich hier ehrlich bin. Denn ich habe dich nicht gewählt. Wir haben uns nie bereit für dich gefühlt. Und das tut mir leid. Und in ruhigen Momenten denke ich, du verdienst etwas Besseres als uns.

Du wirst in eine Ungewissheit hinein geboren. Im Moment deiner Geburt wirst du das erste Mal Kälte spüren, geblendet werden. Wenige Stunden später wirst du wissen, was Hunger ist. Du wirst Momente erleben, in denen du mich brauchst und ich gerade nicht kann – oder will. Momente, in denen du etwas benötigst, das ich nicht verstehe. Du wirst Streit erleben, Unfrieden – und das nicht nur weit weg in fernen Ländern, wo Kriege geführt werden und Menschen leiden. Du wirst auch Streit und Ungerechtigkeit in deinem eigenen Zuhause erleben. Auch durch mich. Hier ist vieles so unfertig anstatt bereit. Und du wirst geboren, ohne dass alle offenen Fragen beantwortet sind. Ohne dass all die Gebete erhört wurden. Du wirst geboren und ich bin nicht sicher, ob wir bereit sind.

Doch auch, wenn wir es nicht sind, ist eins sicher: Gott hat dich erwählt. Dass es dich gibt, ist ein Wunder und so bin ich mir unendlich sicher, dass du gewollt bist. Wir hätten uns nicht getraut, dir das zuzumuten. Aber Gott vertraut dich uns an. Er traut uns allen das Leben mit dem Unfertigen zu. Er schenkt uns dich – mitten in diese unperfekte Situation. Er weiß, dass wir bereit sind. Bereit für dich.

In all dem Noch-nicht wirst du erleben, wie unperfekte Eltern dich halten. Wie teilweise eifersüchtige, brutale und streitende Geschwister dich erwarten, küssen und lieben werden. Du wirst erleben, wie es ist, nach dem Hunger satt zu sein und dass du geliebt bist, nicht nur trotz unserer Unperfektheit, sondern mitten drin. Wir werden einander treffen, hier im Noch-nicht und ich werde dich halten. Nicht nur an meiner Brust, nicht nur zum Einschlafen auf dem

Arm. Ich werde deine Hand halten, wenn du deine ersten Schritte machst, und werde glauben, dass du bereit bist, auch wenn du es noch nicht fühlst. Ich werde dich aushalten in deinem Wutausbruch, werde meine Arme aufhalten, wenn du vom Beckenrand springst, und durch jeden Entwicklungsschritt in jedem „noch nicht“ werde ich uns erinnern, dass das Leben darin besteht Noch-nicht am Ende zu sein: noch nicht fertig zu sein, sich noch nicht bereit zu fühlen und es trotzdem zu sein.

Dass es dich gibt, ist ein Wunder und so bin ich mir unendlich sicher, dass du gewollt bist.

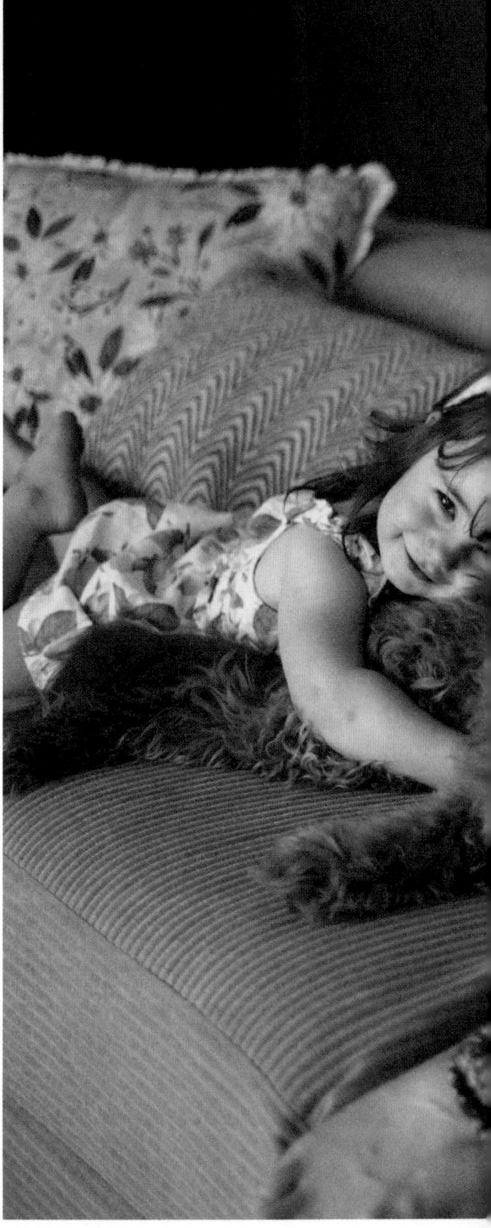

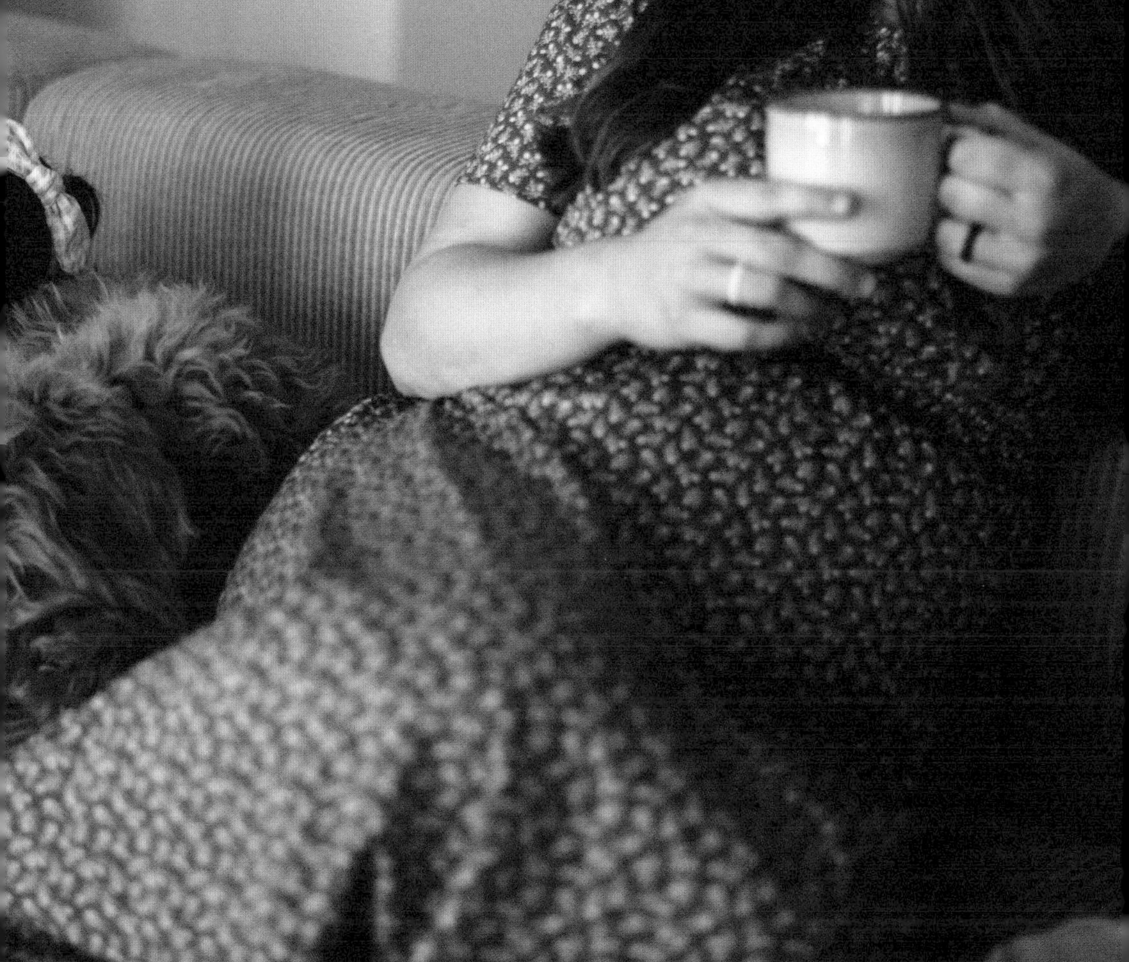

SORGEN WEGEN MORGEN

ALYSSA

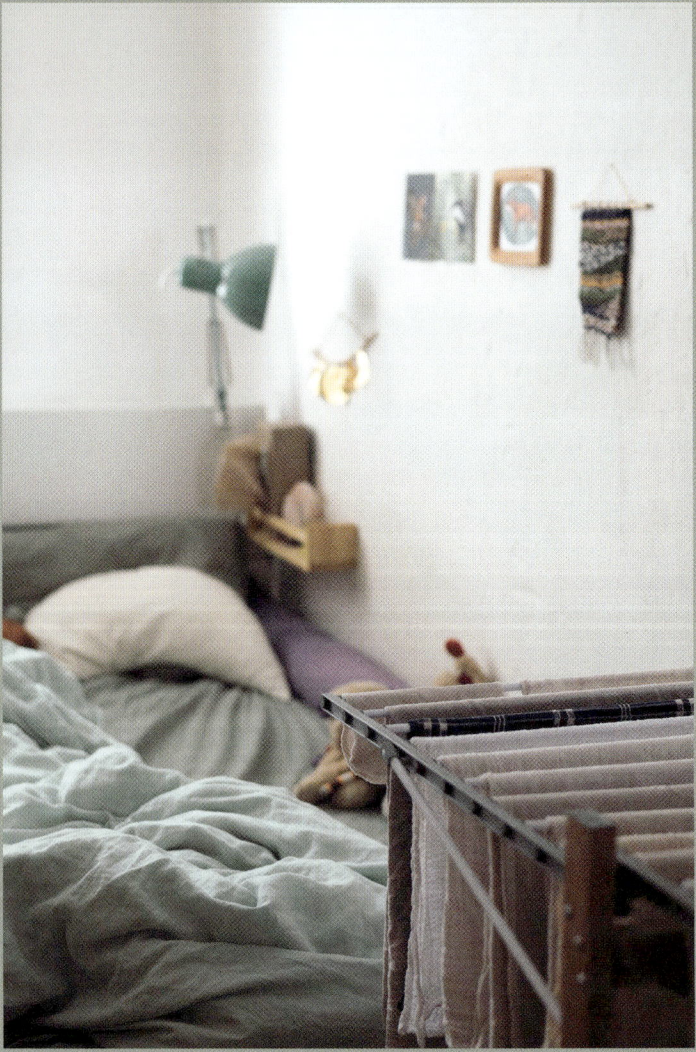

Wenn ich die Stunden zusammenzählen könnte, die ich als Mutter damit verbracht habe, mir Sorgen wegen morgen zu machen, wären wir sicherlich im vier- oder fünfstelligen Bereich. Als frischgebackene Zweifachmutter wurde zum Beispiel ein leichtes inneres Zittern in mir über Wochen jeden Abend größer, wenn ich über das Ende der Elternzeit meines Mannes und seine anstehenden Dienstreisen nachdachte.

„Zwei Kinder alleine ins Bett bringen? Wie soll das denn gehen?!“

Nach neun Wochen mit unserem Baby hatten wir eine Abendroutine gefunden, die für unsere vierköpfige Familie perfekt war. Sie saß. Sie war ein schöner Abschluss des Tages für uns alle. Aber ohne meinen Mann würde sie so nicht funktionieren. Ich konnte ja nicht gleichzeitig Zähneputzen und Stillen oder das Baby wickeln und dabei eine Geschichte vorlesen ...

Mein sorgenvolles Herz übersprang sowohl das neugierige „Wie wird das, wenn ...?“ als auch das präventive, lösungsorientierte Denken und landete gleich beim Worst Case. Ich stellte mir zwei schreiende Kinder vor, die sich über Stunden nicht beruhigen lassen, geschweige denn einschlafen. Mich sah ich am Rande des Wahnsinns. An diesem Punkt brachen meine Vorstellungen aber immer schnell ab, denn solche Szenarien vor Augen zu halten war kaum zu ertragen. Die Angst, dass dieser Albtraum Wirklichkeit werden könnte, wuchs von Tag zu Tag. Freunde und Familie versicherten mir: „Es wird leichter mit der Zeit.“ und „Du wirst deinen eigenen Weg finden.“ Doch ich gestattete mir nicht einmal die leiseste Hoffnung, dass es vielleicht auch anders kommen könnte, als meine Sorgen es prophezeiten. Ich dachte, mich auf das Schlimmste vorzubereiten ... aber was nützten mir meine Ängste, wenn sie tatsächlich eintreten würden?

Zu meinem Erstaunen ging es an meinem ersten Abend alleine mit zwei Kindern viel besser als erwartet. Mein zweijähriger Sohn, der es gewohnt war, beim Kuscheln einzuschlafen, gab sich damit zufrieden, alleine auf seinem Kleinkindbett zu liegen. Ich saß im Schneidersitz neben ihm und streichelte seinen Rücken, während ich ihm ein Einschlaflied vorsang. Auf meinem Schoß hielt ich mit meiner freien Hand mein Baby.
Nach 15 Minuten war nur noch das friedliche, rhythmische Ein- und Ausatmen von beiden Kindern zu hören.

Wir entwickelten über die nächste Zeit eine neue Dynamik und neue Routinen, die für uns drei passten. Meistens klappte das Ins-Bett-Bringen auch sehr gut und wenn der Tag geschafft war, fühlte ich mich an jedem der Abende, an dem mein Mann weg war, wie eine Heldin. Innerlich jubelte ich und hob meine Faust in die Luft, als hätte ich gerade stolz aber verschwitzt einen Ma-

rathon geschafft. Würde es eine Medaille geben, auf der „Zwei Kinder erfolgreich ins Bett gebracht“ steht, oder ein T-Shirt mit „Give me a high five — I put two kids to bed last night“, hätte ich sie oft getragen.
Tatsächlich erlebte ich aber auch solche Abende, vor denen es mich im Voraus gegraust hatte.

Meine Sorgen beruhten jedoch auf meinem damaligen Ist-Zustand – sie berücksichtigten nicht, dass ich jeden Tag ein wenig erfahrener und sicherer in meiner neuen Rolle als Zweifachmutter wurde. Sie verkannten, dass die Herausforderungen meines Alltags auch Wachstum bargen. Meine Ängste setzten schwierige Situationen automatisch mit Unwohlsein gleich. Sie vergaßen jedoch, dass ich ihnen nicht ausgeliefert war. Ich hatte und habe jederzeit die Möglichkeit, den inneren Resetknopf zu drücken und mit meinen Kindern neu zu starten, selbst wenn ich im Sturm einmal als zusätzlicher Donner agiert habe.

Der Weg würde weitergehen, auch wenn ich keine Ahnung hatte wie.

Viele meiner Sorgen erwiesen sich als unbegründet, weil die Dinge am Ende anders oder besser liefen als gedacht. Doch manchmal bestätigte sich, dass es berechtigten Grund zur Sorge gab.

Im Wochenbett mit meinem dritten Kind zum Beispiel ging es meinem damals vierjährigen Sohn nicht gut. Er hustete ununterbrochen, wurde immer schlapper und sein Fieber immer höher. Wir machten beim Kinderarzt schnell einen Termin zur gleichen Zeit aus wie eine U-Untersuchung für unser Neugeborenes. Unser erster Familienausflug zu fünft ging in die Kinderarztpraxis.
An diesem Tag gab es viele kranke Kinder. Wir standen bereits mehrere Minuten in der Schlange bei der Anmeldung, als ich plötzlich etwas Warmes in meiner Hose spürte. Mein Wochenfluss hatte sich offenbar angestaut, ohne dass ich es gemerkt hatte. Auf einmal waren alle Dämme gebrochen und meine Einlagen, Unterhose und Jeans waren voller Blut. Eine der Kinderarzthelferinnen wurde auf mich aufmerksam und führte uns, nachdem sie mich mit einer Handvoll Papiertücher versorgte, liebevoll in das einzig freie Zimmer. Ich konnte nicht deuten, ob es mir wegen dem Blutverlust oder der Peinlichkeit schwindelig war und ob es mir wegen den Hormonen oder wegen Fieber warm war. Ich saß in dem dunklen Ultraschallzimmer mit meinem Baby auf dem Arm, meiner Tochter zu meiner linken, und meinem Mann mit unserem kranken Kind zu meiner rechten Seite und dachte mir einfach nur: Willkommen im Chaos.
Auch wenn ich es in irgendeiner Weise schon wusste, verinnerlichte ich spätestens dann: Es ist unmöglich, immer alles unter Kontrolle zu halten.
Ich hätte erwartet, dass mich diese Erkenntnis aus der Bahn wirft. Dass ich das Gefühl haben würde, zu verlieren. Alles zu

verlieren. Stattdessen hob ich meine Hände innerlich willig in die Luft. Erst als ich das annahm, was war, konnte ich sehen, dass ich mich nicht in einer Sackgasse befand. Der Weg würde weitergehen, auch wenn ich keine Ahnung hatte wie.
Wenige Minuten später wurde meinem Sohn eine Lungenentzündung diagnostiziert — genau so, wie ich es befürchtet und geahnt hatte. An dieser Stelle hatten meine sorgenvollen Vorstellungen immer aufgehört. Ich traute mich nicht, die „und dann?"-Gedanken zu Ende zu denken. Nun war das, worüber ich mir Sorgen gemacht hatte, meine Realität, aber die Geschichte ging weiter.

Etwas, das ich nicht geglaubt hatte, ertragen zu können, ertrug ich.

Zuhause angekommen wurde das Wochenbett zum Krankenlager erweitert und etwas, das ich nicht geglaubt hatte, ertragen zu können, ertrug ich.
Ich verbrachte die darauffolgenden Tage zwischen zwei, manchmal drei Kindern, die mich alle auf unterschiedliche Weise brauchten. Anstatt mein schlafendes Baby zu bewundern, zählte ich, während er schlief, die Atemzüge meines Sohnes und betete, dass das verschriebene Antibiotikum wirken würde.
Das tat es.

Wir überstanden etwas, was ich nicht glaubte, überstehen zu können, aber die Lungengeschichte begleitete uns leider noch weiter. „Du hilfst niemandem mit deiner Panik!", sagte mir Monate später mein aufgewühlter Mann, während ich mein nicht besonders kooperatives, schon wieder krankes Kind stresste, wieder mit Kochsalzlösung zu inhalieren. Jetzt. Sofort. Mein Herz raste mit jedem anstrengend klingenden Husten schneller.

„Ich weiß!", spuckte ich nur so raus, bevor Tränen in meine Augen stiegen. Ich wandte mich in einem Zug von meinem Mann ab, warf meinen Schlüssel und meinen Geldbeutel in eine Stofftasche und rief zurück: „Ich gehe Honig kaufen!"
Als hätte es keine Sekunde länger warten können, sprintete ich zum Supermarkt. Auf ungefähr halber Strecke musste ich kurz stehen bleiben, um tief Luft zu holen. Sorgenvolle Gedanken wollten mit dem Stechen der eingezogenen Luft einziehen. Schnell lief ich weiter, als könnte ich meiner Angst so entkommen.
Im Supermarkt angekommen verlangsamte ich mein Tempo auf einen flotten Schritt. Als ich zwischen Müsli und Marmelade nach dem flüssigen Gold suchte, hörte ich eine Zeile in dem Lied, das über die Lautsprecher spielte.
Ein Mann sang mit einer sehnsuchtsvollen, zerbrochenen Stimme:
„Sometimes you gotta lose somebody, just to find out you really love someone."
Alles verschwamm vor meinen Augen. Leise Tränen rollten über meine Wangen und ich widersprach mit einem flüsternden

Knurren: „Ich liebe ihn doch! Das weiß ich, ohne ihn verlieren zu müssen! ... Ich will ihn nicht verlieren!!!“

Der Bibelvers „Furcht ist nicht in der Liebe, sondern die vollkommene Liebe treibt die Furcht aus" (1. Joh 4,18, LUT)[3] hat mich schon als Kind geplagt, denn ich hatte oft Angst und glaubte, deswegen nicht genügend Liebe in mein Leben reingelassen zu haben. Panikattacken zu haben, gab mir jedes Mal das Gefühl, versagt zu haben. Dann strengte ich mich noch mehr an im Lobpreis, um eine Begegnung mit Gott zu haben. Ich ballerte mich mit Bibelstellen zu und lernte sie auswendig, aber konnte und konnte diese immer wiederkommende Angst einfach nicht wirklich loswerden. Ich hasste sie.
Ich glaube, dort im Supermarkt war das erste Mal, dass ich meine Sorgen ernst nahm, anstatt zu versuchen, sie von mir abzuschütteln. Es machte auf einmal Klick: Meine Sorgen hatten immer nur eine Mission – mir Dinge aufzuzeigen, die mir wichtig sind und zu versuchen, sie und mich zu beschützen.
Zum ersten Mal traute ich mich, die Gedanken zu Ende zu denken. Meine Seele wollte die Augen schließen, doch ich nahm mich innerlich wie eine Mutter selbst in den Arm und an die Hand und ließ die inneren Bilder weiterlaufen. Ziemlich schnell landeten sie bei einer Beerdigung.
Obwohl das rational gesehen völlig unrealistisch war, stimmte ich meinen Sorgen zu: „Das wäre so schrecklich. Etwas Schlimmeres konnte ich mir überhaupt nicht vorstellen.“ Überraschenderweise ließ in diesem Moment das einengende Gefühl ein wenig nach.
Ich hatte immer Angst, dass meine Sorgen wachsen würden, wenn ich ihnen Raum gebe. Ich fürchtete, sie anzuschauen hieße, sie unter eine Lupe zu legen und sie dadurch zu vergrößern. Doch durch meine neue Erfahrung habe ich gelernt, dass Sorgen nicht unser ganzes Leben beherrschen wollen. Sie wollen nur gesehen, gehört und verstanden werden.

Sorgen wollen nur gesehen, gehört und verstanden werden.

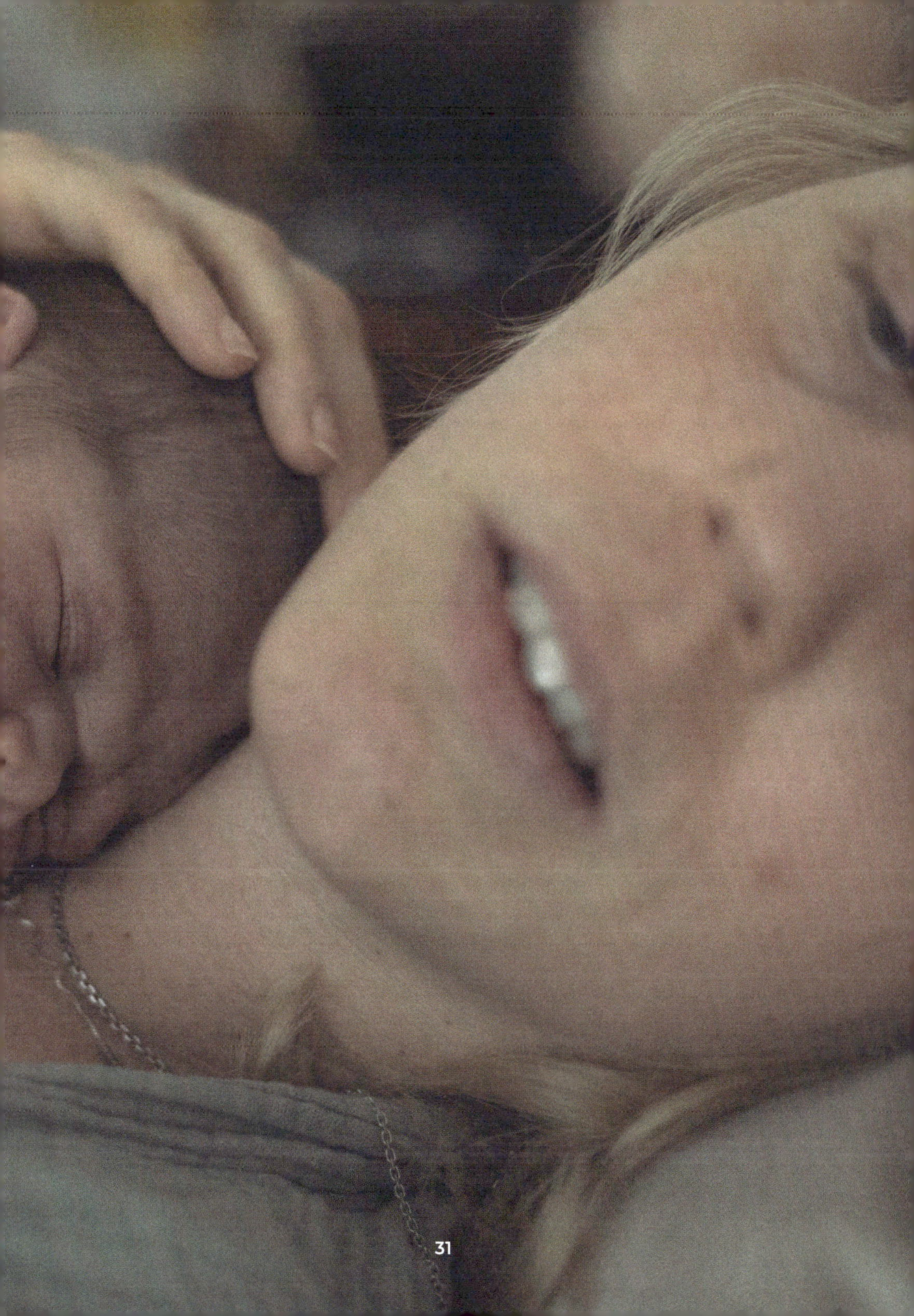

DAS DORF, DAS ES BRAUCHT

SARAH

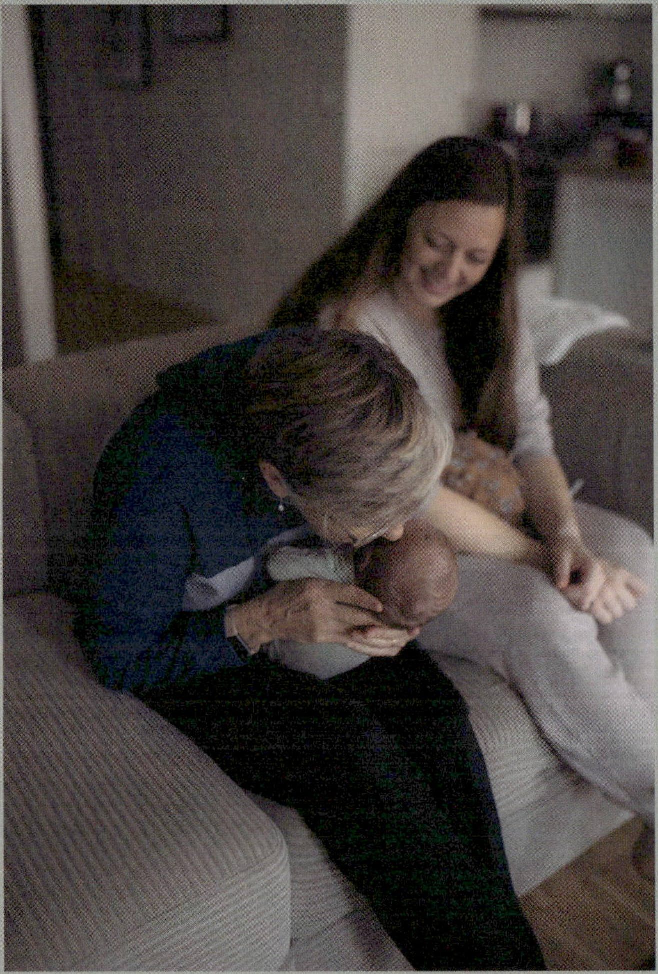

DAS DORF, DAS ES BRAUCHT

Ich habe zu den meisten Dingen eine Meinung und bin grundsätzlich nicht leicht zu verunsichern. Doch diese Eigenschaft veränderte sich schlagartig an einem Nachmittag im Mai 2014. Ich hielt meinen ersten positiven Schwangerschaftstest in der Hand! Und zusammen mit der Freude und den Gedanken der unglaublichen Dankbarkeit wuchs noch ein weiteres Gefühl in mir: Unsicherheit. Überwältigende, nagende Unsicherheit.

Werde ich alles richtig machen? Kann ich das überhaupt: eine gute Mama sein? Was muss ich als nächstes tun? Welchen Test machen und welchen sein lassen? Was darf ich essen und was nicht mehr?
Denn ich möchte unbedingt alles richtig machen! Ich will, wie niemals zuvor in meinem Leben, möglichst wenig Fehler machen. Weil ich nur das Beste für meine Kinder möchte. An diesem Nachmittag im Mai begann eine Liebe in mir zu wachsen, die bereit ist, hunderte Extrameilen zu gehen. Eine Liebe, die ich nicht kannte, bevor ich Mutter wurde. Und auch eine Verantwortung, gute Entscheidungen für diesen kleinen Menschen in mir zu treffen.

Dazu kam, dass man mit dem Tag, an dem man Mutter wird, plötzlich eine Person des öffentlichen Lebens zu sein scheint. Menschen fassen einem an den Bauch, stellen einem private und intime Fragen und lassen einen unverblümt wissen, was sie über Babys, Mütter und Erziehung denken. Sie erzählen uns von Schicksalsschlägen und ihren Sorgen und erzählen uns, bevor wir danach gefragt haben, was ihrer Meinung nach gut für uns und unser Baby ist. Das wäre auch gar nicht weiter schlimm, wenn mich die Meinungen der anderen nur nicht so furchtbar interessiert hätten! Denn obwohl ich häufig von all den Meinungen genervt war und mich sagen hörte: „Ich weiß schon, wie ich das mache, misch dich da nicht ein!“, flüsterte die Stimme der verunsicherten Mutter in mir: „Was, wenn du die brauchst? It takes a village to raise a child.“

Noch bevor mein erster Sohn geboren wurde, bekam ich Bücher über Schlafrituale und Erziehungsmethoden zum Durchschlafen in die Hand gedrückt. Und ich bin mir sicher, die Ratgeber hatten die besten Absichten. Doch ich hatte nach dem Lesen nur noch mehr Fragezeichen als vorher. Ratschläge sind auch Schläge. Und sie trafen mitten rein in meine Unsicherheit.

In der Krabbelgruppe stellten wir jungen Mütter dann häufig unsere Fragen und ich erinnere mich, als wäre es gestern gewesen, wie die Krabbelgruppen-Leiterin betonte: „Also, ein Gläschen sollten die Babys schon aufessen zum Mittagessen.“ Und seitdem versuchte ich, so viel Brei wie möglich in mein Baby zu bekommen und verzweifelte jedes Mal kläglich bei einem halben Gläschen. Und mein Baby an mir.

Zum Glück hatte ich ja noch Zugriff auf die Weisheit der ganzen Welt im Internet. Ich wollte nicht googeln, ich sollte nicht googeln und ich tat es trotzdem. Nicht nur wie viel Löffel ein Baby bei der Beikostgewöhnung essen sollte, auch die richtige Häufigkeit und Konsistenz des Stuhlgangs, die

Farbe der Muttermilch, die Vor- und Nachteile von Schnullern. Ich wollte es richtig machen oder wenigstens gut genug.

Wenig später war ich das erste Mal mit meinem Baby im Gottesdienst und überlegte, wo ich am besten sitzen sollte. Ich traf eine Bekannte im Foyer, die bereits drei Kinder hatte und fragte sie um Rat. Doch sie gab mir keinen Schlag. Sie gab mir das Gegengift zu meiner Unsicherheit und sagte: „Du wirst sicher den besten Sitzplatz für dich und dein Baby finden. Bestimmt musst du ein bisschen ausprobieren, aber du wirst ganz bestimmt eine gute Entscheidung treffen."

Sie traute mir zu, eine gute Mutter für mein Kind zu sein.

Sie traute mir zu, eine gute Mutter für mein Kind zu sein. Sie brachte zum Ausdruck, dass sie glaubte, dass ich gute Entscheidungen treffen konnte und dass Fehlermachen und Ausprobieren dazu gehörten. Und in ihren Worten schwang die Überzeugung, dass es beim Muttersein nicht nur richtige und falsche Entscheidungen gibt, sondern einen guten Weg für jeden von uns. Oh, ihre Worte waren wie Balsam für meine verunsicherte Mutterseele!

„It takes a village to raise a child" heißt es in einem afrikanischen Sprichwort und meint, dass Eltern mit der Begleitung eines Kindes nicht allein gelassen werden sollten. Dass sie Rat und Unterstützung brauchen. Und oft brauchen Eltern tatsächlich praktische Unterstützung, Hilfe beim Entscheiden und Fachleute und Familie als Netzwerk. Doch niemals brauchen sie ein Dorf, das ihnen die Kompetenz abspricht. Sie brauchen keine vorgekauten Meinungen und festgefahrenen Regeln. Sie brauchen Vertrauen. Ein Dorf, das ihren verunsicherten Seelen immer wieder zuspricht, dass sie sich ausprobieren dürfen, selber entscheiden können, auf ihr Bauchgefühl hören sollten, jederzeit Fehler machen dürfen und niemals dafür verurteilt werden. Kein „Hab ich doch gesagt", sondern ein „Dann gibt es einen anderen Weg."

Es braucht ein Dorf, das uns die Sicherheit zurückgibt, die wir mit dem zweiten Strich auf unserem Schwangerschaftstest verloren haben.

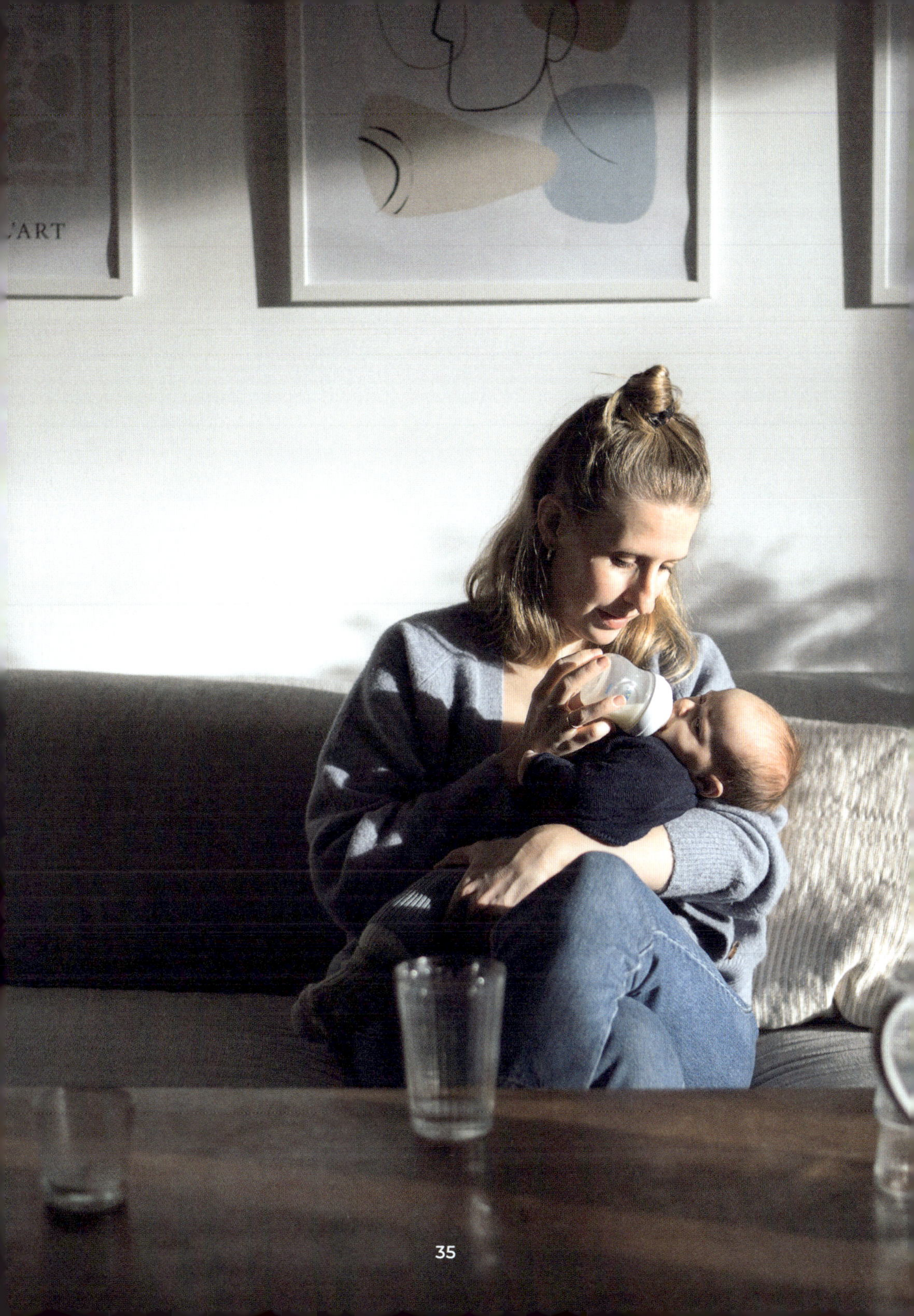

TREPPENHAUSGESPRÄCH

ALYSSA

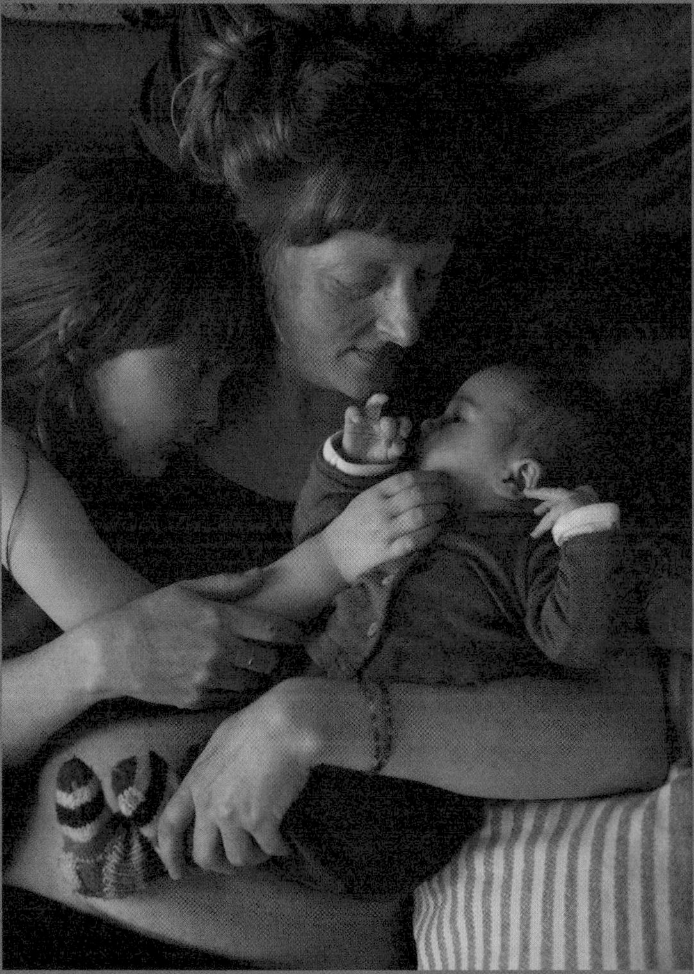

TREPPENHAUSGESPRÄCH

„Fast geschafft“, seufzte ich erleichtert vor mich hin, nachdem ich unsere Haustür mit meinem Knie erfolgreich aufgeschoben hatte. Zwischen mir und unserer Altbauwohnung stand nur noch die staubige Holztreppe, die hochführte. Die schweren Einkaufstaschen, die um beide meiner Arme hingen, setzte ich vorsichtig auf die kühlen Fliesen neben der Papiermülltonne ab, sodass die Staudensellerie gegen die Wand lehnte. Ich wischte eine Haarsträhne von meiner verschwitzten Stirn und machte eine kurze Verschnaufpause. „Dass es im Oktober noch so warm sein kann ...“, dachte ich mir gerade, als mein zweijähriger Sohn an mir vorbeihuschte, sein Laufrad parkte und die ersten Schritte unserer alltäglichen Bergwanderung nahm.

Bevor ich mich auf den Weg ins zweite Obergeschoss machte, warf ich einen kurzen Blick in die Trage, in der meine dreimonatige Tochter friedlich schlief. Den ganzen Stress des Morgens hatte sie komplett verschlafen, aber ihre Bäckchen waren rot und ihre Haare feucht, als wäre der Spaziergang und Einkauf in der wuseligen Stadt auch für sie anstrengend gewesen. Ich schmunzelte, küsste ihre salzige Stirn und hoffte, sie gleich im Stubenwagen ablegen zu können.

Nach nur wenigen knarrenden Schritten auf der urigen Treppe hatte ich meinen Sohn eingeholt. Jedoch blieb er plötzlich mitten auf einer Stufe wie vor einer roten Ampel stehen und drehte sich wie in Zeitlupe zu mir. Sein Kopf war genau auf der Höhe der Stofftaschen und Babyfüße, die von mir herunterhingen. Ich konnte bereits erahnen, was als Nächstes passierte, bat ihn aber trotzdem hoffnungsvoll, bitte zur Seite zu rücken, damit ich mit dem schweren Einkauf an ihm vorbeikomme.

Gerade als meine linke Hand anfing zu kribbeln, setzte er sich hin und zwar so, dass ich nur noch hätte versuchen können, über ihn drüberzusteigen. Ich wollte aber weder riskieren, Baby voraus die Treppe hochzustolpern, noch ihn mit einer Tasche voller Joghurt, Saft und Milch umzuschmeißen. Es blieb mir also nichts anderes übrig, als stehen zu bleiben, bis er sich bewegte.

Nach wenigen Sekunden fing die Wut in mir an aufzusteigen. In dem Moment streckte mein Sohn seine Arme an Füßchen und Lebensmitteln vorbei zu mir aus und bat mich mit großen Kulleraugen: „Tragen.“ Fast hätte ich laut losgelacht. Konnte er nicht sehen, dass meine Hände bereits mehr als voll waren?! Ich versuchte, mit den Schultern zu zucken, als würde ich fragen, „Wie?!“, aber sie bewegten sich nur minimal, also schüttelte ich den Kopf dazu. Die Augen meines Sohnes schweiften weiter, bis sie sich auf seine Schwester fixierten. Ich beobachtete, wie sich sein Blick von erschöpft zu nachdenklich zu traurig wechselte. Ich konnte es genau erkennen, als er verinnerlichte, dass sein Lieblingsplatz besetzt war – und das nicht zum ersten Mal. Zum ersten Mal trauerte er jedoch mit solchem herzzerreißenden Schluchzen. Mein Ärger löste sich sofort in Luft auf und ich setzte mich so nah wie möglich neben das Kind, das ich am liebsten auf meinem Schoß getröstet hätte.

Nachdem ich die Taschen vorsichtig auf der Stufe unter uns abgestellt hatte, schlang ich einen Arm um ihn und lehnte meinen Kopf gegen seinen. Ich wippte ganz sanft hin und her, genauso wie ich es machen würde, wenn ich ihn in meinen Armen halten würde. Ihn zu sehen, zu spüren und ernst zu nehmen fühlte sich nicht an, als wäre es genug. Bittere Tränen stiegen in meine Augen, weil ich mir schmerzhaft eingestehen musste, dass meine Sehnsucht, beiden meiner Kinder gerecht zu werden, nie ganz gestillt werden würde.

„Wie oft wird mein Herz noch zerreißen? Wie oft werde ich noch zwischen meinen Kindern stehen?", rang ich.

Meine Unzulänglichkeit wurde zu einem Kloß in meinem Hals, bis das Weinen meines Kindes auf einmal in einen freudigen Schrei überging: Äpfel und Birnen waren aus einer der Taschen gerollt und kullerten hüpfend die Treppe hinunter. Wir schauten uns verwundert in die Augen und brachen gemeinsam in Lachen aus, das aus dem tiefsten Inneren kam.

Nicht nur ich befinde mich im „Dazwischen" – auch er muss Spannung aushalten.

Ich versuchte, das Gefühl der Verbindung mit meinem Sohn in dem Moment in meine Erinnerung einzuprägen. Ich studierte das Gesicht, das ich vom ersten Atemzug an kannte. Etwas Babyspeck war zwar noch vorhanden, aber es war eindeutig, dass mein Kleinkind immer weniger klein und immer mehr Kind wurde.

Nicht nur ich befinde mich im „Dazwischen" – auch er muss Spannung aushalten, wurde mir bewusst.

Nachdem unser Lachen verklungen war, schwiegen wir. Ich durchbrach die Stille irgendwann mit der Aussage „Manchmal ist es schön, groß zu sein, oder?" Zwei kleine Fältchen tauchten zwischen seinen Augenbrauen auf und er sah mich fragend an, ohne meine Behauptung zu verneinen oder zu bestätigen.

„Weißt du", erklärte ich, „große Kinder dürfen leckere Sachen essen." Ich nickte mit einem Zwinkern zum Obst, das nun neben der Mülltonne lag, bevor ich fortfuhr. „Kinder trinken Babyccinos. Sie fahren Laufrad und übernachten manchmal sogar bei Oma und Opa." Seine Augen leuchteten kurz auf, während er über einige seiner liebsten Dinge nachdachte. „Manchmal ist es aber auch schön, klein zu sein, oder?", redete ich weiter. Mein Sohn und ich schauten beide Richtung Trage. Er sah wieder etwas betrübt aus. „Babys trinken Milch. Es wird viel mit ihnen gekuschelt. Sie werden viel getragen und sie schlafen oft ganz nah bei ihrer Mama." „Ja", meinte er nachdenklich, „das machen Babys." Gemeinsam stellten wir fest, dass sowohl Großsein als auch Kleinsein manchmal schön und manchmal schwer sein kann. Stillschweigend verweilten wir mit dem Missklang, der diese Bemerkung hervorrief. Manchmal ist es genau das, was wir Menschen brauchen: Nicht, dass sich Spannungen einfach immer nur lösen, sondern dass

Dass uns jemand Mut macht, die Spannungen des Lebens zu umarmen.

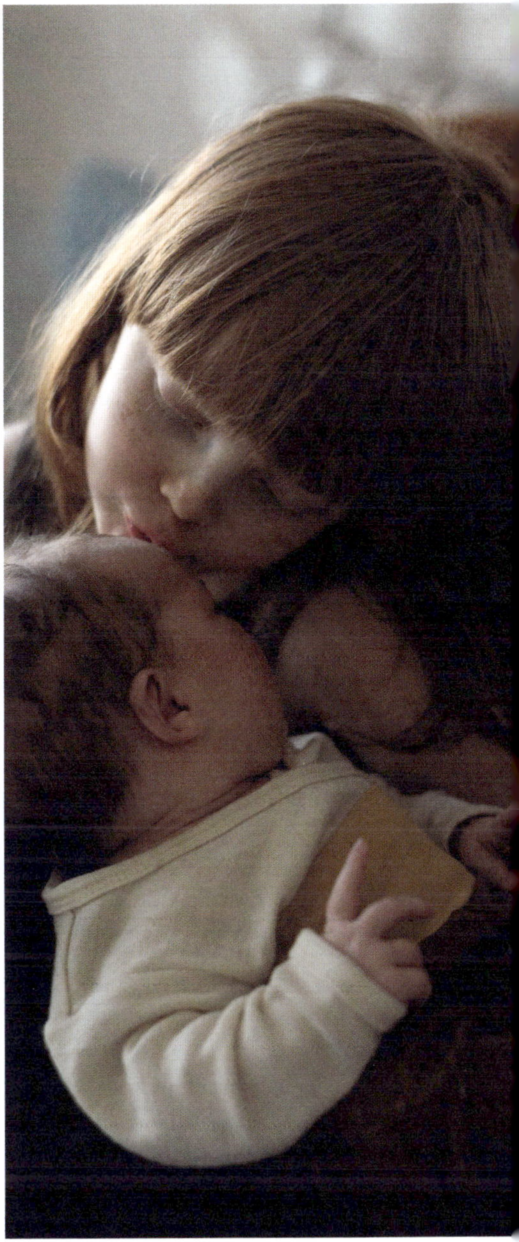

sie jemand mit uns aushält. Dass uns jemand hindurch begleitet. Dass uns jemand Mut macht, uns in die Spannungen des Lebens hineinzulehnen und sie zu umarmen, anstatt gegen sie zu kämpfen oder uns zu bemühen, ihnen möglichst zu entkommen. Wir können Spannung im Leben nicht umgehen. Sie gehört zu jedem einzelnen Tag unseres Lebens, bis es endet.
Der Sänger Jon Foreman hat einmal gesagt, dass wir ein Leben in Spannung führen.[4] Wir befinden uns zwischen Leben und Tod, umgeben von Freude und Leid. Wie die Saiten einer Gitarre sind wir zwischen diese Extreme gespannt. Die Spannung zu lösen, würde unser Ende bedeuten. Was können wir also tun? Seine Antwort: Auf den Saiten spielen. Melodien hervorbringen. Schönheit schaffen, die nur unter Spannung entstehen kann.

Ich hielt meinem Sohn meine Hand hin. Er nahm ihren Trost an. Wir beließen es dabei, sammelten den Einkauf gemeinsam wieder ein und stiegen die Treppe zusammen hinauf.

SIEH IHR IN DIE AUGEN!

SARAH

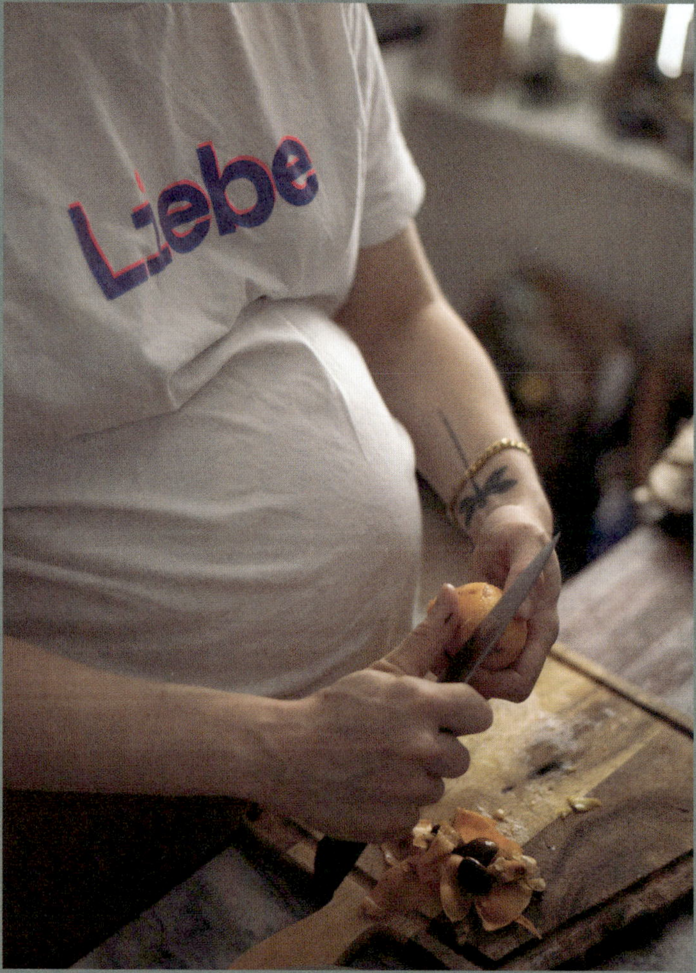

Sie sitzt im Geburtsvorbereitungskurs, im Wochenbett, in der Kindergarteneingewöhnung, auf dem ersten Elternabend und am Familientisch. Sie erzählt von unserer eigenen Kindheit, von unserem Schmerz, von unseren tiefsten Bedürfnissen und unseren Sorgen. Sie erzählt von unserem Wunsch, es besser zu machen, von unserer Liebe, davon, nur das Beste zu wollen und von einer besseren Zukunft. Sie durchstreift unsere Gedanken, lässt uns teure Tragetücher kaufen und Ratgeberpodcasts hören. Einige hält sie davon ab, überhaupt Kinder zu bekommen – in dieser furchtbaren Welt. Andere treibt sie zur extremen Selbstaufgabe und dem unbändigen Willen, es für das eigene Kind besser machen zu wollen.

Ich kenne sie aus den Augen von jungen Müttern, aus harten Vorwürfen von Eltern gegenüber Lehrerinnen auf Elternabenden, aus Podcasts für und gegen Fremdbetreuung von Kleinkindern und aus meinen eigenen Tränen, wenn ich mein Kind nach einem anstrengenden Tag schlafend im Bett beobachte und mich frage, was es wohl seinem Therapeuten erzählen wird, wenn es mal groß ist und sich an meine Grenzen erinnert, die es geschmerzt haben.

Ich liebe wie noch nie und gleichzeitig habe ich Angst, dass sie nicht reicht.

Die Angst ist mit diesem Menschen in meinem Uterus in mein Leben eingezogen. Ich will ihn nicht kaputt machen, will ihn nicht zerbrechen, will allen Schmerz und alle Enttäuschung von seinem wundervollen kleinen Leben fernhalten. Ich habe Angst um ihn, den ich liebe. Ich liebe wie noch nie und gleichzeitig habe ich Angst, dass sie nicht reicht. Ich will nicht versagen in dieser neuen Aufgabe, Mutter zu sein.

Unsere Generation ist wohl die erste, die sich so ausgiebig wie noch keine zuvor mit ihrer eigenen Kindheit und den unvermeidbaren psychologischen Wunden, die wir daraus mit in unser Leben getragen haben, auseinandersetzt. Man nennt uns Cycle Breaker. Wir leiden keinen Hunger mehr und haben genug äußere Ressourcen, um unseren Blick nach innen zu richten und unsere eigenen inneren Kinder kennenzulernen. Wir sehen, was lange vor uns schon da war, was normal war und was schmerzt. Wir sind angetreten, das Trauma nicht nur zu überleben, sondern es zu besiegen. Wir gehen zur Therapie und haben Zugang zu so vielen Büchern und Ratgebern wie noch nie zuvor. Wir haben es gut. Gut genug, um uns den dunklen Seiten unserer inneren Menschlichkeit zuzuwenden. Und dann haben wir Angst, dass es nicht genug ist. Denn wir haben zwar jede Menge Wissen und damit auch gehobene Ansprüche, aber wir haben auch immer noch das Leben. Und unsere Ansprüche und das Wissen in die Praxis umzusetzen, ist etwas ganz anderes als ein Buch darüber zu lesen und zustimmend zu nicken.

Und dann sitzt sie plötzlich mit im Geburtsvorbereitungskurs und kommt mit, den ersten Kinderwagen kaufen. Sie durchzieht die Überlegungen über den Autositz und lässt uns glauben, dass ein weggefallenes Bonding nach einer Bauchgeburt unserem Kind das Leben schwermachen wird. Sie macht aus Frauen, die nicht stillen wollen oder können, selbsternannte Versagerinnen und aus denen, die einen Kinderwagen schieben, anstatt das Tragetuch zu wählen, Egoistinnen. Die Angst nimmt uns die Luft zum Atmen, raubt uns den Humor und lässt uns über unsere Fehler grübeln.
Dabei bist du hier. Du hast das Leben gut gemeistert, trotz deines Schmerzes. Trotz der Fehler deiner Eltern. Trotz all deiner Menschlichkeit. Du hast gelitten, hast ge-

**Du hast gelitten,
hast gekämpft,
bist geheilt, gefallen
und wieder aufgestanden.**

kämpft, bist geheilt, gefallen und wieder aufgestanden. Du bist gewachsen und erwachsen. Sag das der Angst, wenn sie dich das nächste Mal begleiten möchte. Sieh ihr tief in die Augen und sag ihr, dass dieses Kind in deinen Armen es dir gleichtun wird. Es wird leben und lieben – so wie du.

LOSLASSEN

ALYSSA

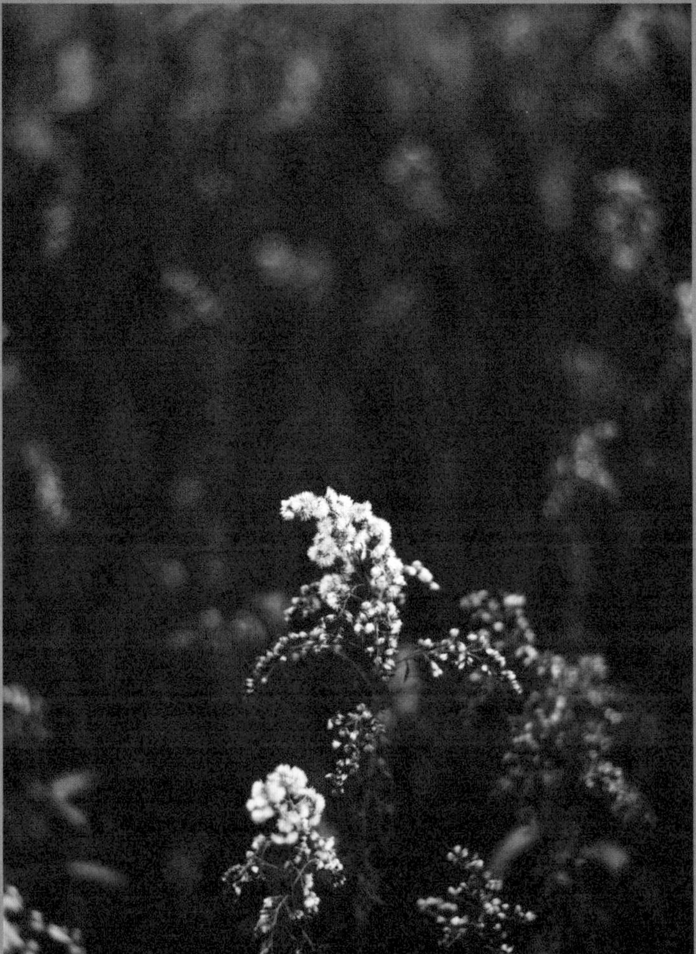

LOSLASSEN

Ich würde gerne loslassen

Doch niemand kann mit Gewissheit sagen:
Wird alles aufgefangen?

Und würde alles liegenbleiben
Was würde das denn heißen?

Dass alles, was mir wichtig ist
Nur mir etwas bedeutet?

Würden all die Lasten nicht nur unerledigt
Sondern unbeachtet bleiben
Ginge mit ihrer Wichtigkeit
Meine eigene verloren?

REOPTIMIERUNG

KATHARINA

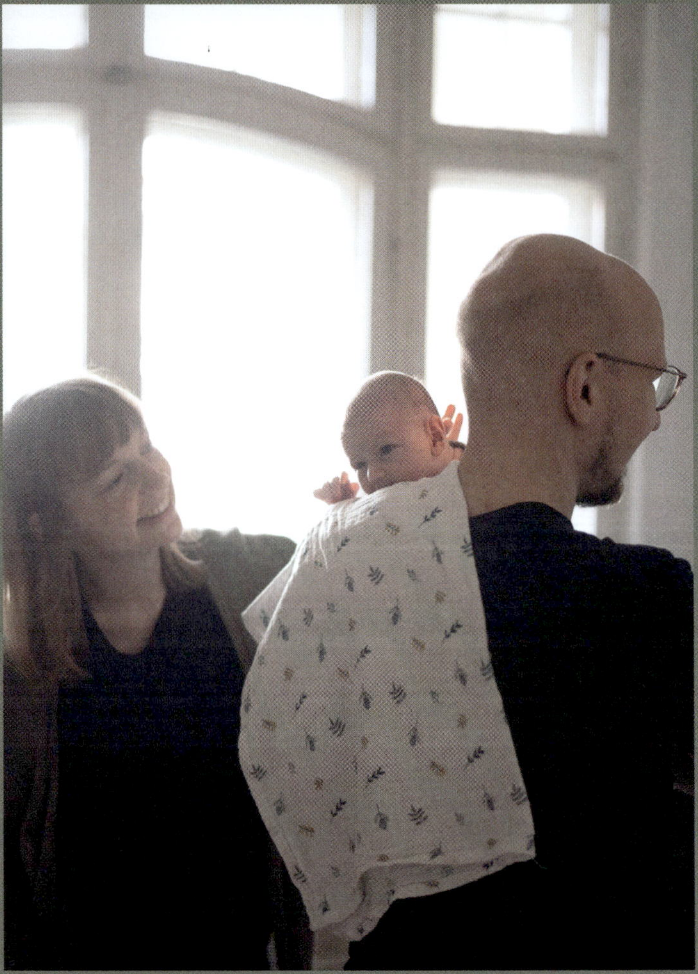

Es gab eine Zeit, da dachte ich, Mutter sein ist wie Arbeitnehmerin sein: Man macht Fehler, man lernt daraus und optimiert sich, um es das nächste Mal besser zu machen.

Als ich unseren zweiten Sohn bekam, schien das aufzugehen. Mein System der Mutterschaft hatte sich anscheinend optimiert. Immerhin war ich schon drei Jahre Mutter von einem kleinen Jungen und, um bei dem Berufsbeispiel zu bleiben, es war in den letzten Jahren eine ganze Menge Wissen zusammengekommen. Ich wusste, dass Neugeborene nach der Geburt auch drinnen eine Mütze brauchten, welche Baby-Bodys die besten waren und wie ich einen Buggy mit nur einer Hand zuklappte. Ich habe gelernt, wie ein Baby gestillt und auch abgestillt wird, wie man Beikost einführt und Kleinkinder im Stehen wickelt, wenn diese dabei nicht mehr liegen wollen. Zudem habe ich unzählige Pflaster auf aufgeschlagene Knie geklebt, konnte Schwungtücher schwingen, kannte fetzige Kinderlieder und unzählige Bilderbücher. Ich hatte unseren ersten Sohn durch viele Entwicklungsschritte begleitet und konnte nur gut darin sein, ein weiteres Kind zu bekommen. Schließlich konnte ich all die gesammelte Erfahrung wiederverwenden.

Es funktionierte. Auch war ein wenig Glück dabei, denn unser zweiter Sohn war ein ausgeglichenes Baby und schlief gut. Ich war überzeugt davon, dass ich die Rolle als Mutter draufhätte. Wahrscheinlich war ich mit einem Überheblichkeits-Glow unterwegs. Natürlich war es mit zwei Kindern im Alltag anstrengend und auch überfordernd, aber ich stand mit neuen Kräften jeden Tag auf, in der Zuversicht, dass es bald entspannt werden würde. Auch fühlte ich mich immer wieder einsam im Alltag mit zwei kleinen Kindern. Aber ich musste nur durchhalten, so sagte ich mir, dann würde ich einen Orden für wirklich gute Mutterschaft überreicht bekommen. Unsere kapitalistische Leistungsgesellschaft machte es mir vor: Sei fleißig, dann wirst du entlohnt.

Vier Jahre nach der Geburt unseres zweiten Sohnes, bekam ich unseren dritten Sohn. Als veränderter Mensch. Unser erster Sohn war zwei Jahre zuvor, mit fünf Jahren, schwer erkrankt und wir mussten lange um sein Leben kämpfen. All das, was ich als Mutter mühsam erlernt und als Auszeichnungen an die Wand gehängt hatte, lag in Scherben auf dem Boden.

Um zu überleben, musste ich lernen, das Wesentliche vom Unwesentlichen zu trennen.

Auf einmal ging es in meinem Alltag als Mutter nicht mehr darum, welche Serie geeignet für einen Fünfjährigen ist, sondern ich musste im Krankenhaus Zettel für Behandlungen unterschreiben, die unser Sohn bekommen sollte, deren Nebenwirkungen seinen Körper nachhaltig schädigten, wenn die Behandlungen ihn doch heilen sollten. Eine Alternative gab es nicht. Jeder Tag war ein Ausnahmezustand. Ich machte morgens nicht mehr Bio-Kakao mit Hafermilch für unsere Jungs zum Frühstück, sondern war froh, wenn ich den Kleinsten überhaupt noch sah, weil ich mit dem Großen nahezu im Krankenhaus lebte.

Die Richtlinien meiner Mutterschaft, die ich selbst feinsäuberlich aufgestellt hatte, waren nutzlos. Um zu überleben, musste ich lernen, das Wesentliche vom Unwesentlichen zu trennen und zu ignorieren, dass ich in der Rolle als Mutter eines schwerkranken Kindes permanent über meine Grenzen ging.
Als unser Sohn außer Lebensgefahr war, entschieden wir uns bewusst für ein drittes Kind – aus Zuversicht, aus Trotz. Ich wurde schnell schwanger. Wir schöpften Hoffnung und auch wenn ich schwach in der dritten Schwangerschaft war, war ich überzeugt davon, dass mein Konzept von ständiger Selbstoptimierung als Mutter dazu führen würde, eine unbeugsame Machbarkeit von Mutterschaft zu erreichen.

Der Herbst war warm, als ich mich mit unserem dritten Sohn im Wochenbett befand. Die Balkontüren waren den ganzen Tag geöffnet und der Wilde Wein wehte rot vor meinem Fenster. Als der Winter kam, befanden wir uns in unserer Babyblase und versuchten, unser Leben zu fünft mit drei Jungs zu organisieren. Meine Haltung blieb, dass nun zwar alles anders war, und doch gut werden würde. Zerbrochen ja, aber nicht zerstört. Als der Frühling in den Startlöchern stand, kam die Corona-Pandemie.

Unser dritter Sohn war ein lebhaftes Baby, das wenig Schlaf brauchte. Als er vier Monate alt war, befand ich mich in der Rolle einer stillenden Lehrerin, Erzieherin und Köchin. Da war nichts mit Selbstoptimierung, und ich verstand, dass man zwar Erfahrung sammeln konnte, das aber nicht bedeutet, dass Situationen sich eins zu eins wiederholen und gleichen, oder Erfahrungen mit Kindern wie eine erlernte Matheformel abgerufen werden können. Jedes Kind ist anders, jedes Kind verhält sich anders, mit jedem Kind verändert sich das Familiengefüge. Kinder zu haben bedeutet, flexibel sein zu können und anzuerkennen, dass jedes Kind andere Bedürfnisse hat und dass sich auch meine Gefühle als Mutter mit jedem weiteren Kind verändern.
Ich fühlte mich in dem ersten Babyjahr unseres dritten Sohnes während Corona ausgeliefert und durchgehend fremdbestimmt. Meine Hoffnung, dass ich den Laden durch meine langjährige Erfahrung als Mutter nun mit links schmeißen würde, erwies sich als Trugschluss. Kurz nach dem zweiten Geburtstag unseres dritten Sohnes schlitterte ich nur ganz knapp an einem Burnout vorbei. Und das auch nur, weil ich mir Zeit nahm für mich. Drei Monate lang strich ich, wenn alle Kinder aus dem Haus waren, unsere Wände, Raum für Raum. Das war meine Art, mich um mich zu kümmern. Ich benutzte meine Hände, um runterzufahren, um etwas zu erschaffen, dessen Tempo ich selbst bestimmte.

Das war meine Art, mich um mich zu kümmern.

Ich hörte laut Musik, sang mit, weinte, saß manchmal einfach nur mit dem Pinsel in der Hand da. Es ging mir besser. Ich redete mir ein, dass nun der Kleinste auch schnell groß werden würde und damit alle Themen rund um Babys vorbei und auch meine Überforderung erledigt sei. Mein Wunsch nach optimierter Mutterschaft ließ sich nicht unterkriegen und stand schon wieder in den Startlöchern. Ich sehnte mich nach dem Gefühl der guten Umsetzbarkeit eines Alltags mit mehreren Kindern, und auch ein wenig nach Applaus und einer besseren Aufteilung der Aufgaben zwischen meinem Mann und mir. Dafür hatte ich mir schon etwas überlegt: Ich wollte wieder arbeiten gehen. Auf keinen Fall wollte ich ein weiteres Mal so überfordert sein, wie in den Jahren davor, deswegen nahm ich mir Zeit bei der Jobauswahl und überprüfte mit meinem Mann genau die Vereinbarkeit unserer Berufe mit der Betreuung unserer kleinen Kinder.

Als ich den ersten Tag auf meiner neuen Arbeitsstelle war, fühlte es sich gut an. Ich hatte eine schaffbare Anzahl an Terminen, machte in Ruhe Mittagspause und durfte sogar allein auf die Toilette gehen. War eins unserer Kinder krank, schauten mein Mann und ich, wer es betreuen konnte. War es der Große, konnte ich mit ihm unkompliziert aus dem Homeoffice arbeiten. Klar, war alles eng getaktet, aber nicht auf Kante genäht. Ich konnte also doch die Qualität meiner Mutterschaft stetig verbessern. Ich fühlte mich endlich wieder handlungsfähig, ohne dass sich meine Umwelt verändern musste. Ich war mir sicher, nun kommt meine Superkraft zurück, mit der ich über den Alltag fliegen werde.

Sechs Wochen, nachdem ich meinen neuen Job begonnen hatte, hing ich über der Kloschüssel, nichts blieb in mir. Schon das fünfte Mal an diesem Tag; Stollen aus der Nase, Nudeln, die mir im Hals stecken blieben, Augen, die herausgequollen tränten, wenn ich mich danach im Spiegel betrachtete und nebenbei meinen Mund ausspülte. Unser Altbaubad ist klein, ich musste meine Beine eng unter den Körper schieben, damit ich nicht zwischen Heizung und Toilette feststeckte, wenn kniend das Unaufhaltsame passierte. Ich hatte doch so gekämpft die letzten Jahre. Ich wollte wieder genau Bescheid wissen, wie das Leben funktioniert. Das war der Plan – eigentlich. Stattdessen fand ich mich ein viertes Mal mit starker Schwangerschaftsübelkeit wieder, kroch unwürdig durch den Tag, vom Sofa zur Toilette, von der Toilette zum Sofa. Ich konnte es nicht aussprechen, aber mir dämmerte in den Wochen voller Übelkeit, dass meine Überzeugung von selbstoptimierender Mutterschaft nicht aufging. Es machte mich wackelig, denn ich hatte keinen Plan B zur Hand. Somit erlaubte ich mir das erste Mal, Menschen gegenüber auszusprechen, was in mir als Mutter vorging. Dass ich, gerade weil es das vierte Kind war und ich wusste, was auf uns zukommt, wie viel Verantwortung die Fürsorge eines kleinen Menschen bedeutet, Angst und Respekt vor dem habe, was kommen wird. Ich freute mich über dieses Baby, das war nicht meine Sorge. Schon beim ersten Ultraschall war ich ganz verliebt. Stattdessen hatte meine Unruhe den Ursprung, dass ich mir nicht sicher war, ob meine Kraft diesmal reichen wird. Ich wollte dieses Baby so gut versorgen wie unsere anderen geliebten Kinder. Ich fühlte meine Grenzen inzwischen wieder und wir hatten harte Jahre hinter uns. Vier Kinder, ohne jegliche Unterstützung von außen zu versorgen, wie sollte das gehen?

Alle Bedürfnisse zählen.

Die Geburt unserer Tochter war herausfordernd für mich und ich brauchte lange, um wieder auf die Beine zu kommen. In den durchstillten Nächten schrie ich Gott an, war verzweifelt. Ich fragte ihn unter Tränen, wie viel ich denn noch tragen soll, wie viele Male ich noch aufstehen muss. Meine Seele war inzwischen voll mit Kratzern, und meine Psyche zeitweise so überfordert, dass ich ruhiges Ein- und Ausatmen vergessen hatte. Ich musste es wieder erlernen, geduldig sein, mir Atemzug für Atemzug mein Leben zurückatmen. Die Schriftstellerin Marie Ebner-Eschenbach sagte: „Nicht was wir erleben, sondern wie wir es erleben, was wir erleben, macht unser Leben aus."[5] Und so beschloss ich, nicht mehr die nahezu alleinige Verantwortung für den Tagesablauf von vier Kindern zu übernehmen, sondern die fünf Personen in unserem Haushalt, je nach Alter, miteinzubeziehen. In unserem Badezimmer hängt seitdem auf Augenhöhe der Spruch: „Alle Bedürfnisse zählen." Auch meine als Mutter. Mit dieser Aussage lernte ich, weniger streng mit mir zu sein, weil ich, auch wenn es sich fremd für mich anfühlte, das Außen miteinbezog. Ich weiß nicht, ob ich mich ohne diese vielen Grenzüberschreitungen getraut hätte, nicht wie gewohnt einfach weiterzumachen, durchzuziehen, so wie man es von einer Mutter immer noch erwartet, sondern deutlich zu machen, dass ich keine Superkraft besitze. Ich habe bei meiner ersten Geburt kein Superheldinnenkostüm und eine Extraportion Kraft bekommen.

Es geht in der Mutterschaft nicht um Leistung, sondern, neben Liebe, in erster Linie um Stimmigkeit.

Es ist nicht so, dass ich dankbar für die vielen Herausforderungen der letzten Jahre bin, doch merke ich deutlich, dass dieser Schritt, den ich gewagt habe – nämlich Grenzen und Schwäche zu zeigen – ein wichtiger ist. Für mich, für unsere Kinder und für andere Mütter: damit ich ihnen vorleben kann, dass ich ein Mensch bin und kein Wesen, das auf unerklärbare Weise keine Grenzen hat und immer und überall auf Knopfdruck Care-Arbeit leisten kann. Es geht in der Mutterschaft nicht um Leistung, sondern, neben Liebe, in erster Linie um Stimmigkeit. Und diese ist nicht starr, sondern beweglich. An manchen Tagen fühlt sich vieles stimmig und machbar an und an anderen wieder nicht. Damit ich diese unstimmigen Tage schaffen kann, muss mein Bedürfnis auch einen Wert bekommen.

Unsere Tochter hatte vor Kurzem ihren ersten Geburtstag und eins weiß ich sicher nach diesem Jahr als Vierfachmutter: Mutterschaft optimiert sich nicht einfach und dann läuft es wie von selbst. Mutterschaft bedeutet das Gegenteil: sich demütig rückoptimieren, nicht das Gefühl haben, alles schon zu wissen. Denn diese Haltung versperrt nicht nur den Zugang zu sich selbst, sondern auch den Weg zu anderen Müttern, weil so eine Haltung anmaßend ist – und das, obwohl wir einander so sehr brauchen. Auch laufen wir Gefahr, wichtige Begegnungen mit unseren Kindern zu verpassen, weil wir vor lauter Überforderung nur noch Arbeit und Stress mit ihnen verbinden. Dabei ist da so viel mehr und ein machbares Kümmern, vermittelt einem das Gefühl, gebraucht zu werden.
Wenn ich im Laufschritt bin und alles weiß, brauche ich nicht nachzufragen und bin unflexibel. Zuhören wird dann überflüssig. Warum auch, ich bin ja Profi in meiner Rolle als Mutter. Und genau dort liegt der Widersinn, denn wir verlieren den Kontakt zu anderen Lebens- und Denkweisen, die sehr inspirierend sein können. An vielen Tagen fühle ich mich ungenügend und dann wird mir auf einmal ganz wohlig beim Anblick unserer Kinder, weil ich merke, wie schmiegsam sie mich gemacht haben. Sie haben mich gelehrt, dass es nicht den einen richtigen Weg gibt, und sollte ich es einmal vergessen, erinnern sie mich daran. Das in die Welt hinauszutragen; Menschen im Austausch widerzuspiegeln, dass einen Sinn im Leben zu haben nicht bedeutet, zu wissen, wie das Leben funktioniert, sondern auch wenn es unbequem wird, mit seinen Liebsten in Kontakt und damit formbar zu bleiben, ist das Beste und gleichzeitig Schmerzhafteste, was ich in den Jahren, seit ich Mutter bin, lernen durfte.

An vielen Tagen fühle ich mich ungenügend und dann wird mir auf einmal ganz wohlig beim Anblick unserer Kinder, weil ich merke, wie schmiegsam sie mich gemacht haben.

DIE GESCHICHTE, DIE MEIN BAUCH ERZÄHLT

SARAH

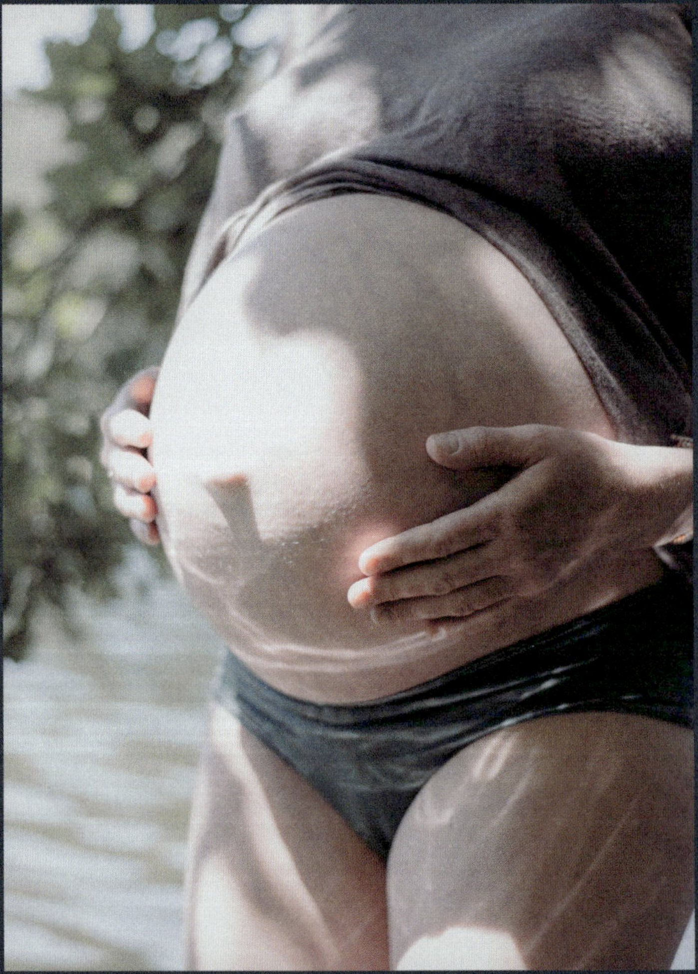

Ich erinnere mich noch gut daran, als mein Bauch sich das erste Mal wölbte. Er veränderte sich, wurde immer größer. Und ich? Ich konnte nur zusehen. Es war faszinierend und verunsichernd zugleich. Ich hatte nie den riesigen Ehrgeiz, einen komplett durchtrainierten Körper zu haben. Ich habe auch noch nie in meinem Leben eine echte Diät gemacht, um schlanker zu werden. Ich wusste jedoch, dass ich meinen Körper selbst unter Kontrolle habe. Theoretisch könnte ich weniger essen und einen Bauch-Beine-Po-Kurs auf YouTube machen und dann würde mein Bauch hart und flach werden. Wann, wie und in welcher Geschwindigkeit sich mein Körper veränderte, lag bisher in meiner Hand.

Doch nun erzählte mir mein Bauch eine neue Geschichte. Er wurde zum Abbild für die Kontrolle, die ich über mein Leben hatte, bevor ich Mutter wurde. Und ich begann zu spüren, was mich durch die vielen Jahre der Mutterschaft begleiten würde: die unkontrollierbare und stetige Veränderung. Sie würde mich umgeben, meinen Alltag durchweben und die Zukunft weisen und doch lag sie nicht mehr in meiner Hand. Ich sah nur zu. Konnte nichts steuern, keinen Einfluss nehmen. Da war ein Wesen in meinem Bauch und in meinem Leben, das darauf angelegt war zu wachsen. Und ich wuchs mit. Erst machte mir das Angst. Dieser Kontrollverlust war schwierig zu akzeptieren.
Ich konnte auch nicht in den Bauch hineingucken und nachsehen, ob alles in Ordnung ist oder nachhelfen, wenn Hilfe gebraucht wird. Ein dreijähriger Junge, den ich regelmäßig traf, bewunderte dieses Phänomen ebenfalls. Er konnte kaum fassen, dass da ein Baby in meinem Bauch lebte und fragte hilflos: „Und was machst du, wenn dem Baby die Nase läuft? Wie kannst du sie ihm putzen?“ Gute Frage! Gar nichts konnte ich. Ich konnte nur dastehen und zusehen, wie ich wuchs und wuchs. Dieses Kind in mir zeigte mir meine Grenzen auf. Dort, in mir, wuchs ein Kind. Ich war live dabei und hatte es doch nicht in der Hand. Nicht die Farbe der Augen, die Hautpigmente, die Gene, die Hirnzellen, die Fingernägel oder die Lungenbläschen – nichts konnte ich erarbeiten oder verändern. Das ist die Geschichte, die mein Bauch erzählte. Eine Geschichte des Hingebens, Loslassens und Verändertwerdens. Eine Geschichte, die eigentlich schon vorher wahr war: dass ich nicht alles selber in der Hand habe. Mein Bauch hat sich gewölbt, gedehnt, ist plötzlich wieder leer gewesen. Still und ohne Tritte. Dann zeigte er, was er geleistet hatte. Schlapp und weich war er. Mit ein bisschen Hilfe erholte er sich, wurde wieder fester, stärker und würde sich vielleicht noch einmal oder zweimal wölben. Mutter zu werden bedeutet viel mehr Verantwortung zu tragen als zuvor. Und es bedeutet vielleicht auch gerade wegen der großen Verantwortung, zu lernen, nicht alles selbst zu steuern, denn das führt zu Überforderung. Und immer, wenn ich meinen Bauch sehe, die kleinen Streifen und wie anders der Bauchnabel jetzt aussieht, wie weich die Haut fällt, wie sie Falten bildet, wenn ich meine Jeans schließe, erinnere ich mich daran, zu vertrauen, dass gute Dinge geschehen, auch wenn ich nicht die Kontrolle habe.

Das ist die Geschichte, die mein Bauch erzählt.

ICH KANN DAS NICHT

SARAH

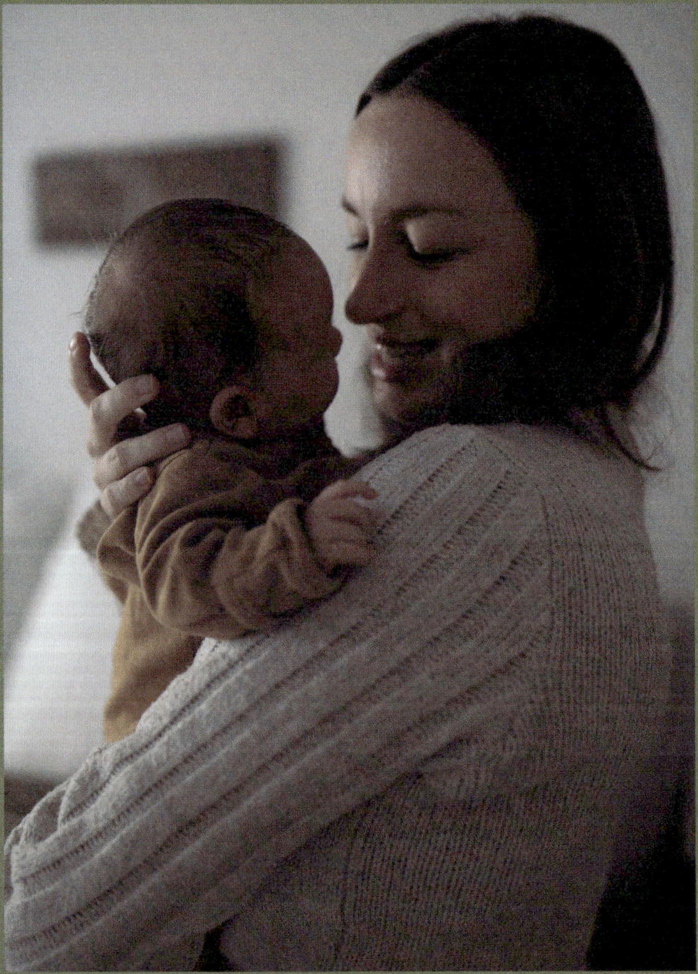

Als ich meinen ersten positiven Schwangerschaftstest in der Hand hielt, war ich überglücklich. Und im nächsten Moment voller Angst. Ich war überwältigt von der Verantwortung. Ab jetzt würde alles, was ich tue, auch einen anderen kleinen schutzlosen Menschen beeinflussen. Alles, was ich aß, sagte, fühlte und tat, würde dieses kleine „Es" in mir mitbekommen.

Ist man denn jemals bereit, Mutter zu werden? Ich glaube nicht!

Als ich meinen zweiten positiven Schwangerschaftstest anstarrte, dauerte es nicht lange, bis die ersten Tränen rollten: „Was haben wir uns gedacht?", sagte ich mit etwas Vorwurf im Ton zu meinem Mann. „Ich kann das nicht!" – er streichelte mir glücklich über den Rücken und sagte nur leise: „Das hast du schon einmal gesagt."
Ist man denn jemals bereit, Mutter zu werden? Ich glaube nicht!
Wir werden nie unseren Ansprüchen an eine Mutter, wie wir sie uns wünschen würden, gerecht werden. Wir werden niemals der perfekte Mensch sein, der ein Kind, ohne ihm zu schaden, es zu verletzen oder ihm von Zeit zu Zeit Unrecht zu tun, begleiten kann. Wir erklären uns mit der Entscheidung für ein Kind auch dazu bereit, unseren Schmerz und unsere Verletzung ein Stück weit weiterzugeben. Und durch all unsere Fehler und Brüche wird ein Licht scheinen, das heller als unseres ist.
Ist man jemals bereit, Mutter zu werden? Ich glaube schon!
Es gibt einen Moment bei fast jeder Geburt, in dem die Gebärende voll Überzeugung denkt oder sagt: „Ich kann das nicht!" Die Kräfte, die sie spürt, sind zu überwältigend, die Reserven aufgebraucht, der Druck zu stark und die Hoffnung zu klein. Sie kapituliert und ist am Ende. Dieser Moment fühlt sich an wie das Ende. Und die meisten Kinder werden kurz nach diesen Worten geboren.

Der Punkt, an dem wir am Ende unserer Kräfte sind, an dem wir aufgeben und abgeben, ist der Punkt, an dem wir das erste Mal erleben, was wir als Mütter immer wieder erleben werden. Unser gefühltes Ende ist oft in Wirklichkeit ein neuer Anfang. Dann steht das Wunder kurz bevor. „Ich kann das nicht!", haben schon viele Frauen gesagt, bevor sie genau das getan haben.

Ist man jemals bereit, Mutter zu werden? Ich glaube schon!

GEBEN UND NEHMEN

ALYSSA

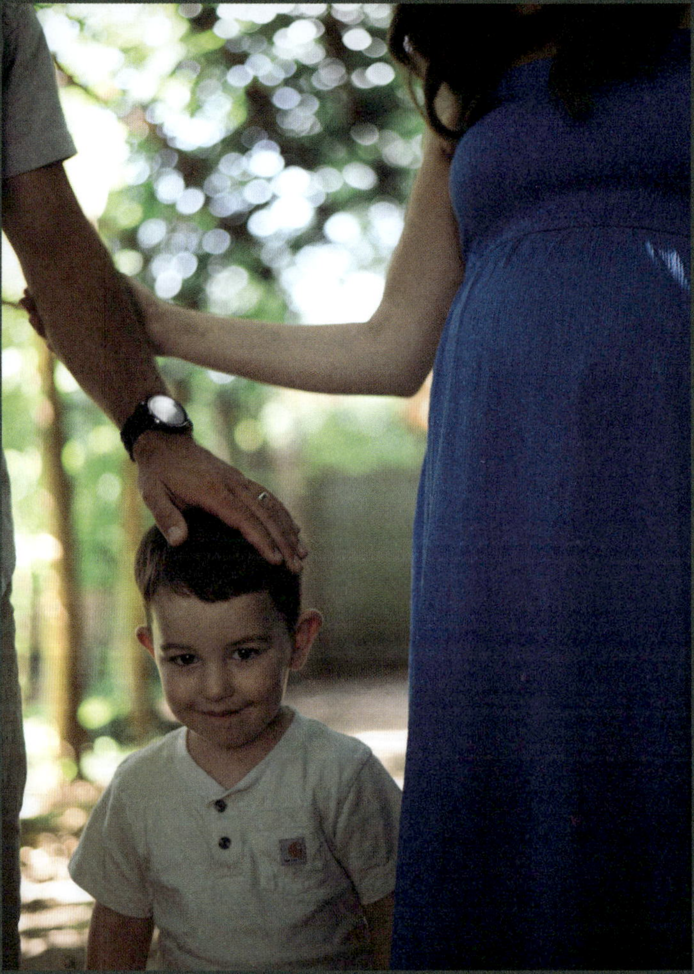

Mit rundem Bauch vor und Stillkissen hinter mir versuchte ich, eine halbwegs gemütliche Position auf der Yogamatte zu finden. Neun weitere Frauen mit ähnlichen Bäuchen und Kindern, die sie genauso wie ich zu Hause bei ihren Partnern oder Eltern gelassen hatten, taten das Gleiche.

Wir kamen sitzend, kniend und liegend im Kreis zusammen. Es war der letzte Abend unseres Geburtsvorbereitungskurses – ein Kompaktkurs für Frauen, die bereits ein oder mehrere Kinder geboren hatten. Wir sprachen über die Schwangerschaft, insbesondere die Belastungen und Schonungsmöglichkeiten als Mutter von kleinen Kindern in der Schwangerschaft. Wir vertrauten uns die Geschichten unserer vergangenen Geburten an und erzählten von unseren Wünschen für die bevorstehenden Geburten. An jenem Abend ging es um das Wochenbett.
Wir tauschten uns darüber aus, wie wir uns unser Wochenbett vorstellen und was wir bis dahin geplant hatten. Ich hatte das große Glück, dass mein Kleinkind mitten in einer Papa-Phase steckte. Wenn mein Mann zu Hause war, war er der Auserwählte fürs Popo-Putzen und Ins-Bett-Bringen. Viele der anderen Mütter, bei denen das Gegenteil der Fall war, wünschten sich, dass sich ihre kleinen, „großen" Kinder auch ohne sie zurechtfinden würden.

Die Hebamme[6], die Frauen, Familien und Hausgeburten begleitet, ergriff irgendwann das Wort. Alle hörten gebannt zu. Zwei Sorgen begegneten ihr immer wieder bei vielen Müttern, die ihr zweites, drittes, viertes … Kind erwarten, erzählte sie uns.

Es wird sich etwas verändern.

„Zum einen machen sich Mütter Sorgen um ihre ersten Kinder. Sie wollen ihnen nicht das Gefühl geben, ersetzt zu werden. Sie wollen ihnen nichts wegnehmen. Sie haben Angst, die Kinder könnten glauben, die Mama hätte weniger Liebe für sie, weil das neue Baby plötzlich so viel davon bekommt. Zum anderen aber machen sich Mütter Sorgen um das Kind, das dem ersten (oder zweiten, dritten, vierten …) folgt. Sie wollen nicht, dass dieses Kind irgendwann vom Gefühl geplagt wird, zu kurz gekommen zu sein. Sie haben Angst, ihm nicht genug geben zu können. Sie sorgen sich, dass es mit weniger Liebe auskommen muss", sagte sie. Weiche Herzen im Raum stimmten mit stillem Nicken zu.
Die Hebamme fuhr fort: „Es ist tatsächlich so, dass euren Kindern etwas weggenommen wird: Ihre Position in der Familie. Eure ungeteilte Aufmerksamkeit. Es wird sich etwas verändern und ihr werdet das, was ihr ihnen jetzt gerade anbietet, nicht aufrechterhalten können, wenn noch ein bedürftiger, kleiner Mensch in eure Familie kommt."
Alle schluckten. Es war eine bittere Wahrheit, die manche vielleicht nicht wahrhaben wollten und dennoch war es irgendwie erleichternd, sie ausgesprochen zu hören, bevor wir das Unmögliche zu schaffen versuchten: Allen Kindern gerecht zu werden.
„Aber ihr dürft nicht vergessen: Ihr gebt diesem Kind auch etwas. Ein Geschwister fürs

Leben – ein unvergleichbares Geschenk. Klar, es wird vielleicht Zeiten geben, in denen sich eure Kinder nicht so gut verstehen, aber es besteht das Potential für eine Bindung, die einmalig ist. Niemand sonst wird euch als Eltern so erfahren haben wie sie. Sie werden einen Austausch erleben, den nur Geschwister teilen können", betonte die Hebamme.
„Die Kinder, die ihr momentan noch unter euren Herzen tragt, werden nicht dieselbe Aufmerksamkeit von euch bekommen, die eure ersten bekamen. Es wird nicht alles gleich oder gerecht verteilt sein. Die ersten hatten etwas, was kein weiteres Kind bekommen wird. Die zweiten Kinder erfahren etwas, was die dritten nicht erleben. Es kann gut sein, dass ihr dem Kind in eurem Bauch nicht so viel Liebe geben könnt, wie ihr euren ersten Kindern gegeben habt", stellte sie klar.
Betretene Stille machte sich im Raum breit.
„Aber das Kind wird nicht weniger Liebe bekommen. Ihr werdet erfahren, wie die Kinder, in die ihr eure Liebe ausgegossen habt, diese Liebe an eure nächsten Kinder weitergeben. Diese Kinder werden nicht nur von euch geliebt. Wenn ihr ihnen dafür Raum gebt, wird eure Liebe auch durch andere Menschen spürbar sein", erklärte sie.

Auf meinem einsamen Spaziergang durch die Altstadt nach Hause blies ein kühler Wind. Plötzlich wurde ich inspiriert und rief sogleich meine Oma an.
Am Ende des Telefonats stand es fest: Ich würde keine Patchworkdecke nähen, wie ich es mir fest vorgenommen hatte, um meinem dritten Kind genau das zu geben, was die anderen zwei bekommen hatten. Mit einem Kindergartenkind und einem Kleinkind zu Hause klang das nach sehr viel Anstrengung, also strich ich diese Aufgabe von meiner To-Do-Liste. Stattdessen würde Oma Doris eine Wolldecke für unser Winterbaby stricken.
Diese wunderschöne Wolldecke, in der die liebevollen Maschen einer Urgroßmutter stecken, umwickelt jeden kühlen Abend mein drittes Kind – selbst jetzt noch, nach drei Jahren. Sie anzuschauen ist für mich auch wie eine wärmende Umarmung; ein Symbol dafür, dass ich nicht alles sein kann, aber auch nicht alles sein muss. Nicht alles an Liebe kann oder muss von mir kommen. Das, was ich zu geben habe, reicht nicht immer aus, aber ich bin nicht die einzige Quelle der Liebe. Und vielleicht ist das auch manchmal ein Ausdruck von Liebe: Raum zu schaffen, damit unsere Kinder auch die Liebe anderer erfahren können.

Und vielleicht ist das auch manchmal ein Ausdruck von Liebe: Raum zu schaffen, damit unsere Kinder auch die Liebe anderer erfahren können.

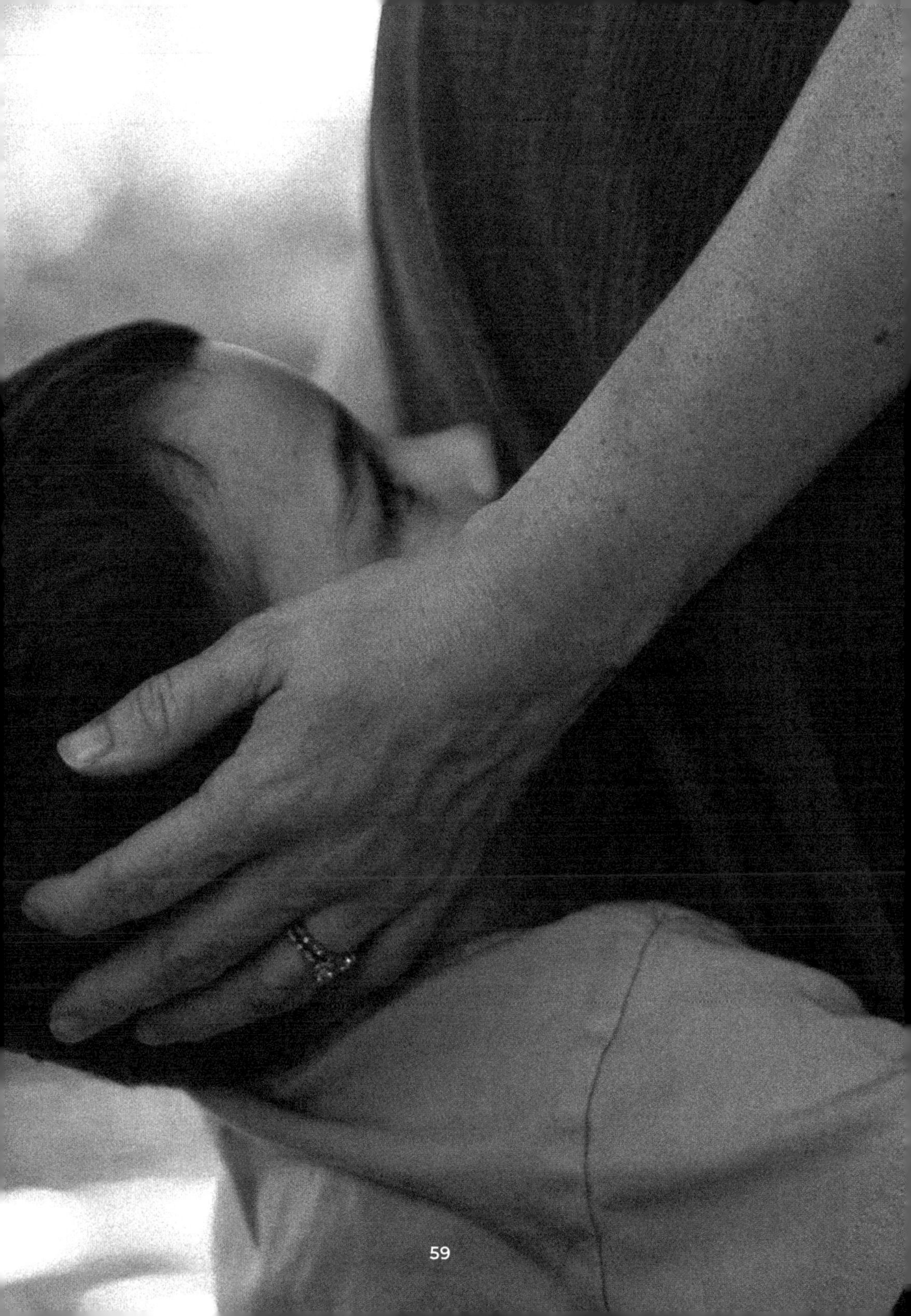

BIBLISCHE MÜTTER

SARAH

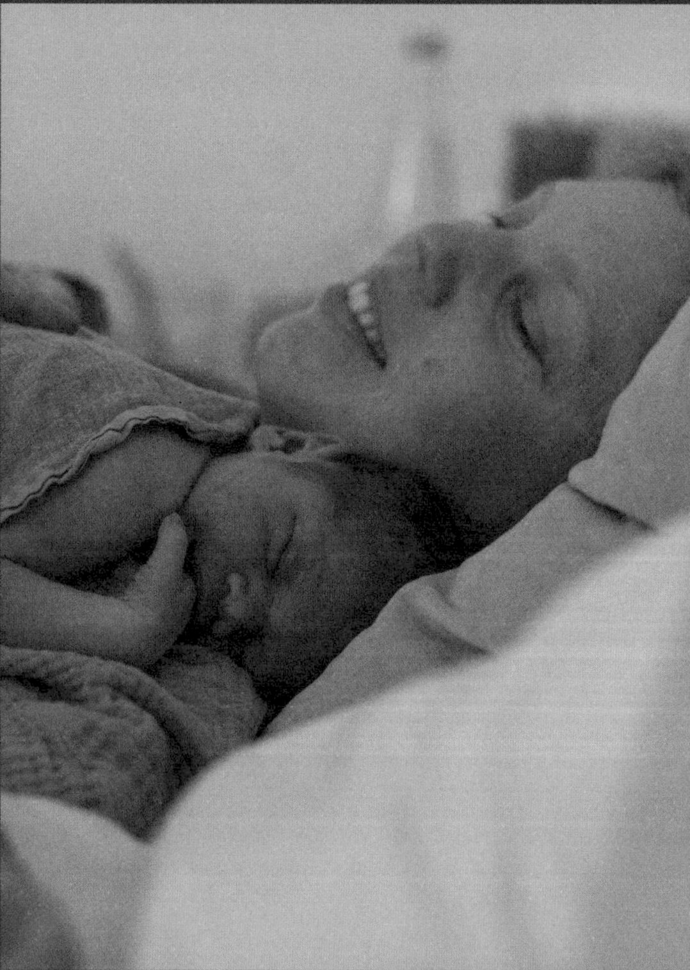

Überall auf der Welt bekommen Frauen und Mädchen Kinder. In reichen Familien, die kaum Zeit für ihre Kinder haben, und in Slums ohne sauberes Wasser. Im Krieg, in der Wüste, trotz Vergewaltigung. Ehelich und unehelich. Mit Vätern, die Alkoholiker sind und heroinabhängigen Müttern. In schmutzigen Wohnzimmern oder in riesigen Villen.

Er sagt, er habe einen Plan für ein Leben voller Zukunft und Hoffnung.

Natürlich ist das viele Leid nicht Gottes Wunsch für uns, auch nicht sein Wille. Doch er schüttelt nicht besorgt den Kopf darüber, sondern sagt, er habe einen Plan für ein Leben voller Zukunft und Hoffnung. In jeder dieser Situationen. Trotz all der Umstände und trotz all der kaputten Eltern.
An dieser Stelle möchte ich eine der scheinbar langweiligsten Bibelstellen anbringen. Ich verspreche, wir werden darin etwas unglaublich Ermutigendes finden! Es ist Jesu Stammbaum. Achte beim Lesen gern auf die Frauen im Text:

„Verzeichnis der Vorfahren von Jesus Christus, dem Sohn Davids und dem Sohn Abrahams: Abraham war der Vater Isaaks, Isaak der Vater Jakobs, Jakob der Vater Judas und seiner Brüder. Juda war der Vater von Perez und Serach; ihre Mutter war Tamar. Perez war der Vater von Hezron, Hezron der Vater von Ram, Ram von Amminadab, Amminadab von Nachschon, Nachschon von Salmon und Salmon von Boas; die Mutter des Boas war Rahab. Boas war der Vater Obeds; Obeds Mutter war Ruth. Obed war der Vater Isais, Isai der Vater des Königs David. David war der Vater Salomos; Salomos Mutter war die Frau des Urija. Salomo war der Vater von Rehabeam, Rehabeam der Vater von Abija, Abija von Asa, Asa von Joschafat, Joschafat von Joram, Joram von Usija, Usija von Jotam, Jotam von Ahas, Ahas von Hiskija, Hiskija von Manasse, Manasse von Amon und Amon von Joschija. Joschija war der Vater Jojachins und seiner Brüder; damals wurde das Volk nach Babylon in die Verbannung geführt. Nach der Zeit der Verbannung folgte Schealtiel, der Sohn Jojachins. Schealtiel war der Vater von Serubbabel, Serubbabel der Vater von Abihud, Abihud von Eljakim, Eljakim von Azor, Azor von Zadok, Zadok von Achim, Achim von Eliud, Eliud von Eleasar, Eleasar von Mattan und Mattan von Jakob. Jakob war der Vater von Josef, dem Mann der Maria. Sie war die Mutter Jesu, der auch Christus genannt wird.“ (Matthäus 1,1-16, NGÜ)[7]

Das sind viele aneinandergereihte, nichtssagende Namen, könnte man denken. Aber dem ist nicht so.
Die erste Revolution dieses Textes sind die fünf enthaltenen Namen von Frauen. Zu der Zeit, als der Text geschrieben wurde, wurden Frauen auf Volksversammlungen nicht einmal gezählt. Es war nicht unnormal, Gott als Mann dafür zu danken, dass man kein „Hund, Heide oder eine Frau“ war. Frauen hatten keine Bedeutung in der Gesellschaft. Aber Gott sieht das anders. In seinen Augen

sind sie wichtig. Er will sie in seinem Stammbaum. Wer denkt, Gott habe die schiefen Rollenbilder unserer Gesellschaft erfunden, trifft hier einen Gott, der Frauen deutlich mehr Rechte und Bedeutung einräumt als die Gesellschaft, in der sie lebten. Was das wohl für uns heute bedeuten könnte, wäre ein anderes spannendes Thema. Spannend ist auch, wer diese Frauen waren.

Tamar verkleidete sich als Hure und schlief so mit ihrem Schwiegervater. Rahab verkleidete sich nicht nur als Prostituierte, sie war es tatsächlich. Ruth war eine jüdische Migrantin, die aus Angst vor Armut und Einsamkeit ihren zukünftigen Mann nachts heimlich verführte. Die Frau des Urija hieß Bathseba. Sie schlief mit David, während ihr Mann im Krieg war, und wurde von ihm schwanger. Maria war ein normales, junges Mädchen. Wahrscheinlich im Teenageralter. Sie wurde als krönender Abschluss der Frauen in Jesu Stammbaum gewählt. Sie, ein ganz normales Mädchen, sollte unperfekt und unter widrigsten Umständen und trotz Verachtung der Gesellschaft das einzige perfekte Wesen dieser Weltgeschichte zur Welt bringen: Jesus.

An Zufälle glaube ich nicht. Gott wählte genau sie als Mutter aus und all die anderen Frauen vor ihr. Mit ihnen wollte er Geschichte schreiben, sie sollten seine geliebten Kinder kriegen. Und diese Kinder würden Pläne voller Zukunft und Hoffnung ausleben, nicht, weil ihre Mütter perfekt waren, sondern weil Gott gnädig ist. Und überall auf der Welt werden Menschen weiterhin Kinder bekommen. In Not und Armut, aus Prostitution, Unachtsamkeit oder purer Lust. Und all ihnen kann die langweiligste Bibelstelle der Welt zurufen:

Auch du bist wichtig!
Du bist kein Zufall.
Du bist Teil des Plans.
Gott will dich.

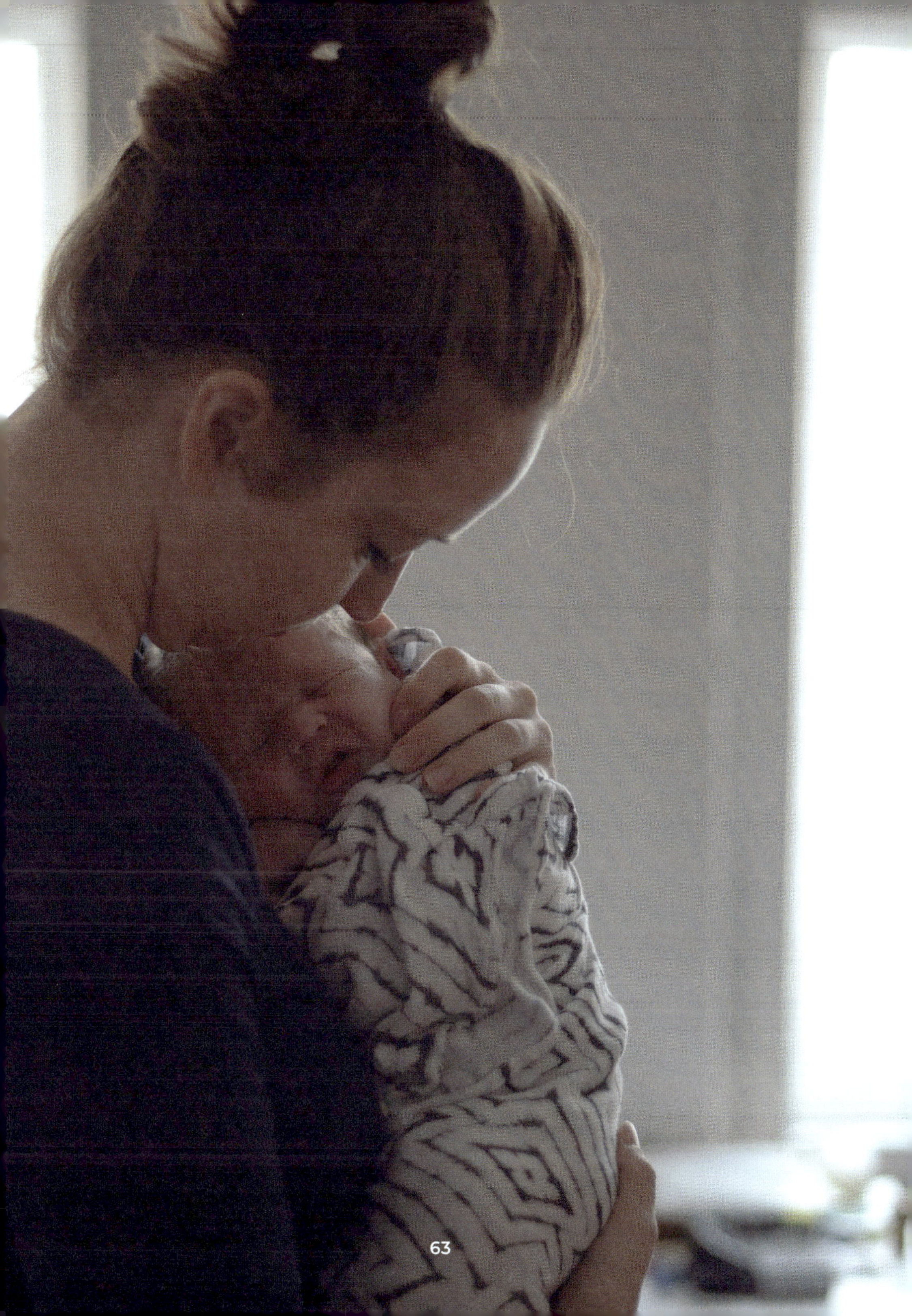

TEIL 2

DABEI

WOCHENBETT

HAUSGEBURT[8]

KATHARINA

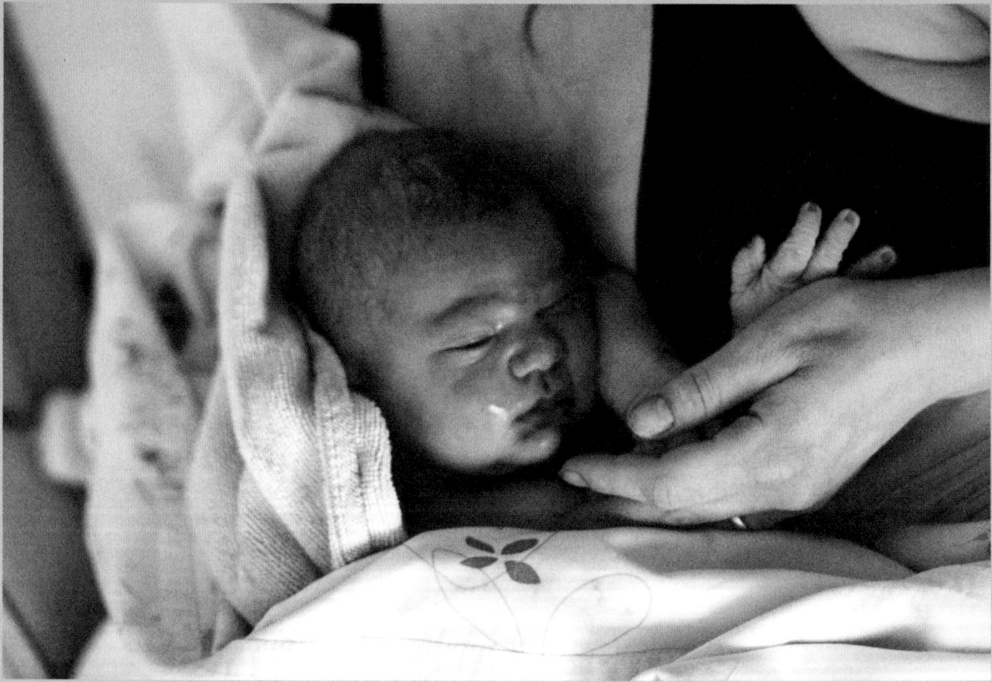

Verschlafen schaue ich auf mein Handy. Sonst immer unten im Wohnzimmer platziert, liegt es seit vier Wochen auf meinem Nachtschrank mit maximal eingestellter Lautstärke, damit ich es nicht überhören kann. Ich setze meine Brille auf und erkenne, dass der Anrufer Joni ist, der Mann meiner Freundin Kezia. Ich bin sofort hellwach und nehme ab. Joni erzählt, dass ich mich langsam auf den Weg machen könnte, die Wehen von Kezia seien nun regelmäßig.
„Alles klar, ich mache mich sofort auf den Weg“, antworte ich und bin kurze Zeit später angezogen. „Die Geburt geht los“, flüstere ich noch meinem Mann zu, bevor ich die Haustür leise hinter mir schließe. Zehn Minuten brauche ich mit dem Auto von uns zu Kezia, es ist zwei Uhr morgens, die Stadt schläft, kaum jemand ist unterwegs.
Kezia hatte mich schon am Anfang ihrer Schwangerschaft gefragt, ob ich auf den vierjährigen Edo aufpassen könnte, wenn die Geburt losgeht. Selbstverständlich habe ich zugesagt. Als der Geburtstermin näherrückte, wurde ich zunehmend nervöser, weil ich befürchtete, mein Handy nicht zu hören. Immer angeschaltet hatte ich es bei mir. Jetzt, wo ich den wichtigen Anruf nicht verpasst habe, fühle ich mich richtig leichtfüßig und bin stolz darauf, bei einer Geburt einen kleinen Part spielen zu dürfen.
Joni erwartet mich an der Haustür und bittet mich rein. Schon im Flur höre ich Kezia stöhnen. Ich halte kurz inne – irre ich mich oder klang das so, als hätte sie schon starke Wehen? Joni ging die Treppe hoch, um noch ein paar Sachen zu packen. Unschlüssig, was ich machen solle, stehe ich noch ein wenig im Flur rum.

Doch als ich dort im Flur stehe, wächst die Ehrfurcht.

Kezia kenne ich schon sehr lange. Als ich sie das erste Mal traf und mich sofort in ihr besonderes Wesen verliebte, war sie zwölf und ich vierzehn Jahre alt. Ich war fasziniert von ihr. Sie wirkte in ihrem kindlichen Körper schon so weise und wissend. Wir wohnten zwanzig Kilometer auseinander und telefonierten unzählige Stunden. Es gab Tage, die verbrachte ich komplett mit ihr zusammen am Telefon. Meine Eltern waren von den Telefonrechnungen in dieser Zeit nicht begeistert.
Doch als ich dort im Flur stehe, wächst die Ehrfurcht. Ein Baby, das sich auf den Weg gemacht hat, um geboren zu werden. Ich bin mir der besonderen Situation bewusst.
Als die nächste Wehe kommt, gebe ich mir einen Ruck und gehe ins Wohnzimmer, das in ein warmes Licht getaucht ist. Auf dem Sofa kniet Kezia, ganz bei sich. In ihre Atmung vertieft, wiegt sie ihr Becken hin und her.
Es fühlt sich nahezu heilig an, so nah neben einer Gebärenden zu stehen. Bis jetzt habe ich nur meine eigenen Geburten erlebt. Danebenzustehen ist etwas völlig Anderes, und während ich Kezia die Wehe veratmen höre, beschleicht mich das Gefühl, dass sie es nicht ins Geburtshaus schaffen wird. In dem Moment kommt Joni rein, er telefoniert mit der Hebamme, kurz und knapp antwortet er und gibt den Zustand von Kezia durch.

Kezia veratmet die nächste Wehe, ihr Tönen wird lauter, erreicht den Höhepunkt und nimmt wieder ab.

„Ja", sage ich mit leiser, aber klarer Stimme, „wir werden das Baby nun gemeinsam auf die Welt holen."

Joni legt auf und schaut mich an, sein Blick verrät mir, was er gleich sagen wird: „Die Hebamme sagt, sie wird nicht rechtzeitig hier sein, wir sollen das Baby auffangen." Ich erstarre. „Das Baby auffangen?" Ich schaue zu Kezia, meiner Freundin, die seit Jahrzehnten für mich da ist. Für einen Moment scheine ich unfähig, mich zu rühren. Dennoch mache ich mich gerade, gucke Joni an. „Ja", sage ich mit leiser, aber klarer Stimme, „wir werden das Baby nun gemeinsam auf die Welt holen."

Joni gibt mir Anweisungen, wo ich Handtücher finden kann. Ich stürze die Treppe hoch, versuche klar zu denken. Oben angekommen, greife ich mir den Stapel Handtücher und laufe wieder runter. Joni ist ruhig, fast andächtig schaut er, ob er schon etwas sehen kann. Kezias Tönen wird immer lauter, zwischen den Wehen scheint es keine Pause mehr zu geben. Joni kniet sich neben seine Frau: „Ich kann den Kopf sehen!", sagt er begeistert, seine Stimme überschlägt sich. Ich tue es ihm gleich und gehe ebenfalls in die Knie. Rechts und links, an Kezias Seite kniend, ermutigen wir sie, wie gut sie das macht. Mit der nächsten Wehe wird der Kopf sichtbar, wir halten die Handtücher bereit und mit der darauffolgenden Wehe wird das Baby in unsere Hände geboren. Wir nehmen es in Empfang, umwickeln es vorsichtig mit Handtüchern, helfen Kezia, sich hinzulegen, und betten das Neugeborene auf ihre Brust. Behutsam decken wir die beiden warm zu.
Ich raste innerlich völlig aus, bin auf der Erde und im Himmel zugleich. Alles ist egal: Corona, Stress, Streit, Überforderung. Hier wurde gerade ein Mensch in meine offenen Arme geboren! Wir strahlen uns alle gegenseitig an und sind voll drauf. Dieses Strahlen wird nur von leisen Worten wie: „Ich fasse es nicht", „Ach du meine Güte" und „Halleluja" unterbrochen, die uns abwechselnd aus dem Mund rutschen. Es ist ein Mädchen. Zufrieden liegt sie auf Kezia, als wir tapsige Füße auf der Treppe hören. Ein verschlafener Edo steht im Zimmer. „Oh, das Baby ist da. Es ist superklein. Süüüüüß!" Er kuschelt sich neben seine Mama. Ich kann weiterhin nur grinsen.

Alles ist egal: Corona, Stress, Streit, Überforderung. Hier wurde gerade ein Mensch in meine offenen Arme geboren!

Kezia und meine Blicke treffen sich, wir wussten, dass wir das schaffen. Ich schaue zu Joni, mein Blick zeigt Anerkennung für sein bedachtes Handeln. Ich bin so froh, dass wir das zu zweit gemacht haben. Er lächelt zurück. In dem Moment geht ein Windhauch durch das Zimmer und die Hebammen kommen auf leisen Sohlen herein. Ein Schwall der Erleichterung überkommt mich. Joni und ich werden aus der Verantwortung entlassen. Ich gehe mit Edo in die Küche, wir schütten die Süßigkeitenschale auf dem Tisch aus und bestaunen unsere Beute. Nebenan kümmern sich die Hebammen liebevoll um Kezia.

Es ist alles surreal und wunderschön. Als die Welt geschlafen hat, ist hier ein Wunder geschehen. Um 6 Uhr morgens verabschiede ich mich, nehme Kezia und ihren Mann fest in die Arme, drücke Edo, werfe noch einen letzten Blick auf das gerade geborene Mädchen, bevor ich das Haus verlasse und in mein Auto steige. Immer noch ist es dunkel, doch inzwischen haben sich die Straßen gefüllt. Ein Busfahrer sitzt in seinem Bus und trinkt seinen Kaffee, bevor seine Schicht losgeht, ein Fahrradfahrer kommt mir dick eingemummelt entgegen. Ich bin mir sicher: Dieses außerordentliche Gefühl, das ich bei der Geburt dieses kleinen perfekten Mädchens hatte, wird für immer in mir bleiben.

STÄRKER ALS DIE FRAU, DIE IHN GEBAR

SARAH

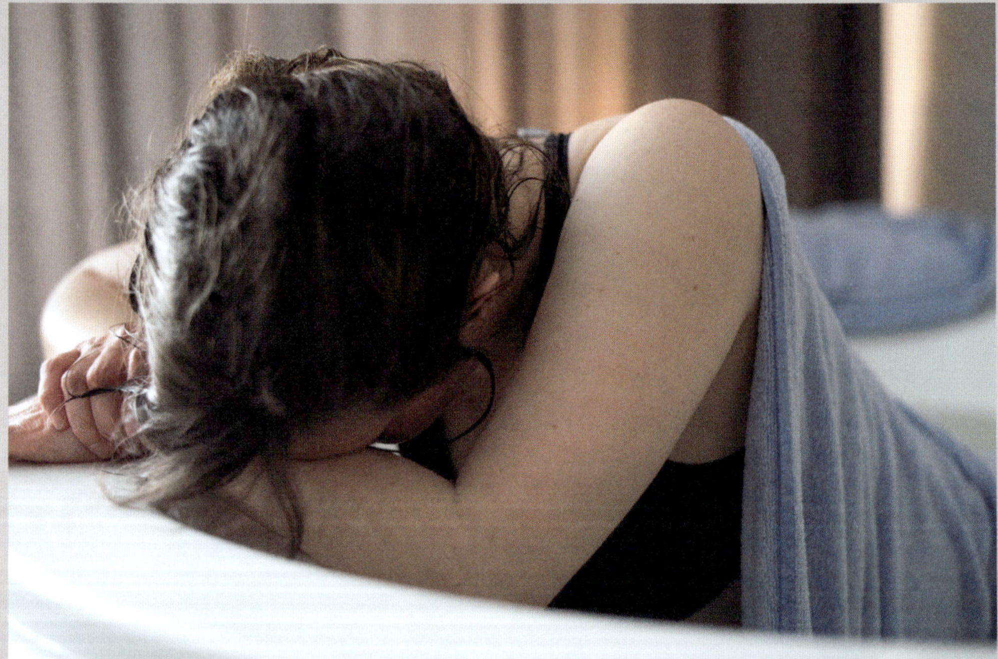

Müde wische ich die letzten Brotkrümel von der Arbeitsplatte. Gerade liegt das Leben schwer auf meinen Schultern. Es ist Samstagabend, alle schlafen, außer mir. Ich habe ein vollwertiges Bananenbrot gebacken, weil meine Kinder sich bereiterklärt haben, eine „gesunde Woche“ zu machen. Und nun will ich sie zum Abschluss überzeugen, dass gesund auch lecker ist. Für mich und für ihre Zukunft.
Und morgen ist Sonntag, mein Mann wird vormittags arbeiten und ich habe nachmittags im Gottesdienst Kinderdienst. Ich habe mir vorgenommen, nach dem Frühstück ein wichtiges Gespräch mit meinem Sohn zu führen, und will den Hühnerstall ausmisten, während die Kleinste schläft. Es war gerade 23:00 Uhr und ich war schon gedanklich auf dem Weg ins Bett, da fiel mir ein, dass ich den Einkauf für Montag jetzt noch bestellen muss, wenn ich will, dass er pünktlich ankommt.

Ich liebe das: das Backen, diese Beziehungen zu meinen Kindern und diesen ruhigen Sonntagvormittag vorzubereiten. Ich bin dankbar, online einkaufen zu können, ohne viel zu rechnen. Ich mache das total gern und bin froh, dass mir diese Seiten der Mutterrolle, so wie ich sie fülle, leichtfallen. Und doch stöhne ich innerlich beim Blick auf die Uhr. Mein Blick trifft dabei den Boden, auf dem ich heute Abend, als alle Kinder schliefen, schon einmal weinend kniete. Wie schon oft. Wo ich Jesus treffe, aber wo ich auch merke, wie schwer manchmal die privaten Lasten in Kombination mit immer mehr werdenden Kriegen und der Verantwortung für diese vier kleinen wundervollen Menschen auf mir lastet. Ich setzte Kopfhörer auf und suche gute Musik, während ich den Abwasch zu Ende mache. Und plötzlich singt er in mein Ohr:

Du hast es all den Müttern
gleichgetan
Du hast
nach Luft gerungen
Du hast gestöhnt
du hast geschrien.
Und hast uns neu geboren.
Kaum zu glauben,
du bist stärker als die Frau,
die mich gebar.[9]

Ich bleibe stehen. Halte mich wie unter Wehen an der Arbeitsplatte fest und atme tief. Oh, wie tief ich schon geatmet habe, als ich geboren habe. Wie bewusst, wie intensiv. Nie werde ich das vergessen. Und jetzt atme ich diese Tiefe hier beim Abwasch, als ich realisiere, wie stark ich bin. Es waren keine perfekten, geräuschlosen und schmerzfreien Traumgeburten. Aber ich habe geboren, wie eine Naturgewalt habe ich Leben geschenkt. Diese Stärke trage ich immer noch in mir. Sie war nicht nur zum Leben schenken, sie war auch zum Überleben, zum Durchleben, zum Leben begleiten und für jeden Tag, an dem ich Mutter bin. Was für eine Urgewalt wir in uns tragen, wir Frauen. Ich lächle und wende mich dem Abwasch zu. Und dem Einkauf. Denn da ist einer mit mir hier, der ist noch stärker als die Frau, die ihn gebar.

BAUCHGEBURT – ALLES RICHTIG GEMACHT

SARAH ÜBER ANNAS GEBURTSBERICHT

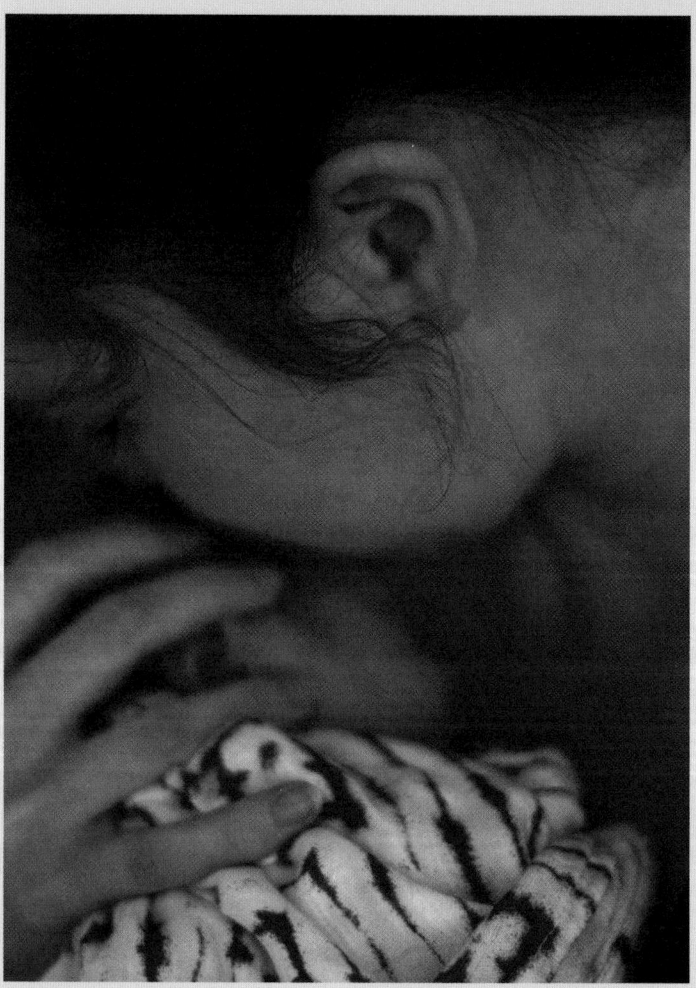

Ich wollte unbedingt alles richtig machen. Als ich mein erstes Kind erwartete, habe ich mich, so gut ich konnte, auf die Geburt vorbereitet. Ich habe an einem Kurs zum Thema „Schmerzfreiheit, Entspannung und Hypnose unter der Geburt" teilgenommen, die Übungen daraus habe ich mehrmals am Tag geübt und das tat mir schon in der Schwangerschaft total gut. Ich hatte den Eindruck, ich war auf einem sehr guten Weg. Ich ging alle zwei Tage schwimmen, aß die empfohlenen sechs Datteln am Tag, trank meinen Heublumentee, ging neben dem normalen Geburtsvorbereitungskurs zur Akupunktur und schrieb einen Geburtsplan.

Ich hatte keine Angst. Ich hatte das Gefühl, alles unter Kontrolle zu haben.

Mein Mann und ich sprachen genau ab, wie wir uns die Geburt vorstellten. Er wusste, was ich wollte und wem er es kommunizieren sollte. Es gab Plan A und auch Plan B und C und ich habe mich total auf die Geburt gefreut. Ich hatte keine Angst. Ich hatte das Gefühl, alles unter Kontrolle zu haben.
An einem Tag im November ging ich zur Toilette und plötzlich war es soweit! Das war kein Urin, das war ein vorzeitiger Blasensprung! Ich schmunzelte in mich hinein, als mir bewusst wurde, dass der Moment jetzt da war. Jetzt würde unser Sohn geboren werden. Das war der Tag, jetzt wurde all das wahr, worauf wir uns vorbereitet hatten, und ich war voller Vorfreude!
Mein Plan sah vor, dass wir so lange wie möglich zu Hause blieben und ich im Vertrauen auf meinen Mann die Fahrt und den Übergang ins Krankenhaus ganz sanft erleben würde. Ich ließ die Wellen kommen, setzte meine Schlafbrille auf die Augen, die Köpfhörer mit der Meditation auf die Ohren und zog mich in meine eigene Welt zurück. Ich wollte so wenig Interaktionen wie möglich. Mich trug der Gedanke, dass ich alles in mir trage, um diesen Menschen, den mein Körper hat wachsen lassen, zu gebären. Ich hatte volles Vertrauen in den Prozess und gab mich ihm komplett hin. Ich wollte Staunen, wie mein Körper dieses Wunder Geburt vollbringt. Ganz ohne Interventionen von außen, in völliger Ruhe und Frieden bei mir selbst. Am liebsten wollte ich meinen Sohn im Wasser in meine Arme gebären. Das sollte doch möglich sein. Ich war mir sicher, dass meine gute Vorbereitung und angstfreie Einstellung eine positive Wirkung auf den Geburtsverlauf haben werden.

Ich war total verkopft in meinem Plan und arbeitete ihn Schritt für Schritt ab.

Doch schon als die Wehen begannen, merkte ich, dass ich unter den Schmerzen, in dieser mir neuen Situation und im Krankenhaus nicht so tief in die Entspannung komme, wie ich es mir vorgestellt hatte. Ich war total verkopft in meinem Plan und arbeitete ihn Schritt für Schritt ab. Entsprechend des Plans hatte ich alle Kommunikation mit den Hebammen an meinen Mann abgegeben. Dabei merkte ich schnell, dass ich auch mit ihnen sprechen wollte. Dass es nicht meiner Natur entsprach, mich dem komplett zu entziehen. Also nahm ich Kopfhörer und Schlafbrille ab und stellte die Meditation laut im Hintergrund an. Das tat mir gut.

Und es tat mir auch gut, meinen geplanten Weg loszulassen. In mich hineinzuspüren, was ich jetzt will und das dann auch zu tun. Hätte ich da nur gewusst, dass dies erst der erste und kleinste Schritt des Loslassens sein würde. Ich hatte lange und starke Wehen.

Der Oberarzt kam zur Visite, wir sprachen kurz und ich verabschiedete mich fröhlich mit „bis später". Er lächelte mich an und sagte: „Nein, lieber nicht. Denn wenn wir uns nochmal sehen, ist das kein gutes Zeichen." Ja, wer versteht schon diese Krankenhaus-Routinen, dachte ich und verabschiedete mich dann eben auf Nimmerwiedersehen. Ich atmete weiter, entspannte mich, ließ mich ein auf dieses Wunder, bei dem ich gerade live dabei war.

Auch wenn mein ursprünglicher Plan im Nachhinein immer weiter von der Realität abwich, hatte mir die Vorbereitung auf die Geburt sehr geholfen.

Als mein Muttermund untersucht wurde, freute ich mich schon auf das Ergebnis. Schließlich war ich extra lange zu Hause geblieben, um dort den größten Teil der Geburt zu erleben. Und die Wehen waren schon so lange so stark, dass ich hoffte, den größten Teil der Strecke bereits hinter mir zu haben. Die Hebamme verkündete: Ein Zentimeter. Ein einziger Zentimeter für all diese Wehen. Ich war enttäuscht. All die Anstrengung für nichts – so fühlte es sich an. Ich war erschöpft und müde und wünschte mir eine PDA. Das war es also mit der Idee der Geburt ohne Interventionen. Auch die Wassergeburt schloss sich dadurch aus. Auch wenn mein ursprünglicher Plan im Nachhinein immer weiter von der Realität abwich, hatte mir die Vorbereitung auf die Geburt sehr geholfen. Denn als ich einen Plan schrieb, setzte ich mich natürlich auch mit der Möglichkeit auseinander, dass es anders kommen könnte. Ich wagte zu träumen und meine Wünsche zu glauben – und dennoch konnte ich in jedem Moment, wo Entscheidungen, die von meinem Plan abwichen, zu treffen waren, diese in Frieden und Dankbarkeit annehmen. Das war ein großes Geschenk. Eine PDA hatte ich nicht geplant und dennoch war sie in dem Moment das größte Geschenk. Tränen der Dankbarkeit liefen mir über die Wangen, als sie anfing zu wirken.

Die Zeit verging. Ich hatte weiter Wehen und konnte sie auch spüren, allerdings schmerzbefreit. Ich war mittlerweile zwanzig Stunden mit Wehen im Krankenhaus. Acht Stunden nach Beginn der PDA folgte die nächste Untersuchung des Muttermunds. Ich war wieder voller Erwartung. Jetzt musste sich doch viel getan haben. Und dann hörte ich: Drei Zentimeter. Erst war ich enttäuscht, aber schnell wieder motiviert. Dank der PDA hatte ich noch Kraft. Also weiter gehts, dachte ich mir. Ich wusste ja gar nicht, was normal ist und war guter Dinge, immerhin ging es voran.

Und dann, als die letzte Träne abgewischt war, war da – Frieden.

Da kam der Oberarzt. Ja genau. Der Arzt, der mich nicht wiedersehen wollte und von dem ich mich auf Nimmerwiedersehen verabschiedet hatte. Er sprach über Geburtsstillstand, darüber, das Kind und mich nicht in Gefahr bringen zu wollen, und über die Empfehlung eines Kaiserschnitts. Und wieder liefen die Tränen – diesmal nicht vor Erleichterung. Das hatte ich nicht erwartet und doch war ich so stark, schon so sehr Mutter, dass ich klar denken konnte. Wir waren kurz allein im Zimmer und ich weinte Abschiedstränen. Ich verabschiedete mich von meinem Plan A, B und C. Von meinem Wunsch, den ich die letzten Wochen immer und immer wieder visualisiert und manifestiert hatte. Ich dachte doch, ich würde alles in mir tragen, was es für diese Geburt braucht. Ich ließ die enttäuschte Hoffnung meine Wangen hinunterlaufen. Und dann, als die letzte Träne abgewischt war, war da – Frieden.
Mich überkam der Gedanke und die Freude, dass ich gleich keine Schmerzen mehr haben würde, gleich meinen Sohn kennenlerne und es in wenigen Minuten geschafft haben würde. Mein Körper verpasste mir einen krassen Hormoncocktail voller Vorfreude und Erleichterung. Ich wurde für den OP vorbereitet, mein Mann kam mit. Vor mir lag eine wundervolle Bauchgeburt. Alle im OP waren sehr liebevoll zu mir und meine Hormone ließen mich auf Wolken schweben. Eigentlich habe ich Angst vor Blut, offenen Wunden oder OPs, und jede Vorstellung davon lässt mich zusammenzucken. Und doch habe ich mich total wohlgefühlt. Ich hatte keine Angst, konnte mich der Situation ganz hingeben. Wenige Minuten später hörte ich den ersten Schrei, gleich gefolgt von amüsiertem Lachen des OP-Personals, die mein Sohn direkt im Strahl angepinkelt hatte. Da war es also. Mein Kind. Wir hatten es geschafft.
Es folgten ein intensiver Heilungsprozess, der auch Schmerzen und Unsicherheiten mit sich brachte, Überforderung, Schlafmangel und Stillprobleme – und das allgemeine Durcheinander nach einer Geburt. Alle folgenden Herausforderungen habe ich nie auf den Kaiserschnitt bezogen. Jeder Freundin, der ich von der Geburt erzählte, konnte ich ehrlich sagen, wie dankbar ich über diese Geburt war. Dass ich Frieden hatte mit jeder Entscheidung, die von meinem Plan abwich und die Bauchgeburt gut war, wie sie war.
Erst nach einem halben Jahr merkte ich, wie ein paar Fragen in meinem Inneren noch keine Antwort gefunden hatten. „Geburtsstillstand" stand auf den Papieren aus dem Krankenhaus. Doch warum war es dazu gekommen? Warum hatte mein Körper es nicht geschafft, so zu gebären, wie ich es mir gewünscht hatte? Wie es doch scheinbar alle Frauen „hinbekommen"? Mein Oberarzt, den ich nicht wiedersehen wollte und es doch tat,

erklärte, dass das Kind nicht tief genug ins Becken gerutscht sei, um den Muttermund zu öffnen. Doch warum? Was hatte mein Körper falsch gemacht?

Ärztinnen, Freundinnen, Familie und Bekannte fragten immer wieder „Oh, warum war das nötig?“, wenn ich ihnen erzählte, dass mein Kind nicht vaginal geboren wurde. Eine Bauchgeburt wird als Notlösung empfunden und eine vaginale Geburt als Erfolg. Ich hatte einfach keine klare Antwort darauf und fragte mich dann doch, ob ich etwas falsch gemacht hatte. Und das Baby? War es nicht fähig genug? Ich hörte alle möglichen, an den Haaren herbeigezogenen Persönlichkeitsauswirkungen auf nicht vaginal geborene Babys und dann merkte ich: Es war Zeit für mich, Frieden zu schließen.

Ein Andenken an den Moment, in dem es nicht darum ging, zu performen, sondern voller Staunen mein Kind im Empfang zu nehmen.

Ich ließ mein Becken beim Orthopäden checken, um auszuschließen, dass die Gründe für den Geburtsstillstand körperlich waren. Ich musste mir einmal zusprechen lassen, dass alles in Ordnung sei. Ich machte einen Kurs, der speziell für Mütter ausgerichtet war, die mit ihrer erlebten Bauchgeburt Frieden schließen wollten. Das war intensiv und gut.

Wir können alles richtig machen und dennoch konfrontiert uns das Leben immer wieder mit Situationen, die wir nicht vorhersehen und auch nicht ganz verstehen und erklären können. Die Frage nach dem „Warum“ hilft in diesen Situationen nie – auch nicht, wenn es um den geplatzten Plan einer vaginalen Geburt geht.

Ich hatte alles richtig machen wollen. Jetzt weiß ich: Ich hatte mein Bestes gegeben. Und wurde bestens versorgt, als mein Bestes nicht mehr ausreichte. Es war eine tolle Geburt, unsere einmalige Geschichte, an die mich für immer eine Narbe auf meiner Haut erinnern wird. Ein Andenken an den Moment, in dem es nicht darum ging, zu performen, sondern voller Staunen mein Kind in Empfang zu nehmen. Eine Erinnerung an den Moment, in dem aus zwei Menschen eine Familie wurde, in dem er schrie und alle lachten, in dem ich keine Schmerzen hatte und voller Freude war. Es war alles richtig – auch wenn ich es nicht alleine gemacht hatte.

Heute frage ich meine Freundinnen nach einer Bauchgeburt genau wie nach einer vaginalen Geburt: „Wie war die Geburt für dich?“ Und: „Wie geht es dir damit?“, anstatt mich in medizinischer Spurensicherung der Gründe und Motive zu verlieren. Denn wir sind Mütter. Ganz egal, auf welchem Wege unsere Kinder diese Welt betreten. Ob vaginal oder durch den Bauch geboren: Wir sind dazu berufen, Mütter zu sein. Sicher ist sowieso, dass wir alle unser Bestes gegeben haben – und damit haben wir ganz bestimmt alles genau richtig gemacht!

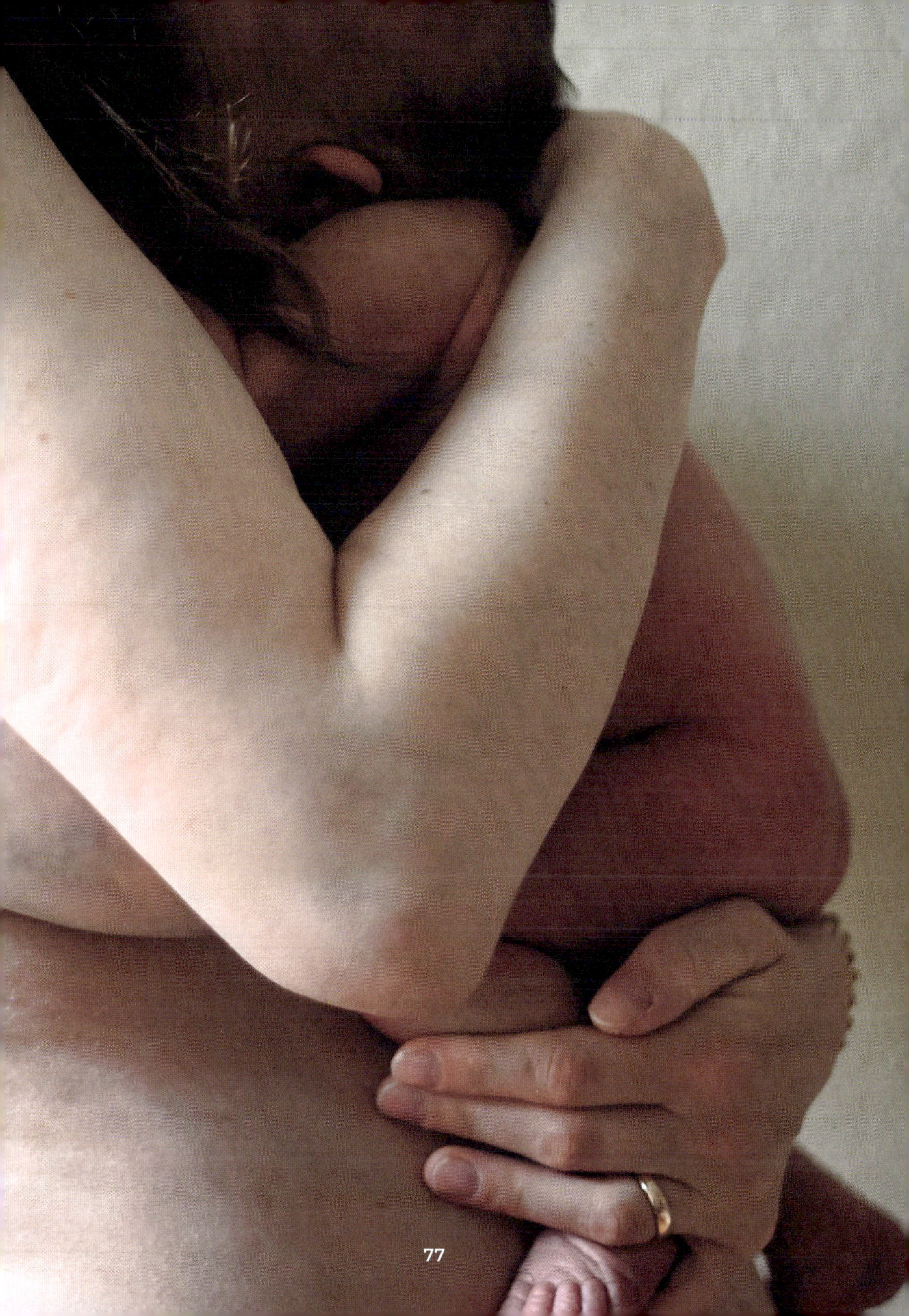

WIR HALTEN UNS AUS

ANONYM

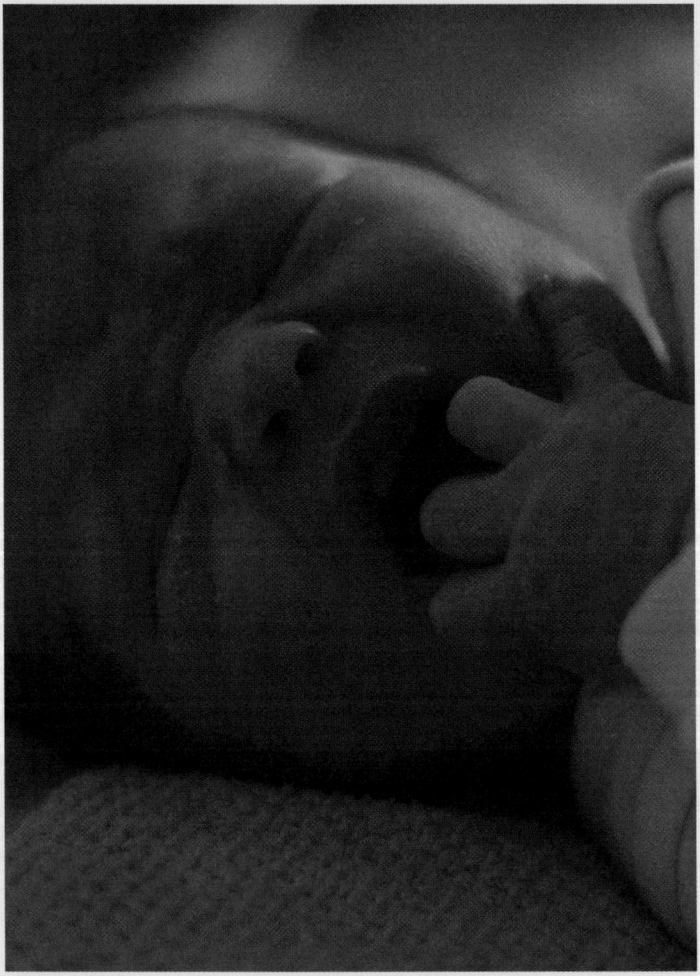

Ich kann gar nicht hinsehen, wenn andere ihren Babybauch liebevoll umarmt vom Vater des Kindes in die Kamera halten. Ich kann sie nicht sehen, die händchenhaltenden Pärchen, die glücklich schlendernd – sie eher watschelnd – durch den Babyshop auf Kinderwagensuche sind. Ich halte das nicht aus, denn sie versetzen mir einen Stich ins Herz. Jedes Mal.

Denn mich umarmt niemand. Mich massiert niemand. Ich trage dieses Kind unter meinem Herzen neben jemandem, mit dem ich mal glücklich sein wollte, doch es gerade nicht bin. Ich spüre diese Last allein. Ich fühle mich allein. Mein Ischias schmerzt allein, die Windeln kaufe ich allein. Und halte das kaum aus. Ich will das nicht!

Und dann sehe ich Videos von harmonischen Wassergeburten, in denen er ihr liebevoll zuflüstert, dass er an sie glaubt. Das Kind der Siegel auf ihrer Liebe, die Blüte ihrer Zuneigung. Ich sehe sie gemeinsam kämpfen und atmen und halten und ich sehe mich da nicht. Ich weine abends, nachdem wir uns gestritten haben und hoffe, dass heute Nacht keine Wehen kommen. Ich frage mich, ob ich der Hebamme sagen würde, dass ich lieber allein gebären möchte. Ich frage mich, ob ich das eines Tages bereuen würde. Und ich frage mich immer und immer wieder, wie ich in diese Situation gekommen bin.

Wie bekommt man ein Kind, das man liebt, von jemandem, mit dem man es gerade kaum aushalten kann? Wie kann man gebären und ganz bei sich sein, alles loslassen und aufmachen, wenn jemand im Raum ist, vor dem man gerade nicht schutzlos sein möchte? Warum gibt es darüber kein Buch? Warum keine Einheit im Vorbereitungskurs. Ich frage mich, ob ich wirklich so alleine bin, dass ich die Einzige bin, die diese Fragen stellt.

Ich sehe zurück. Ich habe es getan. Auch ohne Ratgeber und Vorbereitung. Auch ohne zu glauben, dass ich es kann und ohne mich bereit zu fühlen. Ich habe geboren. Wir haben das nicht eng umschlungen getan. Nicht liebevoll streichelnd, nicht vertrauensvoll angelehnt. Eher nebeneinander. Ich sehe mich atmen und höre mich sagen: „Du musst mich hier halten." Das hier ist nicht rosarot. Das ist nackt wie das Leben, das hier gerade neu entsteht. Wir sind beide irgendwie so hilflos. Zwischen uns ist es so still. Und zwischen uns ist die Liebe zu diesem Kind. Ich sehe dich mich halten, sehe mich loslassen, sehe mich anspannen, sehe mich aufatmen und ein Baby halten. Sehe kurz in deine Augen.

Es ist still zwischen uns bis unser Kind weint. Und wir halten es still, halten es aus. Halten uns aus.

TÄGLICHE VORSTELLUNGEN: WER BIST DU?!

ALYSSA

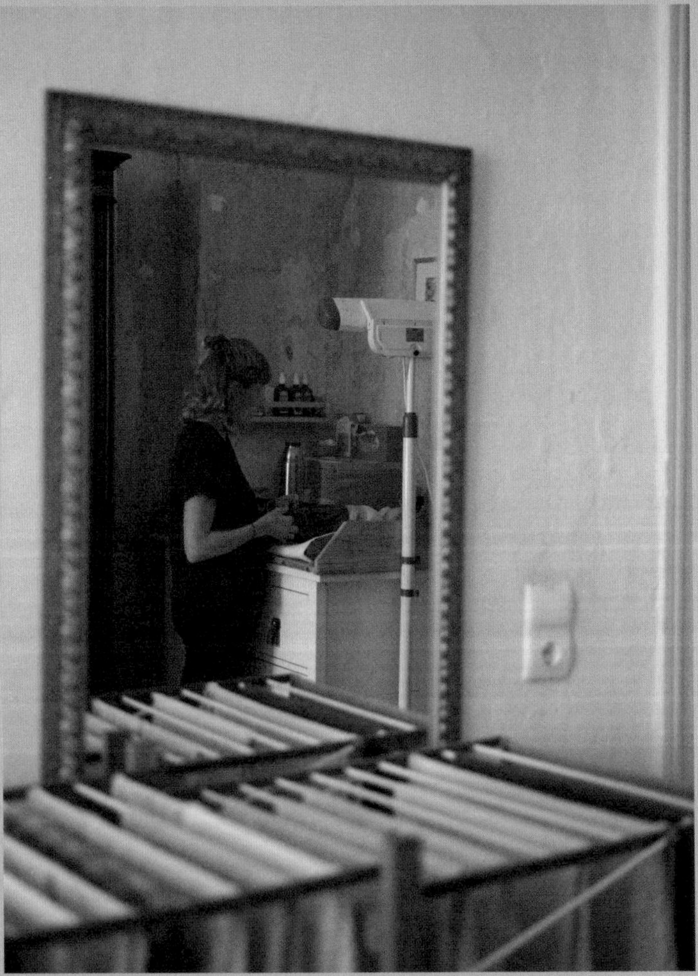

Als ich zum ersten Mal schwanger war, war die Aufregung kaum zu ertragen. Jeden Morgen erhielt ich eine Benachrichtigung von einer App, die mir etwas über die Entwicklung meines Kindes berichtete. Ich wusste stets, in welcher Schwangerschaftswoche ich mich befand und welche Obstsorte der Körpergröße meines Babys entsprach.

Die Termine bei der Frauenärztin waren für mich immer ein Highlight. Ich liebte es, den kräftigen Herztönen meines Kindes beim CTG zu lauschen. Es beruhigte mich, zu erfahren, wie viel Gramm und Zentimeter das kleine Wesen in mir bereits eingenommen hatte. Zu Hause schaute ich unzählige Schwangerschaftsupdates auf YouTube von Frauen aus aller Welt, deren Bäuche Woche für Woche mit meinem wuchsen. Ich wollte alle Informationen sammeln, die ich konnte, in einer Zeit, in der so viel Unbekanntes auf mich wartete.

„Möchten Sie das Geschlecht wissen?“, wurden mein Mann und ich beim Ultraschall im zweiten Trimester gefragt. Was für eine Frage war das überhaupt?! Wir nickten eifrig und konnten an jenem Nachmittag mit der klaren Aussage nach Hause gehen, dass wir einen Sohn bekommen würden.

Wäre es nach mir gegangen, hätte ich am liebsten sofort einen Namen für ihn festgelegt.

Ich wollte mich an etwas festhalten können.

Ich suchte in dieser Zeit verzweifelt nach Sicherheit, vor allem durch Wissen, manchmal auch durch Entscheidungen. Ich meißelte vieles in Stein, damit es etwas gab, woran nicht mehr zu rütteln war. Ich wollte mich an etwas festhalten können.

Ich erinnere mich noch, wie erleichtert ich war, als gegen Ende der Schwangerschaft der Wickeltisch endlich aufgebaut und ausgestattet war – genau so, wie ich es für richtig hielt, nachdem ich mich monatelang mit verschiedenen Stoffwindelarten und Wickeltechniken auseinandergesetzt hatte. Oder wie ich nach der Besichtigung des Kreißsaals sofort beschloss, in der Geburtswanne zu entbinden. Ich setzte innerlich einen Haken dran und atmete tief aus. Ich wollte möglichst viele solcher Haken setzen.

Dass Dinge außerdem eventuell noch anders kommen (...) wollte ich damals nicht in Erwägung ziehen.

Jede Entscheidung war ein Schritt aufs Wasser in eine noch neblige Zukunft. Doch vieles bis zur Geburt und darüber hinaus dem Zufall zu überlassen, war für mich keine Option. Dass ich mich bei meinen nächsten Schwangerschaften mit meiner Unsicherheit versöhnen würde, anstatt die vielen Fragezeichen durch Punkte zu ersetzen, hätte mich damals sehr überrascht. Dass Dinge außerdem eventuell noch anders kommen und ich mich in manchen Situationen noch umentscheiden oder anpassen würde, wollte ich damals nicht in Erwägung ziehen.

Als ich zu meinem Mann sagte: „Wir sollten ein Beistellbett kaufen", ging ich sicher nicht davon aus, dass es zu einem sehr teuren Nachttisch verkommen würde, weil unser Baby nie ohne Körperkontakt einschlief und beim Ablegen immer anfing zu schreien. Mein Körper wurde, anders als ich mir das ursprünglich vorgenommen hatte, in den ersten Lebenswochen und -monaten zur Babymatratze und meine Arme waren der Rausfallschutz.

Ich weiß auch noch, wie überzeugt ich im Voraus verkündete, dass unser Sohn so aussehen würde wie mein Mann, nachdem wir ein Ultraschallbild von seinem Profil bekommen hatten. Zu Hause suchte ich sofort Babybilder von meinem Mann und mir heraus, verglich sie mit dem kleinen, schwarz-weißen Foto und war mir absolut sicher, dass unser Kind so aussehen würde wie der Papa. Inzwischen ähnelt er eher mir.

Ich lag so oft falsch. Jedes Mal kratzte es an meinem Stolz, bis ich zur Erkenntnis kam, dass es unserer Familie am besten tut, wenn ich Raum in meinem Herzen für Ungewisses und Veränderung halte – auch wenn das gleichzeitig bedeutet, mehr Spannung im Leben auszuhalten.

Vier Jahre später trug ich dann mein drittes Kind im Mutterleib. Die Gelassenheit, mit der ich die vielen offenen Fragen bis Ende der Schwangerschaft in mir bewegte, konnte ich selbst kaum glauben. Die Schwangerschaftswochen rasten nur so an mir vorbei. Die Termine im Kindergarten und im Kalender meines Mannes waren viel präsenter, muss man dazu sagen. Mutterschutz bedeutete dieses Mal nicht Kügelchen für ein Mobile zu häkeln oder eine liebevolle, detaillierte Patchworkdecke zu nähen, sondern in Vollzeit mit einem Kindergartenkind und einem Kleinkind unterwegs zu sein. Immer wieder musste ich selbst nachrechnen, wenn mich jemand fragte, wie weit ich denn sei. Die Tage zählte ich nicht, sondern erwartete ein Novemberkind … plus, minus. Ironischerweise wurde dieses Kind genau am errechneten Entbindungstermin geboren.

„Wer bist du?"

Die ersten Worte, die ich nach meiner dritten Entbindung an mein Baby richtete, waren: „Wer bist du?" Ich hielt mein Neugeborenes in den Armen, während mein Mann mich in seinen hielt. Er lehnte sich gegen die Raufasertapete unserer Wohnzimmerwand und schaute unser drittes Kind über meine Schulter an. Das warme Licht des Kamins, das zu uns herüberflackerte, schien in jenem Moment viele Fragen, die wir hatten, zu zerschmelzen. Wir hatten unsere erste Hausgeburt gewagt und gerade erfolgreich geschafft.

„Lasst uns es einfach probieren", hatte ich zu meinem Mann während der Pandemie gesagt, als unklar war, ob die Bestimmungen zum Zeitpunkt der Geburt es mir erlauben würden, mit Begleitung und ohne Maske zu

gebären. „Wir können zur Not immer noch in die Klinik fahren." Die Fahrt blieb zu unserer Freude aus. Ob es zu Hause klappen würde, wurde in dem Moment klar, als die ersten Schreie unseres Neugeborenen das Wohnzimmer erfüllten.
Als ich mein Baby fragte, wer es sei, zog mein Mann das Handtuch zurück, um festzustellen, dass wir gerade eine Tochter zur Welt gebracht hatten. Das lange Warten, für das wir uns dieses Mal entschieden hatten, war damit beendet. Meine Worte „Wer bist du?", hallten jedoch immer noch nach.
Anders als bei unseren ersten beiden Kindern hatten wir unsere Liste mit möglichen Namen für unser Kind dieses Mal sehr lang gelassen. Wir wollten uns Zeit für ein paar Tage des Kennenlernens nehmen, bevor wir uns für einen Namen mit passender Bedeutung entschieden.

„Wer bist du?" hätte für mich früher „Ich muss alles wissen" bedeutet.
Jetzt bedeutete die Frage: „Zeige mir, wer du bist."

Selbst nachdem wir mit schwarzem Stift die Geburtsurkunde beim Standesamt beantragten, spürte ich immer noch diese tiefgreifende Frage, als würde sie stets in der Luft liegen. Sie stieg aus der Tiefe meines Herzens und flüsterte der Seele meines Baby ununterbrochen zu: „Wer bist du?" Nach einigen Tagen erkannte ich, dass diese Frage nicht schnell beantwortet werden wollte. Der Herzenswunsch, der in mir über meine ersten vier Jahre Mutterschaft gewachsen war, kam durch diese drei Worte zum Ausdruck. Sie war nicht dazu da, mir Sicherheit zu geben, sondern meinem Kind Raum zu schenken.
„Wer bist du?" hätte für mich früher „Ich muss alles wissen" bedeutet. Jetzt bedeutete die Frage: „Zeige mir, wer du bist."
„Zeige mir, wer du bist" hätte für mich früher „Nimm mir bitte alle Spannungen ab. Lass keine Frage offen", bedeutet. Jetzt drückte es meine Sehnsucht aus, dass sich mein Kind frei fühlt, sich zu entfalten. Authentisch und echt, immer es selbst zu sein.
„Wer bist du?" war der krönende Abschluss meiner letzten Geburt. Mit dieser Frage ging für mich eine Epoche zu Ende. Ich hatte gelernt, mit Spannung zu leben, statt gegen sie zu kämpfen. Ich war befreit von dem Verlangen, stets alles unter Kontrolle haben zu müssen.

Als unser drittes Kind zur Welt kam, gab es Veränderungen bei jedem einzelnen unserer fünfköpfigen Familie. Mein Sohn war zwar bereits großer Bruder, aber zum ersten Mal Bruder von zwei kleinen Schwestern. Er war zum ersten Mal vierjähriger Bruder eines Babys und zum ersten Mal Bruder einer kleinen Schwester, die auch große Schwester war. Er war zum ersten Mal Sohn von Eltern, die drei Kinder haben.
Meine damals zweijährige Tochter schlüpfte in die neue Rolle der großen Schwester und war trotzdem weiterhin die kleine Schwester ihres Bruders. Gleichzeitig verlor sie die Rolle

der „Kleinen“ in unserer Familie am Tag der Geburt ihrer Schwester.
Mein Mann und ich waren zwar bereits Eltern von zwei Kindern, aber zum ersten Mal Eltern der beiden Kinder in ihren neuen Rollen, zum ersten Mal Eltern von drei Kindern und zum ersten Mal Eltern des Kindes, das plötzlich in unseren Armen lag.

Es gibt immer nur Momentaufnahmen von dem, wer wir jeweils und gemeinsam sind.

Es dauerte eine ganze Weile, bis wir uns selbst und einander fanden. Inzwischen sind unsere Kinder sieben, fünf und drei Jahre alt, und es gab eigentlich noch nie eine Zeit, in der die Frage „Wer bist du?“ oder vielleicht auch „Wer sind wir?“ zu 100 Prozent geklärt war. Es gibt immer nur Momentaufnahmen von dem, wer wir jeweils und gemeinsam sind. Wir sind alle Menschen im Wandel. Die Phasen der Kinder, welche sich so schnell verändern, erinnern uns immer wieder daran.

Ein halbes Jahr bedeutet in den jungen Jahren der Kinder manchmal eine ganze Wesensveränderung. Das wird für uns immer sehr deutlich, wenn meine Eltern aus den USA zu Besuch kommen. „Ich freue mich schon so sehr, diese Version eurer Kinder kennenzulernen und sie zu lieben!“, schrieb mir meine Mama letztens, bevor sie ins Flugzeug stieg. Mir wurde in dem Moment bewusst, was für ein Geschenk diese Haltung ist. Wie viel Freiheit die Kinder dadurch gewinnen, sie selbst zu sein. Ich hoffe, dass ich nie aufhöre, meiner Familie, mich eingeschlossen, die Frage „Wer bist du?“ zu stellen. Noch mehr hoffe ich, dass meine Kinder sich erlauben, sie ein Leben lang immer wieder neu zu beantworten, sowohl mir als auch sich selbst.

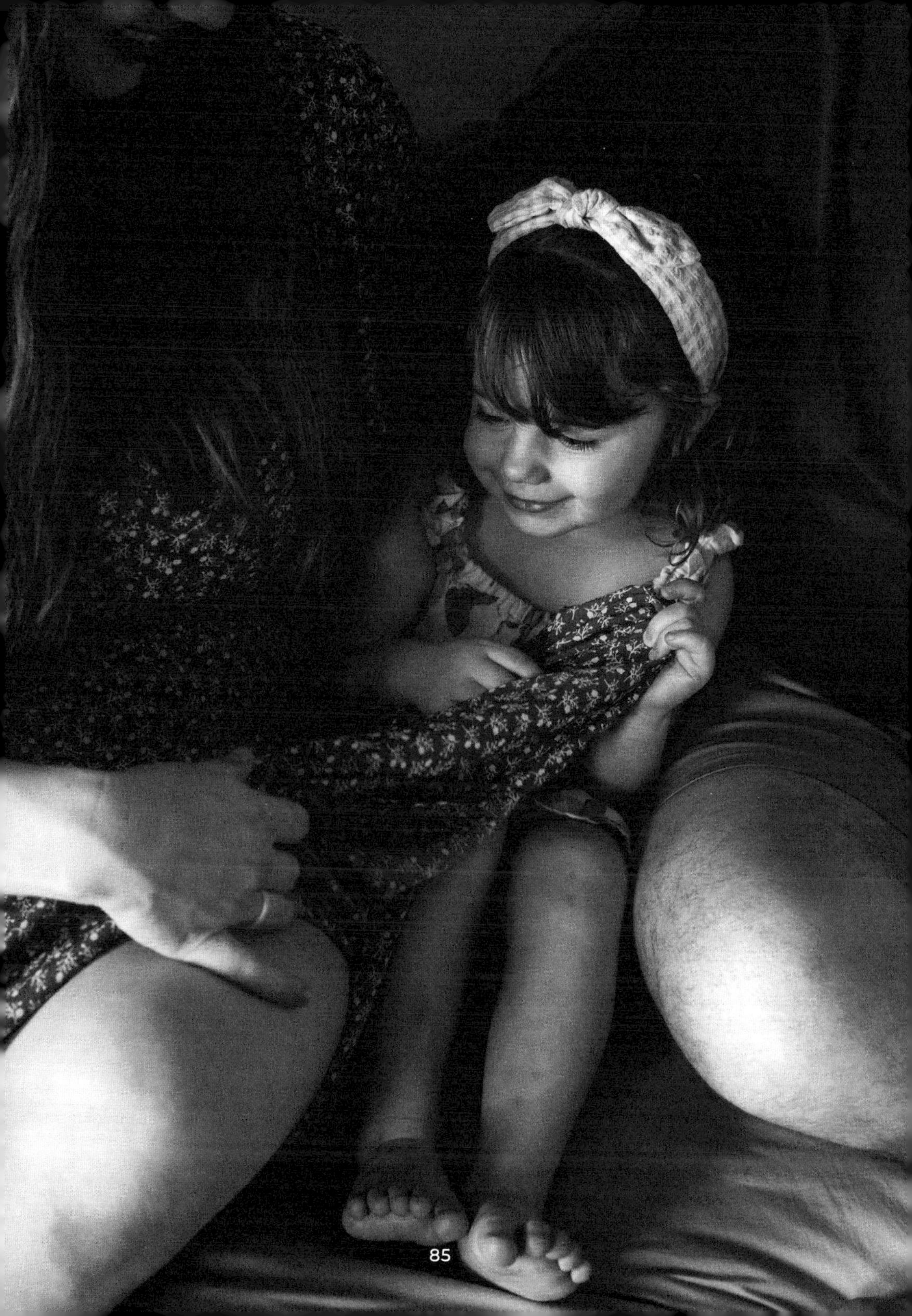

BAUCHGEFÜHL

SARAH

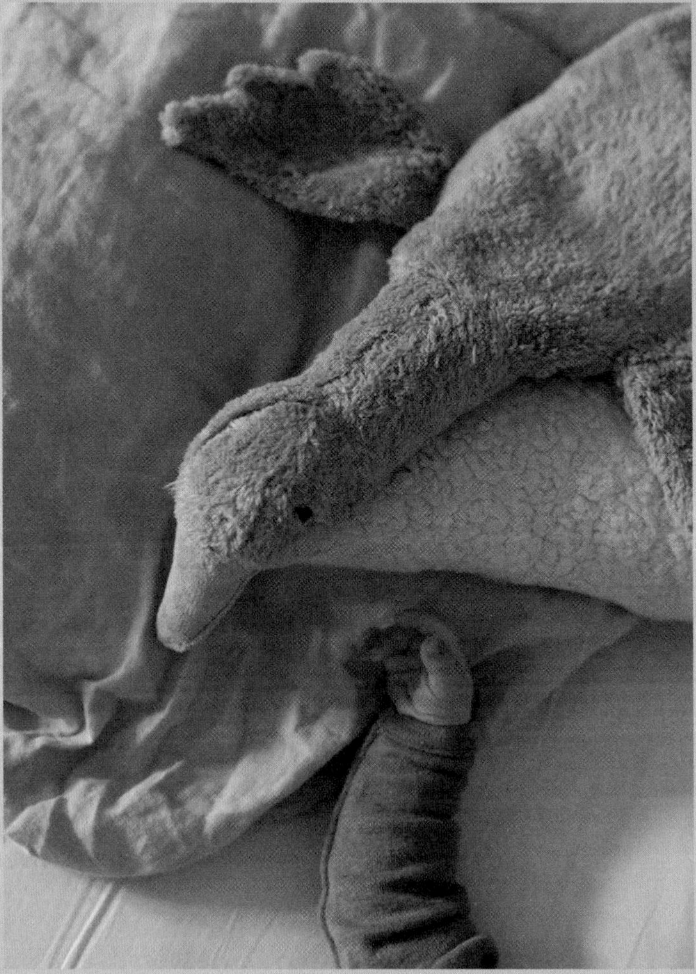

Wir saßen zwischen den Beinen unserer Männer und hatten nun schon den zweiten Tag Puppen durch flauschige Beckenknochen schlüpfen sehen, Muskelanspannung in den Armen weggeatmet und mögliche Geburtspositionen getestet. Und in all dem sollten wir auf unser Bauchgefühl hören. Wir würden dann unter der Geburt schon wissen, was dran ist, sagte sie mit einer Sicherheit in der Stimme, die mich zuversichtlich in die Badewanne des Kreißsaals steigen ließ.

Alles, was ich wusste, war, dass ich dieses Baby wollte. Und zwar in meinen Armen und nicht in meinem Bauch. Doch viel mehr wusste ich nicht und mein so sehr erhofftes Bauchgefühl war überlagert von Schmerzen, die all meine Konzentration erforderten. Ich lebte von Wehe zu Wehe und dazwischen hatte ich keine Zeit, zu denken oder zu fühlen. Ich erinnere mich noch jetzt, neun Jahre später, an meinen ungläubigen, flehenden Blick, als ich der Hebamme kurz in die Augen sah. Ich hatte diese Intensität so nicht erwartet, war dennoch entschlossen und wusste, es gab nur einen Weg da raus: da durch. Das gut geübte Atmen klappte super und so wollte ich mich auch lieber darauf konzentrieren als auf mein Bauchgefühl. Also atmete ich, verdrängte, dass das hier noch so viel verrückter war, als Puppen durch Plüschbecken schlüpfen zu sehen und ich atmete weiter.

Da war einfach kein Bauchgefühl.

Plötzlich gingen die Herztöne runter. Ich sollte pressen. Jetzt. Stärker. Konzentrierter. Die junge Ärztin hatte vermutlich mehr ihre Verantwortung vor Augen als ihr Bauchgefühl. Mein Bauchgefühl hätte gesagt, dass ich unter diesen Umständen einen freundlicheren Ton angemessener gefunden hätte. Doch das zählte jetzt nicht. Das Baby sollte da jetzt schnell raus und ich sollte das machen, nur ich konnte das machen. Und wohl besser schnell. Doch ich hatte keinen Schimmer wie. Da war einfach kein Bauchgefühl. Da waren nur Befehle von Menschen, die ich noch nie gesehen hatte. Und alles musste schnell gehen.

Heute weiß ich, dass einige Wissenschaftler:innen tatsächlich die Existenz eines naturgegebenen „Mutterinstinktes" bezweifeln. Der Wissenschaftler und Kinderarzt Dr. Herbert Renz-Polster geht beispielsweise davon aus, dass das, was wir für unser „Bauchgefühl" halten, auf „implizitem Lernen" beruht. Denn wir sind als Menschen und als Mütter kein unbeschriebenes Blatt. Wir waren alle mal selber Kinder und können uns an vieles von dem Erlebten gar nicht mehr erinnern und doch scheint es irgendwie in unserem Inneren gespeichert zu sein. Wir haben im Laufe unseres Lebens Erfahrungen gesammelt und unterschiedliche Erlebnisse bewertet und abgespeichert. Wir haben sogenannte Glaubenssätze verinnerlicht und darüber hinaus leben wir in einer Gesellschaft, die durch Verhalten und Wissensvermittlung unsere Wahrnehmung und Bewertung beeinflusst. Danielle Graf von „Das gewünschte Wunschkind“ schreibt: „Wer also Babys in seiner Umgebung schreien sah, hat abgespeichert, welche Methoden und Strategien erfolgreich waren, um die Kinder zu beruhigen – wenn wir nun das eigene Kind beruhigen wollen, wenden wir unterbewusst das als erfolgreich erlebte Verhalten anderer an – ohne uns bewusst zu sein, dass das Gefühl ‚Ich scheine intuitiv zu wissen, wie es geht!‘ eigentlich nur das Ergebnis unserer Erfahrungen ist.“[10] Ist da also kein Bauchgefühl?

Ich für meinen Teil hatte absolut keine Erfahrungen und Erlebnisse, wenn es darum ging, selber ein Baby zu gebären. Als ich meinen Sohn in meinen Armen hielt, war ich erleichtert, erschöpft und enttäuscht. Erleichtert, dass er da war, erschöpft, weil es so anstrengend gewesen war und enttäuscht, dass es nicht da gewesen war, mein Bauchgefühl. Sie hatten mir gesagt wie ich mich hinlegen, hinhocken und pressen soll und ich hatte nicht gewusst, ob es gute oder schlechte Ideen waren. Ich hatte nichts gespürt außer Unsicherheit. Da war einfach kein Bauchgefühl.

Und doch war ich immer noch zuversichtlich, dass ich dazu geboren war, dieses frisch geborene Baby zu versorgen. Stillen war ja schließlich das Natürlichste der Welt. Und ich hatte so ein schön ruhiges, liebes Baby, das den ganzen Tag friedlich schlief. Bis die Hebamme kam und meinen Mann im Notfalltempo eine Milchpumpe aus der Apotheke besorgen ließ und mir erklärte, dass es jetzt sehr wichtig wäre, das Baby warm zu halten, bis es endlich etwas trinken würde. Das hatte es nämlich bei all meinen intuitiven Stillversuchen bisher offensichtlich nicht getan. Und ich hatte es nicht gemerkt. Dabei war ich doch die Mama. Die Mama ohne Bauchgefühl. Ich hätte es doch spüren müssen und im Gefühl haben sollen. Doch da war nichts außer Unsicherheit. Da war kein Bauchgefühl.

Bauchgefühl ist eigentlich ganz wenig Gefühl und ganz viel Erfahrung.

Fünf Jahre später trug ich mein drittes Kind lächelnd auf einem Arm durch eine Familienfeier. Ich stillte intuitiv im Tragetuch nebenbei, während ich meine anderen zwei Kinder im Blick hatte und versuchte, mich an einem Gespräch zu beteiligen. Ich tat es mit einer Routine und Leichtigkeit. Ich wusste genau, was gesund, normal oder besorgniserregend war. Ob man wohl auch ein erstes Kind mit der Leichtigkeit eines dritten Kindes bekommen könnte, fragte mich mein Schwager. Und ich lächelte, doch sagte nicht, was mein Bauchgefühl jetzt wusste: Bauchgefühl ist eigentlich ganz wenig Gefühl und ganz viel Erfahrung. Bauchgefühl ist eine innere Sicherheit, die ich aus vielen Fehlern, Unsicherheiten und Risiken entwickelt habe. Und ich hatte da so ein Gefühl im Bauch, dass das wohl alle Eltern selber entwickeln dürfen. Und, dass die wenigsten vom Geburtsvorbereitungskurs an intuitiv wissen würden, was jetzt genau das Richtige ist. Aber das ist nur so ein Bauchgefühl.

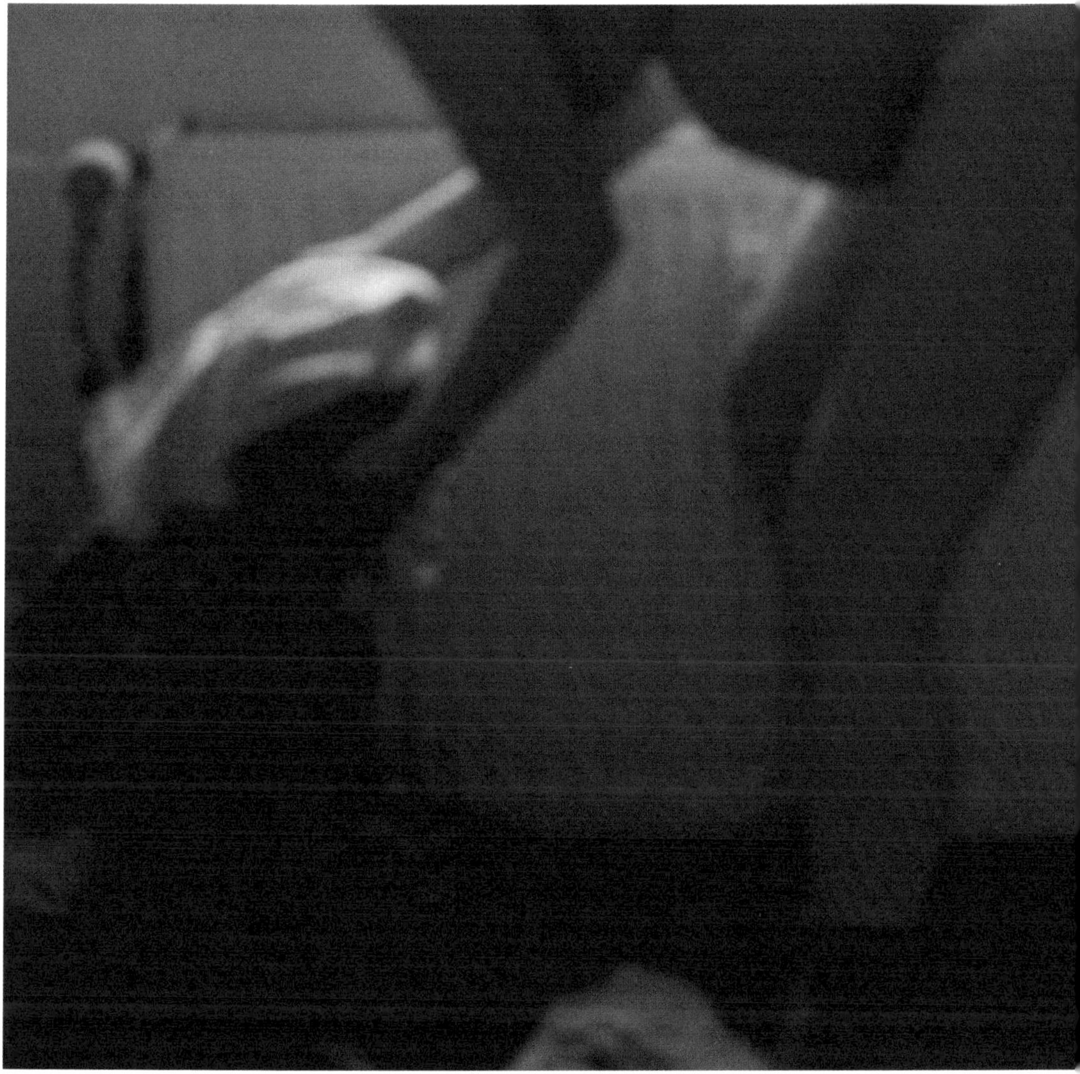

HAUPTSACHE GESUND

KATHARINA

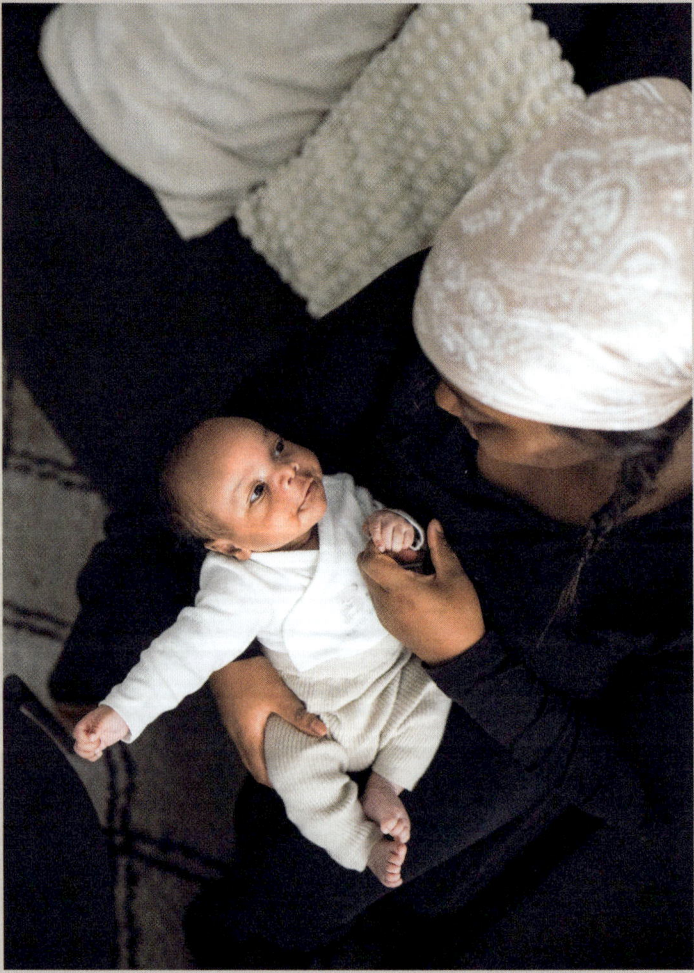

Vor Kurzem hörte ich es wieder: „Am glücklichsten bin ich, wenn alle aus meiner Familie gesund sind!"

Die Annahme, das Glück von der Gesundheit abhängig wäre, ist extrem ein- und ausgrenzend.

Mal davon abgesehen, dass das in den Baby- und Kleinkindjahren selten der Fall ist, und das Konzept des Glücklichseins somit in dieser Zeit nicht aufgeht, halte ich auch sonst nichts davon. Wir sollten uns zutrauen, auch bei Krankheit glücklich zu sein. Denn die Annahme, dass Glück von der Gesundheit abhängig wäre, ist extrem ein- und ausgrenzend. Auch wenn es plausibel erscheint, Krankheit belastend und einnehmend zu finden. Ich bin auch gern gesund. Ganz zu schweigen von meinen Liebsten, denen soll es auch gut gehen. Doch wenn das nicht so ist – viele kennen die Abwesenheit von Gesundheit, manchmal kehrt sie nie zurück –, dann braucht es ein erweitertes Lebenskonzept. Ich habe herausgefunden, dass man nicht gleichzeitig logisch denken und Angst haben kann. Als Beispiel funktioniert Lesen überraschend gut, um sich aus dem Maul der quälenden Wirklichkeit zu befreien. Ebenso wie nicht in diesem glorifizierten „Jetzt" leben zu müssen, sondern in der Vergangenheit oder Zukunft. Kraft schöpfen aus dem, was war und kommt. Und die Sache mit der Annahme ist auch nicht zu vergessen: Gabriele von Arnim schrieb einmal: „Würde heißt annehmen, was einem abverlangt wird, ohne seine Haltung dabei zu verlieren."[11] Als ich das damals las, nickte ich stumm. Die letzten Jahre waren Jahre der Würde, denn ich habe mich immer neu dazu entschieden, Haltung zu wahren – weil ich empfangen habe, was kam, weil ich nicht mehr die Annahme vertrat, dass man innerlich und äußerlich gesund sein muss, um glücklich zu sein. Es gibt so viele Arten, zu leben. So viele Gelegenheiten, glücklich zu sein, auf Umwegen, und mit Haltung.
Mit der Geburt eines Babys beginnen die Würdejahre. Es braucht Zeit, das eigene Baby kennenzulernen, seine Sprache zu verstehen, auch aushalten zu können, dass es weint und nicht direkt zu wissen, was der Grund sein könnte. Mit einem Baby ist der Ist-Zustand ein stetiger Wandel, die Akzeptanz dessen ist der Schlüssel, um auch besorgt zufrieden zu sein.

So viele Gelegenheiten, glücklich zu sein, auf Umwegen, und mit Haltung.

ICH HALTE DICH … DOCH WER HÄLT MICH?

ALYSSA

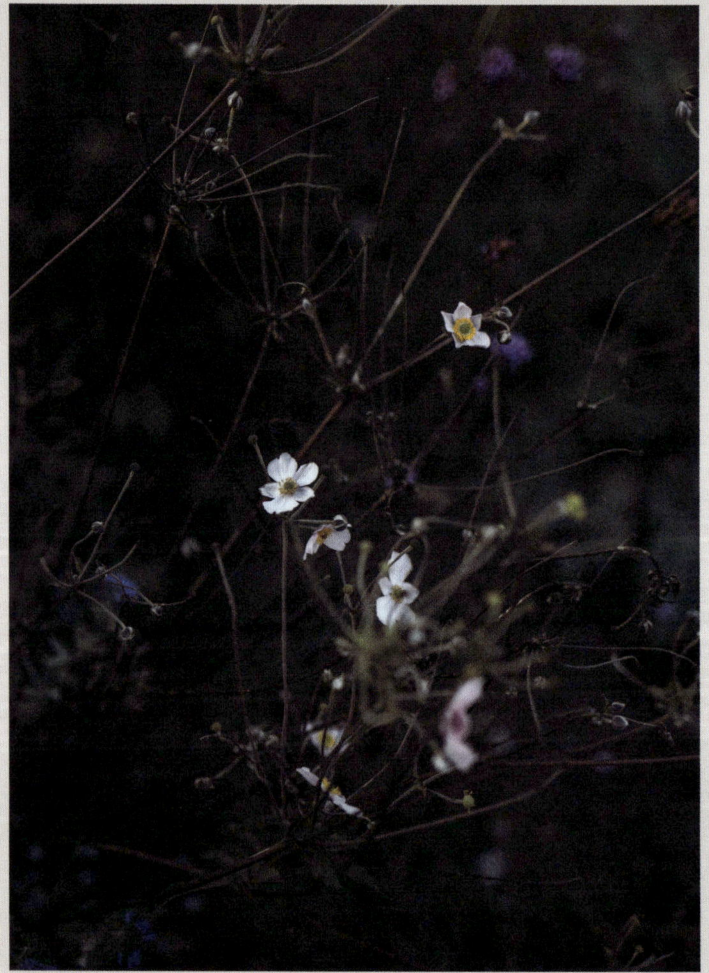

ICH HALTE DICH ... DOCH WER HÄLT MICH?

Mein Leib für dich gebrochen
Mein Leben hingegeben
Auch wenn die Zahlen später sagen
Es ist wie es mal war
Wird's immer Spuren davon geben

Alles, was ich kannte
Liegt in Scherben hinter mir
Der Mensch, der ich jetzt werd'
Muss sich erst finden und sortieren
Mein Körper voller Wunden
Ich werde wohl die Narben tragen
Die davon singen
Dass du lebst

Weil ich dich getragen hab'
Weil ich mich ausdehnen ließ
Dass du den Wohnraum in mir nimmst
Den dein zartes Wesen brauchte

Ich bin deine erste Heimat
Gezeichnet von den Streifen
Die ich später vielleicht stolz zeigen kann
Im Moment fällt mir das schwer

In mir warst du verborgen
Liegst nun in meinen Armen
Ich wollte es nicht anders
Und kann trotzdem kaum begreifen
Dass wir den Zustand teilen:
Schwach, bedürftig, arm

Von deinen Tränen wusste ich
Erwartet hab' ich meine nicht

Ich fühle mich so klein wie du
Allein, obwohl du auf mir liegst
Ich halte dich
... Doch wer hält mich?

DIE MUTTERSCHWERE LAST

SARAH

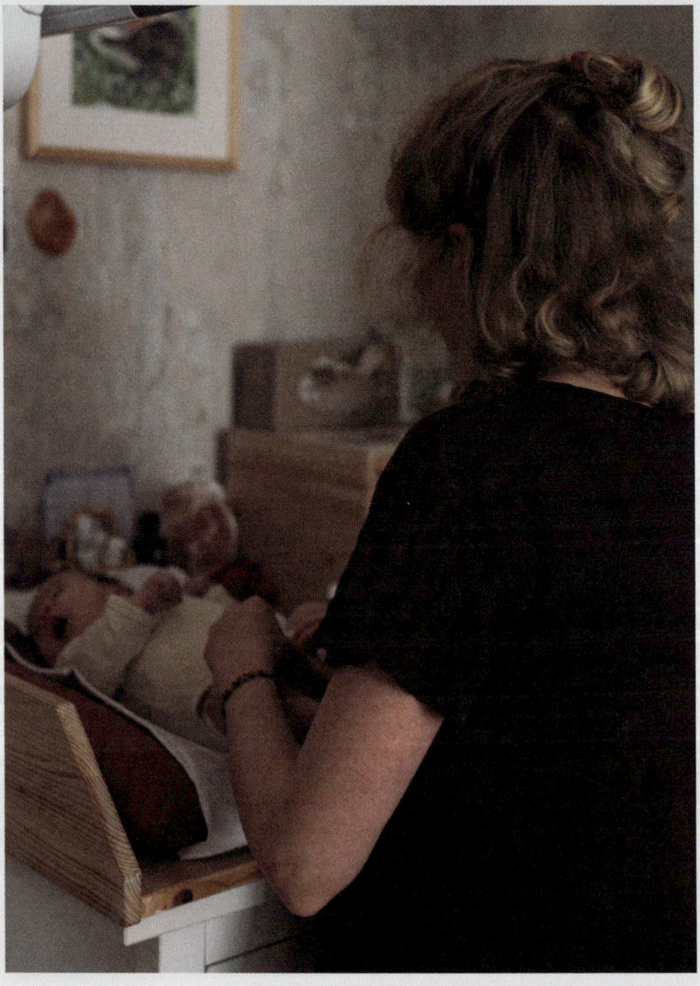

Manchmal ist diese Mutterschaft eine zentnerschwere Last. Sogar wenn Menschen mir Hilfe anbieten und mich entlasten wollen, mir die älteren Kinder zeitweise mit auf Ausflüge abnehmen oder für mich kochen wollen. Was meine Seele trägt, das kann mir gerade niemand abnehmen, denn damit fühle ich mich noch zu allein, als dass ich es mit jemandem teilen kann.

Es sind nicht nur die Sorgen um das Ungeborene, nicht nur die Gedanken um die Zukunft dieses kleinen Menschen in mir, die mich belasten. Es sind auch meine Fragen zu mir als Mutter, zu meinen Rollenbildern und zur Aufgabenverteilung, an mein Verständnis einer modernen Mutter und zur Realisierung dieser Vorstellung in meinem Umfeld. Es ist die innere Arbeit, mich an den Gedanken (wieder) Mutter zu werden zu gewöhnen, die ich mit zur Arbeit und mit durch den Alltag nehme. Die Frage, was ich weitermachen und lassen will oder muss, wenn das Baby da ist. Die Unsicherheit, ob es jetzt an der Zeit ist, schwach zu sein und um Hilfe zu bitten oder so stark zu sein, wie Mütter es besonders gut können (müssen).
Mein Leben verändert sich vor meinem inneren Auge und in dieser freien und vermeintlich selbstbestimmten Welt spüre ich die Verantwortung, gute Entscheidungen zu treffen. Und diese Last dieser Verantwortung lastet schwer auf mir und macht mich manchmal einsam. Da ist Scham, dass Mutterglück mich gar nicht ausschließlich glücklich macht. Darf man das überhaupt aussprechen, dass ich jetzt gerade nicht nur an mein Kind denke und ich nicht automatisch auf „Selbstlosigkeit" umgepolt bin, sondern auch um meine Freiheit trauere?

Darf man das überhaupt aussprechen, dass ich (...) auch um meine Freiheit trauere?

In meiner Einsamkeit liegt auch eine Wut. Eine Wut auf alle, die so tun, als würden gleichberechtigte Frauen immer gemeinsam mit ihren Männern schwanger sein. „Wir sind schwanger." Schöner Versuch, aber das Kind lebt in mir, verändert mich und schränkt mich ganz praktisch in meiner Bewegungsfreiheit, Ernährung und Lebensplanung ein. Ich habe nicht die Wahl, ohne mein Baby nach Feierabend – den es seit dem Baby kaum mehr gibt – ein Bier trinken zu gehen. Und ich habe auch nicht die Wahl, zu entscheiden, wie sehr ich mich in die Care-Arbeit einbringe. Die Erwartungen, die sich aus der Historie von Mutterschaft und denen der aktuellen Gesellschaft zusammensetzen und mein Verständnis von bedingungsloser Liebe ergeben, lassen mich nicht wählen. Alle anderen wählen frei und was überbleibt, das bleibt für mich. Ich kann auf Empathie, Gleichberechtigung und Aufgabenteilung bauen, aber im Zweifel bleibt die Last bei mir. Alle könnten gehen und ich würde bleiben. Denn ich wähle immer dich, mein Kind. Da kennt meine Liebe keine Freiheit, da wählt die Liebe immer dich. Und diese Last ist manchmal unerträglich.

HEILIGE HEIZDECKE

KATHARINA

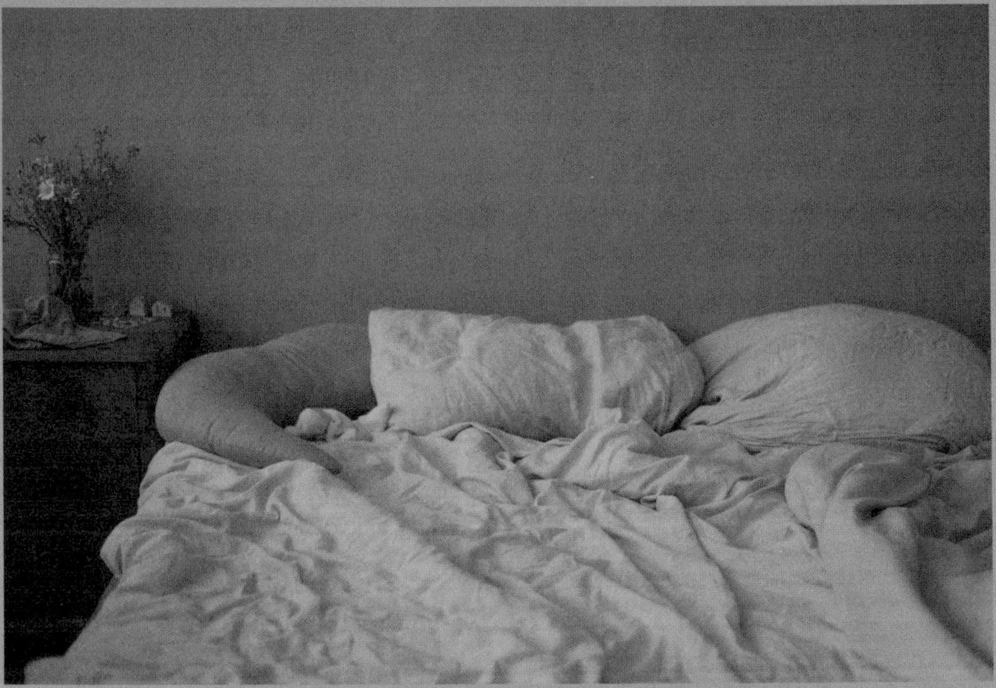

HEILIGE HEIZDECKE

Da ist es: Das Wochenbett. Die Geburt ist geschafft, das Baby in meinem Arm. Es scheint, als könnte ich aufatmen nach dieser Prüfung, auf die ich, wie ich nun weiß, weniger vorbereitet war als angenommen. Neben meinem Gefühl der Erleichterung und des Staunens über diesen kleinen Menschen empfinde ich jedoch noch etwas Weiteres. Es scheint nicht hier herzugehören, es scheint unpassend und falsch: Denn ich bin wütend. Sollte diese Wolke über mir nicht rosa sein? Doch sie ist gefüllt wie eine wütende Sprechblase in einem Comic, mit all ihren Ausrufe- und Fragezeichen.

Ich möchte gern selbst entscheiden, was ich genießen möchte und was nicht.

Ich bin wütend über den körperlichen Schmerz und dass ich ihn nicht, wie die anderen alltäglichen Aufgaben der Familie, mit meinem Mann teilen bzw. aufteilen konnte. Auch wenn Frauen sich immer mehr Rechte erkämpfen, eins wird immer bleiben: Wir Frauen tragen die Babys viele Monate in uns und wir sind es auch, die sie gebären – nicht die Männer.

Ich bin wütend darauf, wie rücksichtslos mit Müttern in der Gesellschaft umgegangen wird. Mit einem kleinen Baby im Arm wird mir das immer besonders bewusst. Und ich bin wütend über die wiederholte Aussage von außen, ich solle all das gerade genießen. Das tue ich, jedoch befindet sich neben dem Schönen auch viel Schmerzhaftes nach einer Geburt und ich möchte gern selbst entscheiden, was ich genießen möchte und was nicht. Leider habe ich wie viele Frauen gelernt, dass Wut eine schlechte Emotion ist. Dass es sich nicht schickt, so zu fühlen, schon gar nicht als Frau mit einem Neugeborenen im Arm.

Doch ich weiß inzwischen, dass Wut ein sehr wichtiges Gefühl ist – vor allem, wenn man sich rund um die Uhr um die Bedürfnisse eines anderen Menschen kümmert. Deswegen überprüfe ich, ob mir meine Wut gerade hilft, mich für meine Bedürfnisse einzusetzen oder ob es besser ist, durchzuatmen, um sie weiterziehen zu lassen. Dafür sortiere ich meine Gefühle in Emotionshügel. Ich stelle fest, dass der Haufen meiner Wut an manchen Stellen berechtigt ist. An anderer Stelle kann ich sie besänftigen, um nicht zu viel Kraft in Unnützes fließen zu lassen und aus der Wut wieder aufsteigen zu können.

Ich möchte mit meiner Wut keinen bedrohen, doch ich möchte aussprechen, was mich wütend macht. Ich merke beim Sortieren, dass meine Wut, seit ich Mutter bin, oftmals den Ausgangspunkt „Respekt“ hat. Ein Baby kann meine Grenzen nicht respektieren. Es weiß noch nicht einmal, wo sein Körper aufhört, und mein Körper anfängt. Es denkt sogar eine erstaunlich lange Zeit, dass meine Brust seine wäre.

Erwachsene Menschen wissen das jedoch sehr wohl. Die Menschen, die Frauen in

Krankenhäusern beim Gebären unterstützen sollten, anstatt sie zu beschämen. Oder der Besuch, der frischgebackene Mütter stresst, mit seinem drängelnden Wunsch, das Baby so schnell wie möglich kennenlernen zu wollen, obwohl sich die Mutter noch nicht einmal traut, auf die Toilette zu gehen.
Alles weich, zart, ungewohnt. Ganz durcheinander fühlt es sich in ihr an. Sitzt denn alles am richtigen Platz? Möchte sie sich der Welt schon zeigen, mit ihrem ungewaschenen Haar, den vor Muttermilch tropfenden Brüsten und dem dringenden Wunsch nach Schlaf und Stille?

Gott sieht liebevoll jede einzelne Frau.

Wir Frauen sind wunderbar, wir erschaffen Unglaubliches: Leben, echtes Leben, in unseren Körpern. Dieser Vorgang ist heilig und beinhaltet Opfer, jedoch bedeutet das Betreten dieser Welt nicht, dass wir uns jetzt ausschließlich nur noch um andere kümmern.
Gott sieht liebevoll jede einzelne Frau: die Frau mit dem Kaiserschnitt, die, bei der das Stillen unendlich qualvoll ist und die sich nicht traut abzustillen, weil sie Angst hat, dann versagt zu haben. Er sieht die Frau, bei der das Kind nicht geplant war und deren Boden gerade wackelt. Ebenso die mit dem Baby auf dem Arm, das sich durch nichts beruhigen lässt. Er sitzt in den Nächten, in denen das Baby jede Stunde beruhigt werden will, auf der Bettkante. Er ist da, er sieht jede einzelne Mutter und er verurteilt sie nicht. Er möchte, dass wir uns als genug empfinden, mit unseren Entscheidungen, mit unserer Art, Mutterschaft zu leben. Er sitzt dort und sagt: „Sei nicht so barsch mit dir. Du genügst! Du darfst deine Stimme erheben, wenn dir alles zu viel wird. Du musst dich nicht göttlich verhalten, das mache ich schon. Du darfst für deine und somit auch für die Bedürfnisse deines Kindes einstehen." Gott bettet unsere Bedürfnisse zärtlich auf eine Heizdecke und erklärt ihnen behutsam, dass sie sich melden dürfen, damit unsere Körper und unser Geist heilen können.

Geduldig bin ich mit mir, schaue auf mein Baby und wiege uns beide für einen Moment. Und dann, in der Nacht, wenn alles still wird, spüre ich die Hand Gottes auf meiner Schulter, still läuft eine Träne über meine Wange, ich nicke, ich weiß, dass ich eine sehr wichtige Aufgabe habe: Ich schütze Leben, sorge dafür, dass es sich in meiner Obhut entwickeln darf. Ich bin genug.

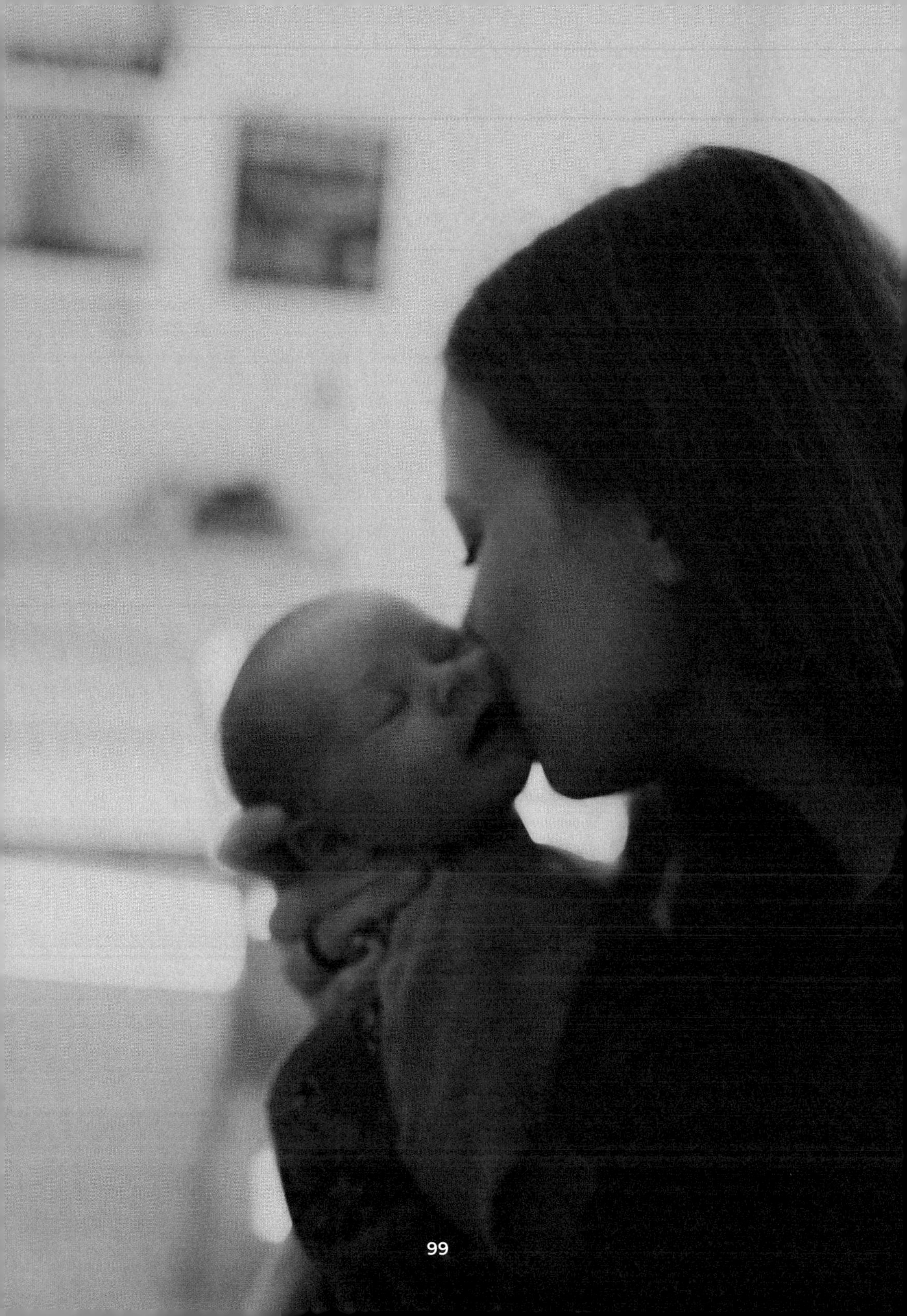

UNTER STROM

ALYSSA

UNTER STROM

Es heißt: „Behüte dein Herz“
Und ich gebe mein Bestes
Aber ein Teil davon schlägt
Im Körper eines anderen

Alles dreht sich nur noch darum
Das zärtliche Wesen stets zu hüten

Jede Minute Schlaf wird notiert
Wann und auf welcher Seite das Baby trinkt
Ich kontrolliere grundlos das Gewicht
In meinem Tunnelblick
Gibt es nur noch ihn

Kommt ein Schrei aus dem Kinderwagen
Ist meine Milch direkt am Laufen
Selbst wenn mein Mann sich kümmert
Stehe ich sofort daneben

Zur Sicherheit oder zum Überprüfen
Ganz genau kann ich es nicht sagen

Ich dürfte eine Pause haben
Nur fällt es mir schwer, runterzukommen
Alle meine Haare stehen zu Berge
Als wollten sie spüren, was mein Kind fühlt
Egal ob Tag oder Nacht
Es raubt mir den Schlaf

Selbst in der Mucksmäuschenstille
Höre ich Phantomschreie
Sie verhöhnen mich:
Ich kann mir keine Ruhe leisten
Ich bin unter Strom
Ganz und gar auf mein Baby fixiert

Und wenn ich mit jemandem
Darüber spreche
Heißt es: Ich mache mir einfach
Zu viele Gedanken
Dabei schreit mich der Gesichtsausdruck
meines Gegenübers an
Ich sehe jedes Zucken
Nehme alle Nuancen wahr
Ich schnappe alles auf
Und nehme es mir gleich zu Herzen

Bin ich die Einzige
Die so über das Kind wacht?
Wie kann es sein, dass es zu beschützen
Etwas ist, was mich krank macht?

Hat die Uhr schon immer so laut getickt?
Warum werde ich von
Jeder Kleinigkeit erschreckt?
War ein Baby am Leben zu halten
Schon immer so eine gewaltige Leistung?

NOTWENDIGES CHAOS

SARAH

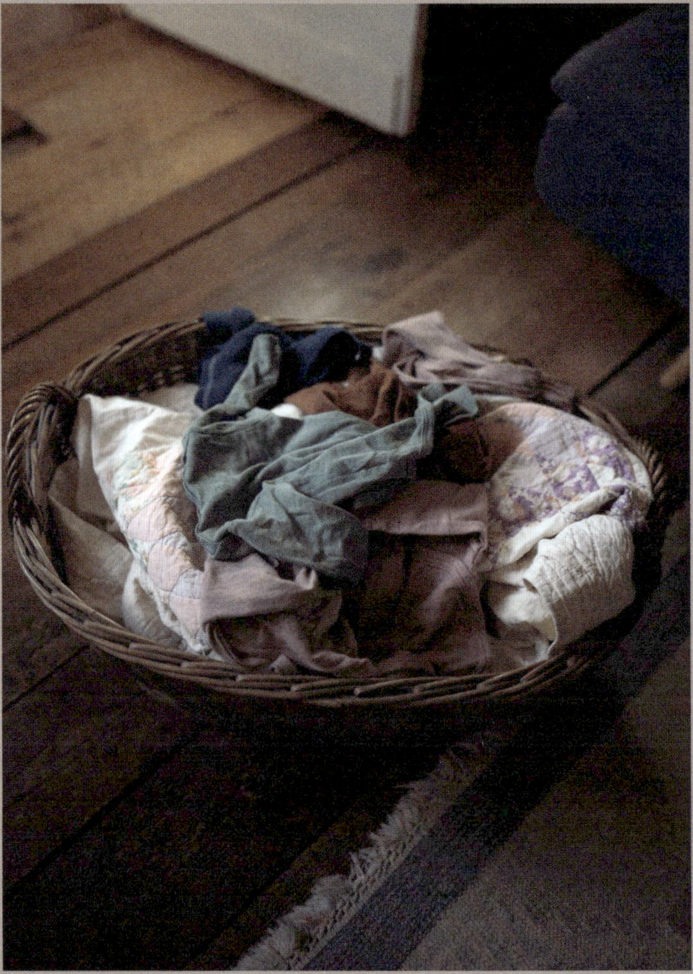

In meinem Inneren ist Chaos. Es ist, als wäre meine Welt ein Puzzle, das nun plötzlich mehr Teile hat als zuvor und einmal komplett auseinandergenommen wird, damit es neu wieder zusammengesetzt werden kann. Meine Hebamme sagte einmal, es brauche sechs Monate, bis sich eine Familie – egal welcher Größe – nach einer Geburt wieder neu findet. Bis alle wieder sicher an ihrem (neuen) Platz sind. Ob es wirklich sechs Monate dauert, weiß ich nicht. Aber es dauert. Mindestens Wochen.

Man nennt es Rückbildung, doch eigentlich entwickelt er sich weiter.

Es passiert jetzt. Jetzt, hier, direkt nach der Geburt, wo ich mir eigentlich Ordnung und Sicherheit wünsche, weil auch ich auseinandergebaut bin. Weil mein Körper verletzlicher als sonst ist und sich neu formt. Man nennt es Rückbildung, doch eigentlich entwickelt er sich weiter – er transformiert sich zu einer neuen Phase für das Leben mit diesem Kind, für unsere Zukunft. Nichts geht zurück. Weder in der Familie, noch in meinem Körper ist das Ziel, dass alles wieder wird wie vorher. Es wird alles neu.

Dieser Prozess fühlt sich unsicher an. Am liebsten würde ich deshalb Dinge tun, die mir das Gefühl von Sicherheit geben. Zum Beispiel Aufräumen, Putzen, Ordnung schaffen, Dinge erledigen, mich beschäftigen. Gerade jetzt bin ich besonders sensibel für herumliegende Wäsche, Krümel oder schmutzige Waschbecken. Und gerade jetzt gibt es davon besonders viel – denn das Chaos zieht mit jedem Tag, den ich im Bett verbringe, weitere Kreise.

Tohuwabohu ist das hebräische Wort für diesen Zustand. Es fällt das erste Mal in der Geschichte der Schöpfung: „Und die Erde war wüst und leer" (1. Mose 1,2 LUT).[12] Gott mitten im Chaos, alles war durcheinander und nichts hatte einen Platz und doch „schwebte Gottes Geist auf dem Wasser" (ebd.). Im Chaos ist Gott nicht abwesend, sondern seine Gegenwart ist allgegenwärtig. Er schämt sich nicht für das Unfertige, die Dinge im Prozess, die Krümel auf dem Boden und die Haare im Waschbecken. Er ist da. Seine Gegenwart schwebt über dem Chaos. Auch über deinem. Spürst du sie?

Das Chaos war nicht zufällig. Es war der notwendige Ausgangspunkt, um Neues zu schaffen. Für Gutes, für die Zukunft. Es ist also nichts Falsches daran, wenn bei dir gerade Chaos herrscht. So wie es ist, ist es normal zu dieser Zeit. Und notwendig. So wie es vorher war, passt es jetzt nicht mehr, denn die Welt hat einen neuen Menschen. Und Gott ist da. Deshalb kannst du die Krümel liegen lassen, denn du bist gerade live dabei, wenn Gott aus Chaos Zukunft macht.

ES IST NORMAL, ...

KATHARINA

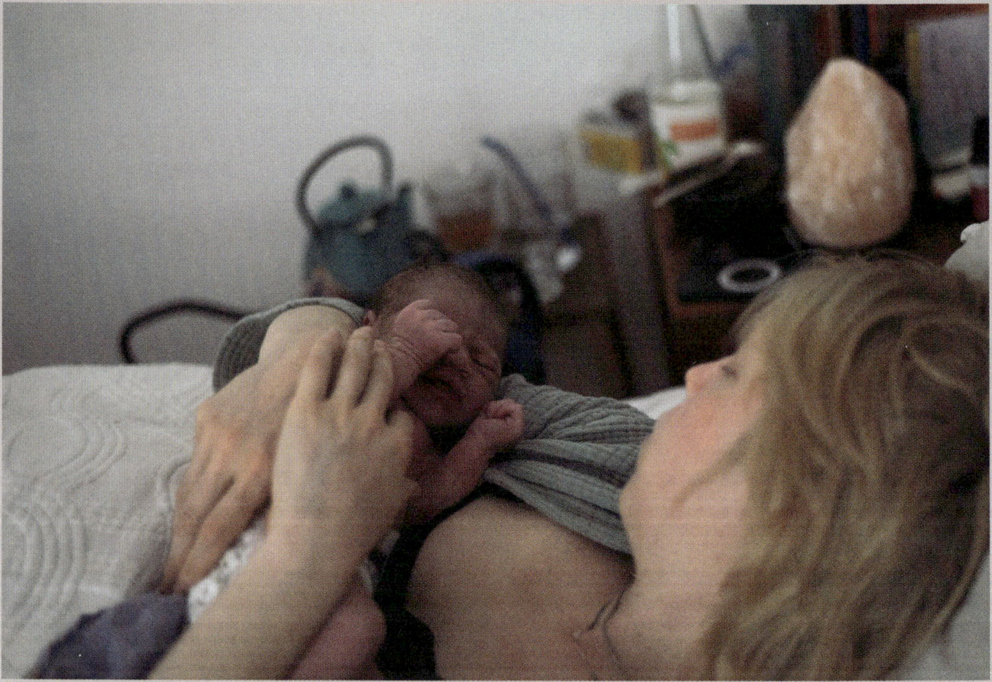

ES IST NORMAL, …

… dass du im Wochenbett ständig weinen musst.

… dass du dich überfordert fühlst.

… dass du dich überfahren oder vielleicht sogar von den Bedürfnissen deines Babys überfallen fühlst.

… dass dir dein Körper fremd, weich und ohne Halt vorkommt.

… dass du unendlich erschöpft bist, von der Geburt, von dem Milcheinschuss, den zerflückten Nächten.

… dass du keinen Rhythmus findest.

… dass du gerne mal allein wärst, dich overtouched fühlst.

… dass du Angst vor dem nächsten Tag und seinen Herausforderungen hast.

… dass du schreien möchtest (vor Freude oder vor Wut).

… dass du dich allein fühlst.

… dass du nach deinem alten Ich suchst.

… dass du es auch als Mutter oft nicht genau weißt.

… wenn du dich fragst, ob es erlaubt ist, dass du nach der Geburt einfach so mit einem kleinen Menschen nach Hause geschickt wirst.

… dass du voller Energie und im nächsten Moment gereizt und müde bist.

Alle Mütter im Wochenbett kennen diese Gefühle nur zu gut. Du bist nicht allein. Verlange in diesen Tagen nicht zu viel von dir, lass dich bekochen, iss gut, liege viel herum und riech an dem Kopf deines Babys. Sei müde, guck dir Serien an, schnupper im Internet schon einmal, ob es Krabbelgruppen, Babymassage o. Ä. gibt, trink ausreichend, sprich mit einer vertrauten Person, lass dich von ihr umarmen, trau dich, auf die Toilette zu gehen, nimm dir Zeit dafür in den ersten Tagen und lobe dich mindestens einmal am Tag selbst. Du bist eine Königin.

Lobe dich mindestens einmal am Tag selbst. Du bist eine Königin.

INTERVIEWS
KATHARINA

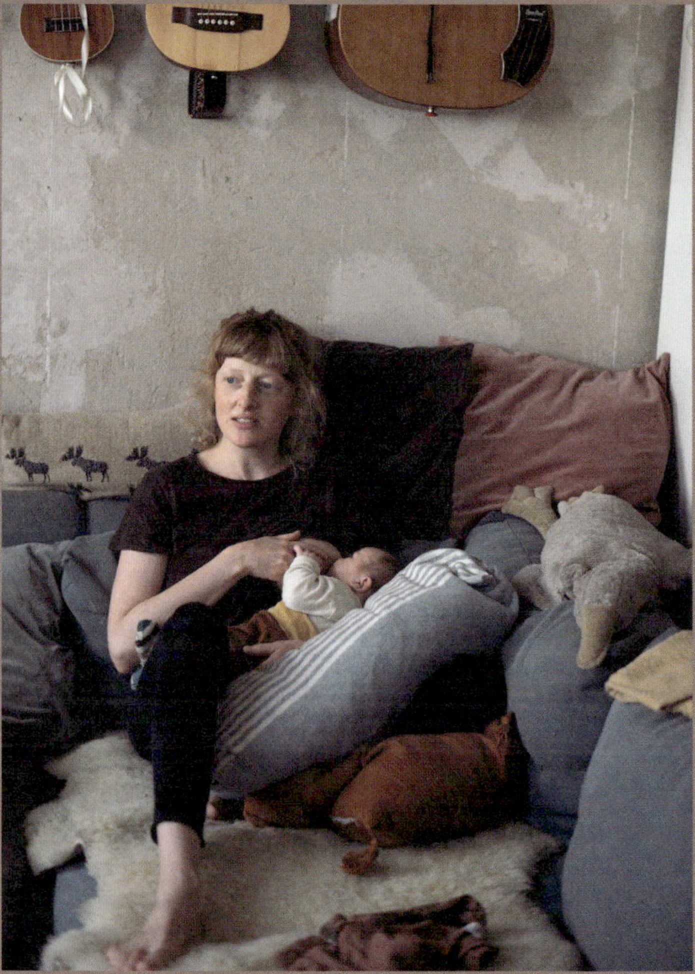

Alter 31 Jahre
1 Kind, 9 Monate alt

Was hättest du gern vor der Geburt deines ersten Kindes gewusst?
Bevor mein Baby geboren wurde, hätte ich gerne gewusst, dass die Dinge dauern dürfen und dass Mama zu werden bedeutet, viel zu lernen. Wie Stillen geht, zum Beispiel. Und dass das gar nicht so intuitiv, schön und leicht ist, wie es in der Werbung, in Büchern und beim flüchtigen Blick auf stillende Frauen immer aussieht. Ich hätte andere Bilder gebraucht, dazu echte und ehrliche Erzählungen, wie herausfordernd sich Stillen besonders am Anfang anfühlen kann.

Ich hätte gerne gewusst, dass es durchaus eine Technik gibt, die erst zu lernen ist, und dass es kein Versagen oder gar ein Zeichen dafür ist, dass ich eine schlechte Mutter bin, wenn ich dafür Zeit brauche und Hilfestellung. Und dass auch mein Baby Zeit dafür braucht und es dauern kann, bis wir zu einem Stillteam werden.

Ich hätte gerne gewusst, dass Brustwarzen wund werden können, aber nicht dauerhaft weh tun sollten und was ich machen muss, um das zu verhindern.

Ich hätte gerne gewusst, dass das Stillen in den ersten Wochen ganze Tage und Nächte einnehmen kann und dass es hungrig macht, müde und mürbe.

Ich hätte mehr Unterstützung gebraucht, von einer Hebamme oder Stillberaterin, die sich Zeit nimmt und richtig hinschaut, die mir verschiedene Stillpositionen zeigt, sodass ich herausfinden kann, was für mich und mein Baby am besten funktioniert.

Ich hätte gerne gewusst, wie emotional Stillen sich für mich anfühlen würde, mit welch großen Gefühlen von Verantwortung und Versorgung es verbunden ist und wie schwierig es daher sein würde, zu sagen: „Nein, ich stille nicht."

Ich hätte gerne gewusst, dass es tatsächlich eines Tages leichter werden würde. Und irgendwann intuitiv. Und dann sogar schön. Aber dass das Zeit und Übung brauchen darf und ich auch schon auf dem Weg dahin die beste Mama für mein Kind bin.

Zudem hätte ich gerne gewusst, dass es dauern kann, in die neue Rolle hineinzufinden, und dass es kein Zeichen von schlechter Mutterschaft ist, überfordert zu sein, übermüdet und unsicher. Am Anfang ist alles so neu. Vor allem auch dieses Baby, das ich zwar schon eine ganze Schwangerschaft über ganz nah bei mir hatte und das doch auf dieser Welt erst ankommen muss. Und ich mit ihm. Als seine Mama. Die einzige, die es hat. Was für eine Verantwortung!

Ich hätte gerne gewusst, dass die Dinge dauern dürfen. Dass Sicherheit, Vertrauen und Routinen sich erst entwickeln, dass die Liebe zum eigenen Kind wachsen darf– und dass sie das wirklich tut. Jeden Tag ein bisschen mehr und mehr.

Ich hätte gern gewusst, dass dieses Kind dann irgendwann nicht mehr ein Kind ist, sondern mein Kind. Heute weiß ich das.

Womit fühlst du dich oder hast du dich während des ersten Babyjahres allein gefühlt?
Manche Tage im ersten Babyjahr fühlen sich unglaublich lang an. Und obwohl die ganze Zeit etwas zu tun ist, ich nie allein bin, gibt es da doch auch manchmal Gefühle wie Langeweile und Einsamkeit. Weil so vieles so gleichförmig ist und mein Kind mich zwar rund um die Uhr braucht, aber zumindest in den ersten Monaten kein wirkliches Gegenüber für mich darstellt, mit dem ich mich unterhalten oder etwas unternehmen könnte, das mich auch intellektuell fordert.

Dankbar bin ich daher sehr für geteilten Alltag mit Freundinnen, meinem Partner, anderen Mamas und ihren Kindern – und für ein paar kleine Auszeiten, mal nur für mich allein.

Welche Ratschläge haben dir während der Schwangerschaft und im Wochenbett geholfen und dich damit entlastet?
Ein Satz, der mich schon lange begleitet, und der auch während der Schwangerschaft und in der ersten Zeit mit meinem Baby von Bedeutung war, ist: „Auch das wird vorübergehen." Vielleicht eine feinere Übersetzung von „Alles nur eine Phase".

„Auch das wird vorübergehen", hat mich manchmal durchhalten und manchmal mehr genießen lassen. Denn dieser Satz lässt sich auf das Schwere und das Schöne gleichermaßen beziehen. Wenn etwas herausfordernd war, hat mich dieser Satz gelassener, geduldiger und zuversichtlicher gemacht. Und wenn etwas besonders schön war, habe ich versucht, achtsamer dafür zu sein. Denn auch das Schöne wird vorübergehen. Aber jetzt ist eben jetzt. Und jetzt gerade ist es einfach schön.

PS: Noch ein echt guter und vor allem praktischer Ratschlag, den mir mein Freund Hannes, mit Papa-Vorsprung, gab: „Geh' nicht aufs Klo, wenn du musst, sondern wenn du kannst. Wer weiß, wann sich das nächste Mal die Gelegenheit dazu ergibt."

Anonym

Was hättest du gern vor der Geburt deines ersten Kindes gewusst?
Ich hätte mich im Vorfeld mehr mit dem Thema „Kaiserschnitt" oder „sekundäre Kaiserschnitte" auseinandersetzen sollen. Es war ein Thema in unserem Geburtsvorbereitungskurs und trotzdem habe ich es für mich nicht als einen möglichen Geburtsmodus wahrgenommen, wodurch die Geburt für mich traumatische Züge hatte.

Womit fühlst du dich oder hast du dich während des ersten Babyjahres allein gefühlt?
Als stillende Frau bist du mit vielem allein: Clusterphase, ins Bett bringen, diffuse Ängste, körperliche Reaktionen auf das Weinen des Babys. Zudem bist du mit dem Alltag allein, wenn die zweite Bindungsperson wieder arbeiten geht. Ich fühlte mich durchgehend fremdgesteuert.

Welche Ratschläge haben dir während der Schwangerschaft und im Wochenbett geholfen und dich damit entlastet?
Es ist immer etwas kryptisch, aber der Satz, dass das alles nur Phasen sind und diese vorbeigehen. Vor allem hat es mir geholfen, zu verstehen, dass nicht alle Babys gleich sind, dass jedes Baby die Entwicklungsphasen unterschiedlich stressig wahrnimmt, und zu wissen, dass Streitereien in solch einer stressigen Zeit in der Partnerschaft normal sind. Es tat auch gut, eine enge Freundin zu haben, die ein Baby mit ähnlichen Bedürfnissen hat.

Alter: 38
3 Kinder, 4 Jahre, 7 Jahre und 10 Jahre alt

Was hättest du gern vor der Geburt deines ersten Kindes gewusst?
Ich hätte gern im Vorfeld einen Einblick gehabt, wie anstrengend Besuch im Wochenbett sein kann. Nicht nur, dass man den Besuch bespaßen und bewirten muss, auch, dass man die ganze Zeit Stress hat, weil man sein Neugeborenes nicht aus den Händen geben möchte. Die gemeinsame Zeit in den ersten Wochen ist unbezahlbar und unwiederbringlich.

Womit fühlst du dich oder hast dich während des erten Babyjahres allein gefühlt?
Ich hätte mir Hilfe bei der Kitaplatzsuche gewünscht. In Berlin-Mitte war es schwer, einen Kitaplatz zu finden. Im ersten Babyjahr habe ich mich bei 47 Kitas gemeldet, teilweise jede Woche, damit ich die Chance auf einen Platz habe. Das erste Jahr fühlte sich somit überschattet an von der Ungewissheit, keinen Kitaplatz zu bekommen.

Welche Ratschläge haben dir während der Schwangerschaft und im Wochenbett geholfen und dich damit entlastet?
Der regelmäßige Besuch in verschiedenen Babykursen und der Austausch und Ratschläge unter gleichgesinnten Eltern haben mich in so manchen Situationen gerettet.

Alter: 35 Jahre
2 Kinder, 4 Jahre und 7 Jahre alt

Was hättest du gern vor der Geburt deines ersten Kindes gewusst?
Dass ich verändert aus den Geburten hervorgehen werde, dass es mein altes Ich nicht mehr geben wird, so wie es auch meinen vorherigen Körper nicht mehr geben wird. Dass das Stillen von Mutter und Kind erlernt werden muss, und es Zeit braucht, bis sich alles gut eingespielt hat.

Womit fühlst du dich oder hast du dich während des ersten Babyjahres allein gefühlt?
Ich habe mich mit allem rund um das Stillen allein gelassen gefühlt. Das war ein langes und schwieriges Thema für mich.

Welche Ratschläge haben dir während der Schwangerschaft und im Wochenbett geholfen und dich damit entlastet?
Meine Mama und meine großen Schwestern haben mir mit ihren Erfahrungen sehr geholfen. Auch meine „Muddi-Gruppe", das war eine Gruppe, die sich nach dem Geburtsvorbereitungskurs gefunden hat. Durch sie habe ich mich weniger allein gefühlt. Der Austausch mit Gleichgesinnten hat mich immer aufgebaut. Zu wissen, allen geht es ähnlich, jeder hat seine Themen und muss sich in der neuen Rolle als Mutter erst einmal finden.

Alter: 32 Jahre
3 Kinder, 1 Jahr, 6 Jahre und 8 Jahre alt

Was hättest du gern vor der Geburt deines ersten Kindes gewusst?
Dass sich mein komplettes Leben verändern wird. Es kommt nicht nur ein Mensch in dein Leben, sondern du verlierst auch einen gewissen Teil von dir selbst. „Selbstbestimmung vs. Fremdbestimmung" ist immer noch ein Thema, das mich im Alltag begleitet.

Womit fühlst du dich oder hast du dich während des ersten Babyjahres allein gefühlt?
Mit meinen neuen Gefühlen, nachdem ich Mutter geworden bin. Ich hätte gern jemanden gehabt, der mir beim Ordnen meiner Gefühle geholfen und mir gezeigt hätte, wie ich damit gut umgehen kann.

Welche Ratschläge haben dir während der Schwangerschaft und im Wochenbett geholfen und dich damit entlastet?
Der Glaubenssatz „Es ist alles nur eine Phase", hat mir geholfen. Das erste Wochenbett war definitiv das Herausforderndste. Ich war jung und hatte nicht einmal meine Mama an meiner Seite. Aber es war tatsächlich alles nur eine Phase, die auch wieder vorbeiging. Im Nachhinein würde ich sagen, dass ich über mich selbst hinausgewachsen bin.

Alter: 29
1 Kind, 1 Jahr alt

Was hättest du gern vor der Geburt deines ersten Kindes gewusst?
Ich hätte gern gewusst, dass es total in Ordnung ist, traurig zu sein und sein altes Leben zu vermissen.
Zudem hätte ich gern gewusst, dass man nicht alles richtigmachen kann und es deshalb auch keinen Grund gibt, sich schlecht zu fühlen.

Womit fühlst du dich oder hast du dich während des ersten Babyjahres allein gefühlt?
Ich hätte am liebsten Hilfe im Haushalt gehabt, denn es ist ein großer Unterschied, ob man diesen mit oder ohne Baby auf dem Arm führt. Und ich hätte mehr Zeit für mich gebraucht. Ein bis zwei Stunden in der Woche hätten schon als Entlastung ausgereicht.

Welche Ratschläge haben dir während der Schwangerschaft und im Wochenbett geholfen und dich damit entlastet?
Ich habe während meiner Schwangerschaft von meinen Freundinnen und meiner Familie nur Horrorgeschichten über die Geburt gehört. Das war nicht schön, weil es mir Angst gemacht hat. Eine Stütze war nur der Vorbereitungskurs.

Alter: 32 Jahre
2 Kinder, 4 Jahre und 10 Monate alt

Was hättest du gern vor der Geburt deines ersten Kindes gewusst?
Ich hätte gern gewusst, dass sich alles verändert und es kein Zurück mehr gibt. Diese Tatsache war für mich am Anfang heftig zu verkraften. Man ist nie wieder allein (so fühlt es sich zumindest erst einmal an). Natürlich ändert sich das, aber gerade die ersten Wochen waren heftig. Dazu kam bei mir der Babyblues. Davon erzählt einem vorher auch keiner. Ich habe nach der Geburt nicht direkt die große Liebe zu meinem Baby verspürt und saß auf keiner rosaroten Wolke. Das fühlte sich falsch an, weil einem das immer suggeriert wird. Inzwischen weiß ich, dass auch negative Gefühle ganz normal sind und dass die Liebe zu dem eigenen Baby nach und nach wachsen darf.

Womit fühlst du dich oder hast du dich während des ersten Babyjahres allein gefühlt?
Ich habe mein erstes Baby in der Corona-Pandemie bekommen und es gab somit keinerlei Angebote für junge Mütter und ihre Babys.
Daher habe ich mich nicht nur allein gefühlt, sondern ich war auch tatsächlich allein. Ein Austausch mit anderen Müttern hätte mir sehr geholfen, zum Beispiel über die Themen „Babyschlaf" und „Stillen".

Welche Ratschläge haben dir während der Schwangerschaft und im Wochenbett geholfen und dich damit entlastet?
Tipps bei Milchstau und Brustentzündungen.

Alter: 47 Jahre
2 Kinder, 22 Jahre und 15 Jahre alt

Was hättest du gern vor der Geburt deines ersten Kindes gewusst?
Es wäre für mich gut gewesen, vorher zu wissen, dass ich die, die ich einmal war, im Kreißsaal lasse. Auch hätte ich gern gewusst, dass man nicht unbedingt nach der Geburt vor Glück weint, sondern Sorgen und Ängste die neue Lebenssituation überschatten. Auch hätte ich gern gewusst, dass man sich unsicher, allein und traurig fühlen kann, bis hin zu dem Gefühl, sich unfähig und antriebslos zu fühlen.

Womit fühlst du dich oder hast du dich während des ersten Babyjahres allein gefühlt?
Ich habe mich mit der permanenten Müdigkeit allein gefühlt und mit dem überfordernden Gefühl, nichts mehr zu Ende bringen zu können. Mit alltäglichen Dingen, wie Kochen, Einkaufen, mich an zeitgebundene Verabredungen zu halten.

Welche Ratschläge haben dir während der Schwangerschaft und im Wochenbett geholfen und dich damit entlastet?
Der Ratschlag, in meinen Rhythmus zu leben (und in dem Rhythmus des Babys, aber ohne den stressigen Einfluss von außen), hat mir geholfen. Mich nicht von Dritten unter Druck setzen zu lassen, unwesentliche Dinge einfach sein zu lassen und sich nicht zu scheuen, um Hilfe zu bitten. Schlafen und ausruhen, wann immer es geht. Sich nicht zu scheuen, sich regelmäßig Auszeiten zu nehmen und sich etwas Gutes tun.

Alter 61 Jahre
2 Kinder, 30 Jahre, 28 Jahre alt

Was hättest du gern vor der Geburt deines ersten Kindes gewusst?
Wie ich mich gegenüber der Familie abgrenzen kann, wenn alle nach 36 Stunden Geburtsstress mein Baby auf dem Arm haben wollen, es küssen und streicheln.

Womit fühlst du dich oder hast du dich während des ersten Babyjahres allein gefühlt?
Zu meiner Zeit gab es nur den Austausch mit meinen Eltern, die 700 km entfernt gewohnt haben, oder dem direkten Bekanntenkreis.

Ich fühlte mich oft allein mit meinen Erziehungsfragen wie Beikosteinführung und Schlafritual. Es gab kein Familienzentrum mit Krabbelgruppen zum Austausch.

Welche Ratschläge haben dir während der Schwangerschaft und im Wochenbett geholfen und dich damit entlastet?
Mir haben Ratschläge von Freundinnen geholfen, die sich in einer ähnlichen Situation befanden. Auf keinen Fall die Ratschläge von der Generation vor mir.

Alter: 35 Jahre
1 Kind, 2 Jahre alt

Was hättest du gern vor der Geburt deines ersten Kindes gewusst?
Dass das Leben mit einem Baby nie perfekt sein wird, so wie das leider von vielen dargestellt wird. Es wird Nächte geben, in denen man weinen wird und wirklich alles infrage stellt. Mir hätte es geholfen, zu wissen, dass es Zeit braucht, um sich selbst neu zu finden.

Womit fühlst du dich oder hast du dich während des ersten Babyjahres allein gefühlt?
Ich habe mich mit der vielen Zeit, mit der man mit einem Baby zusammen ist, allein gelassen gefühlt. Unser Sohn ist immer um 4 Uhr aufgestanden, womit der Tag sehr lang war, bis mein Mann um 16 Uhr von der Arbeit gekommen ist. Ein Baby und dann Kleinkind, was noch nicht viel kann, so lange zu beschäftigen, ist sehr anstrengend. Da bei mir alle arbeiten mussten, konnte ich vormittags auch niemanden besuchen, um die Zeit gefühlt ein wenig zu verkürzen.

Welche Ratschläge haben dir während der Schwangerschaft und im Wochenbett geholfen und dich damit entlastet?
Ich hatte glücklicherweise eine schöne Schwangerschaft und ein entspanntes Wochenbett, weswegen ich kaum Ratschläge brauchte.

Alter: 38 Jahre
2 Kinder, 7 Jahre und 3 Jahre alt

Was hättest du gern vor der Geburt deines ersten Kindes gewusst?
Ich hätte vorher wissen wollen, dass ich meinen Körper, so wie er vor den Geburten war, nie wiederbekommen werde. Ebenso hätte ich gern gewusst, dass ich sehr überfordert sein werde und dass es Babys gibt, die auch weinen, wenn alle Bedürfnisse befriedigt worden sind und man alles „richtig" gemacht hat.

Ich hätte auch gern offener mit anderen Müttern über die Geburt gesprochen, dass es nämlich eine krasse, wenn auch wundervolle Sache ist, und es deswegen gut ist, wenn man sich darauf vorbereitet. Meine Geburtshaus-Bubble war sehr rosarot. Das entsprach nicht meiner Geburtserfahrung mit dem ersten Kind. Bei meiner zweiten Geburt wusste ich dann, was mich erwartet, und ich konnte mich gut auf den körperlichen Ausnahmezustand vorbereiten. Es war eine tolle, spontane Geburt zu Hause.

Womit fühlst du dich oder hast du dich während des ersten Babyjahres allein gefühlt?
Ich war überfordert mit einem Baby, das „ohne Grund" untröstlich weint. In den ersten Monaten habe ich nichts gemacht, weil meinem Sohn alles zu viel war. Und es reichte nicht, dass ich einfach nur da war. Das hat mich hilflos gemacht.

Bei der Organisation mit einem Baby und einem Kleinkind habe ich mich allein gefühlt. Ich hätte gern Tipps bekommen, wie ich mit zwei unzufriedenen Kindern Auto fahre, den Großen aus der Kita hole, obwohl das Baby schläft, einkaufen gehe, überhaupt den Alltag koordiniere.

Welche Ratschläge haben dir während der Schwangerschaft und im Wochenbett geholfen und dich damit entlastet?
Der Tipp, dass ein Geburtshaus ein guter Ort zum Entbinden ist. Auch wenn ich bei der ersten Geburt überrascht und überfordert von dem körperlichen Ausnahmezustand war, hat alles gut geklappt, durch die achtsame, selbstbestimmte Umgebung. Niemand im Geburtshaus war schroff oder übergriffig.

Bei der zweiten Geburt habe ich Tipps für eine „friedliche Geburt" in Form von Atemübungen und dem möglichen „meditativen Zustand" während einer Geburt bekommen. Mich selbst unter der Geburt regulieren zu können, hat mich sicher gemacht.

ORT DES FRIEDENS

ALYSSA

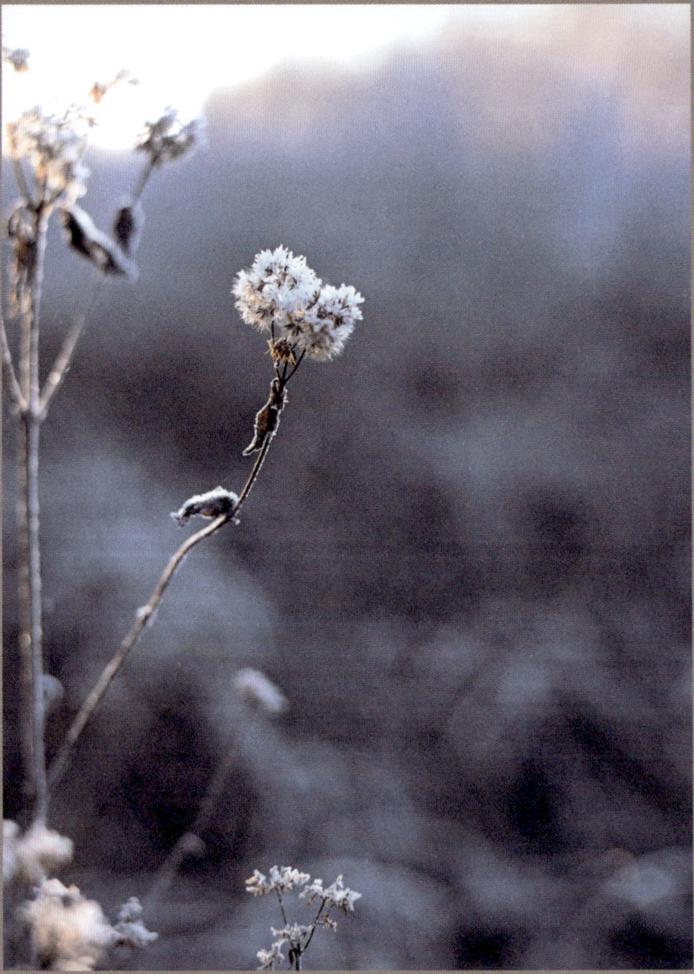

ORT DES FRIEDENS

Du sagst: „Versagen“
Ich sage: „Heldin“
Du sagst: „Aufgeben“
Ich sage: „Entscheiden, dass es dir
Und deinem Baby gut geht“

Du wolltest die Mutter sein
Die stolz stillt in der Öffentlichkeit
Du hast dich auf eine neue Welt vorbereitet
Hast Online-Kurse gemacht
Andere Mütter ausgefragt
Dich fortgebildet
Du hast dich gefasst gefühlt auf das,
Was kommen mag

Leider war euer Start nicht so wie erwartet
Vieles lief nicht nach Plan

Du hast umgeschwenkt
Weil du musstest
Du hast nicht „alles falsch“ gemacht
Es hat nichts zu tun mit „keine Lust“
Der Weg, den ihr geht
Ist kein bisschen leichter

Dazu kommt der Erwartungsdruck
Und die große Angst
Stimmen sagen:
„Einfach nur dranbleiben
Irgendwann wird's“
Sehen sie nicht, dass du schon alles gibst?

Wie viele Dinkelgetränke
Sollst du noch trinken?

Wie viele Male in der Nacht
Zum Abpumpen aufstehen?
Wie viele Tränen unter Schmerzen und
Vorwürfen vergießen?

Du siehst „zu wenig“
Ich sehe wie viele Fragen dich belasten
„Hat Gott dieses Kind nicht perfekt
Passend zu mir gemacht?“
„Ist nicht meine Milch besser
Als die gekaufte?“
„Muss ich es einfach nur abwarten?“
„Augen zu und durch?“
„Noch mehr dafür tun?“
„Wenn es nicht klappt, wird unsere
Bindung so stark sein, wie sie sein soll?“
„Wird mein Kind öfter krank sein
Als alle anderen?“
„Kennt mein Baby den Unterschied
Zwischen mir und einer fremden Person?“
„Wenn ich nicht stille
Bin ich trotzdem Mutter?“

Mama,
Siehst du dich?
Du brauchst dich nicht zu schämen
Erfahrung ist das,
Was trotz Vorbereitung passieren kann

Lass das Fläschchen deine Rettung sein
Und du die deines Babys

Auf eurem Weg soll deine Brust
Ein Ort des Friedens bleiben

„ICH WOLLTE SO SEHR STILLEN“

KATTI IM INTERVIEW MIT KATHARINA

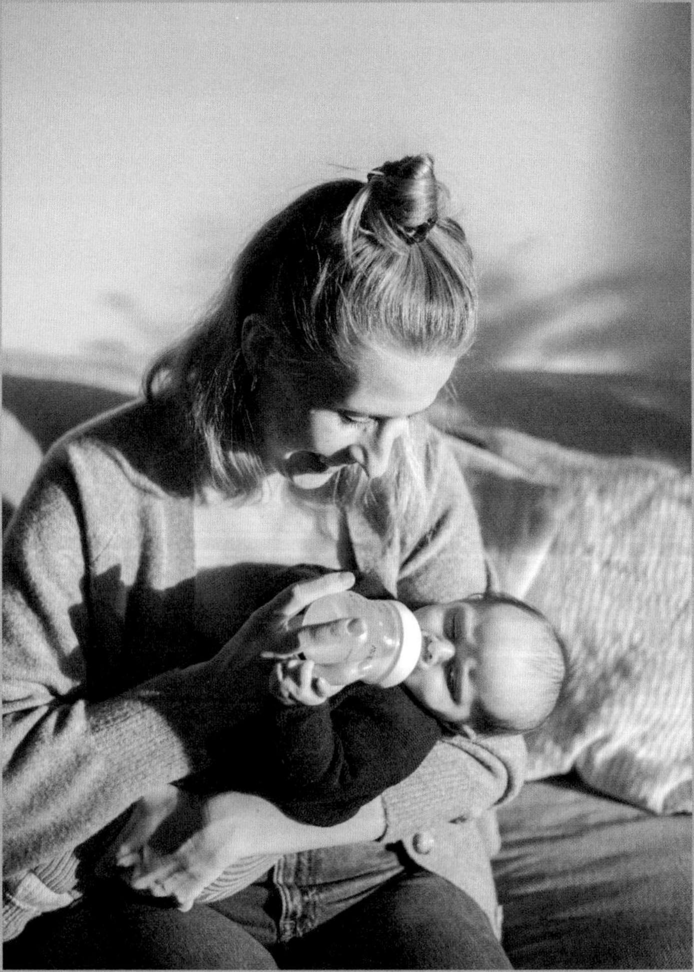

Katti, 37 Jahre, verheiratet, 2 Kinder, 4 Jahre und 8 Monate alt

Hattest du eine Vorstellung vom Stillen, bevor dein erster Sohn 2019 auf die Welt gekommen ist? Hattest du zuvor stillende Frauen erlebt?
Rückblickend hatte ich wenig Erwartungen und Ahnung. Ich dachte einfach, ich wüsste, wie das läuft. Als ich schwanger war, bekam eine Freundin von mir ein Baby, hatte Probleme beim Stillen und ich dachte, da macht meine Freundin wahrscheinlich etwas falsch. Ich muss gestehen, ich hatte Vorurteile. In meinem Kopf war das weiterhin das Natürlichste der Welt. Aber ich dachte auch: „Was ist, wenn mir das auch passiert?“ Mein Gefühl war: Wenn mir das passieren würde, wäre das richtig schlimm. Ich hatte die Vorstellung von mir, dass ich keine Mutter mit Stillproblemen sein werde.
Ich habe mich in der Schwangerschaft viel informiert, aber nicht über das Stillen. Alles zu dem Thema wirkte so technisch. Ich wollte nichts verkopfen, sondern, wenn es soweit ist, mich hineinfühlen. Ich habe viele Babys und Kinder in meinem Umfeld, deswegen fühlte sich alles zu den Themen „Schwangerschaft“, „Geburt“ und „Wochenbett“ selbstverständlich an.

Wann war der Punkt, als du gegen deine Annahme merktest, dass das mit dem Stillen schwierig werden würde?
Da muss ich weiter ausholen. Meine Geburt fing mit einem Blasensprung an. Als wir ins Geburtshaus kamen, waren die Herztöne auffällig. Immer wenn eine Wehe kam, schlug das Herz unseres Sohnes zu schnell, es wirkte so, als hätte er bei den Wehen übermäßigen Stress. Die Hebammen im Geburtshaus entschieden, dass ihnen das zu risikoreich war, und ich im Krankenhaus entbinden sollte. Es stellte sich später heraus, dass unser Sohn die Nabelschnur eng um den Hals gewickelt hatte und diese sich bei den Wehen enger zog, deswegen haben ihn die Wehen sehr gestresst und ich denke, das war auch ein Grund, warum es dann eine Stillproblematik bei mir gegeben hat. Es war eine Sauglockengeburt und dazu eine sehr lange (21 Stunden). Unser Sohn und ich waren danach völlig erschöpft. Für mich war es eine dramatische Geburt und auch die Hebammen waren gestresst. Sie wollten meinem Wunsch nach einer spontanen Geburt nachkommen, aber ich stand die ganze Zeit mit einem Fuß im OP. Es wurde dann eine spontane Geburt und ich wollte unbedingt direkt nach Hause, da war mein Ehrgeiz groß. Ich war aber schwach, alles war neu, überwältigend. Es war Hochsommer und wir wohnten unterm Dach, mit saunaähnlichen Zuständen. Unser Sohn war immer noch erschöpft von der langen Geburt, zudem war er ein „Schlappi“, wie der Kinderarzt ihn scherzhaft nannte. Er wollte nicht so richtig trinken, saugte drei bis vier Mal und schlief dann wieder ein.
Fünf Tage nach der Geburt gab es einen dramatischen Moment, in dem wir ihn nachts nicht wach bekommen haben. Mein Mann und mir hat das große Angst gemacht und wir sind ins Krankenhaus gefahren. Da konnten sie unseren Sohn durch gezielte Reizung der Reflexe wecken

und zum Trinken animieren. Zu Hause angekommen, passierte fünf Stunden später das Gleiche und wir hatten mit dem Krankenhaus abgesprochen, dass wir dann wiederkommen. Wir waren junge Eltern und ahnungslos. Wir verließen uns auf die Menschen, die sich mit Babys auskannten. Im Krankenhaus wurde unser Sohn wieder geweckt und untersucht, da nichts festgestellt werden konnte, bekam er Pre-Nahrung und man entließ uns wiederholt.

Meine Nachsorgehebamme war jung und überfordert mit meiner Stillproblematik. Von ihr bekam ich ein Stillset, das aus zwei Schläuchen bestand, die ich über meine Brustwarzen klebte und durch die Pre-Nahrung floss. Damit sollte unser Sohn angeregt werden, weiter zu saugen, denn schon das Ansaugen von meiner Brustwarze fiel ihm schwer. Die Hoffnung war, dass er an dem Schlauch und meiner Brust saugt und diese genug stimuliert wird, um Milch fließen zu lassen. Ich habe gefühlt ständig verkabelt mit Stillhütchen gesessen und wusste nicht, wie mir geschieht. Wenn ich nicht stillte, pumpte ich ab, damit mein Milchfluss erhalten blieb, der durch die Zufütterung weniger wurde. Ich machte nichts anderes. Doch es blieb dabei, bei unserem kleinen „Schlappi“, der nachts nicht von allein wach werden wollte und am Tag nicht genug Milch zu sich nahm, um zuzunehmen.

Ich pumpte oder stillte, stellte mir den Wecker, hielt die Trinkzeiten genau ein. Zudem holten wir uns eine Stillberaterin, die uns einen Fahrplan erstellte. Ich wollte das Stillen nicht aufgeben, hatte ein schlechtes Gewissen gegenüber unserem Sohn.

Was hast du als Hilfe empfunden in dieser schweren Zeit?

Sechs Wochen nach dem nächtlichen Krankenhausaufenthalt waren wir auf einer Hochzeit in meiner Heimatstadt eingeladen und wir konnten bei meinen Eltern schlafen. Ich war sauer und wahrscheinlich trotzig, weil alles rund um das Stillen so anstrengend war, dass ich die Pumpe nicht zu meinen Eltern mitnahm. Ich konnte sie nicht mehr sehen. Auf der Fahrt dorthin, während mein Mann auf unseren Sohn aufpasste, bin ich im Zug eingeschlafen und als ich wach wurde, hatte ich ein ganz nasses T-Shirt, alles war voller Muttermilch. Das war mir vorher nie passiert und ich dachte freudig: Ich kann ihn wohl doch stillen und habe nicht wie angenommen, zu wenig Milch.

Bei meinen Eltern habe ich angefangen, voll zu stillen und dann funktionierte es auf einmal. Meine Mutter hat mich liebevoll und klar begleitet. Nicht viel reden, machen. Diese Form der Unterstützung habe ich als Hilfe empfunden. Sie glaubte an meine Stillfähigkeiten und ich konnte das dann auch. Ich habe vier Wochen voll gestillt. Das war eine sehr schöne Zeit, in der der Stress langsam von mir abfiel und ich merkte, wie ich mich anfing zu entspannen.

Doch unsere Hebamme stellte fest, dass unser Sohn leider zu wenig und zu langsam zunimmt. Somit haben wir wieder zugefüttert und uns noch einmal eine Stillberaterin geholt. Eine Koryphäe auf dem Gebiet der Stillberatung. Man sagt über sie, dass sie sogar schon einen Mann zum Stillen gebracht haben soll. Bei dem Termin stellten wir allerdings fest, dass sie menschlich eine Katastrophe war. Es bestand keine Sensibi-

lität für unsere Situation, im Gegenteil: Sie gab mir das Gefühl, ich hätte alles falsch gemacht. Wir sind mit einem sehr unguten Gefühl aus der Beratung rausgegangen. Ich habe mich nach dem Termin sehr schuldig gefühlt. Dennoch haben wir noch einmal ein Stillset gekauft.
Ich wollte so sehr stillen. Mein Mann hätte viel früher aufgehört. Wir waren uns als Paar in dieser Anfangszeit immer eher uneinig. Wir haben es dann noch ein paar Tage versucht und als ich merkte, dass mein Mann immer angespannter wurde, war das wie ein Spiegel. Ich hatte alles versucht, jetzt waren wir an unsere Grenzen gekommen und dann kam die Flaschennahrung. Ich habe noch zwei Wochen abgepumpt und ihm alles gegeben, was da war, und dann habe ich aufgehört zu stillen. Es fühlte sich an dem Punkt nur noch egoistisch an, das Stillen durchziehen zu wollen. Ich wollte ja, dass es unserem Baby gut geht. Ich habe versucht, die positiven Sachen zu sehen, manchmal hat mich das Bild einer stillenden Mutter gepikst, aber ich habe versucht, mich an die Vorzüge zu halten.

War das Stillen ein Thema, nach der Geburt eures zweiten Sohnes?
Vor der Geburt unseres zweiten Sohnes war ich in der Stillambulanz und habe das Stillen richtig studiert, das war für mich diesmal der richtige Weg. Die zweite Geburt war viel entspannter als die erste Geburt, schnell und unkompliziert. Das hat Vieles in mir geheilt. Es fühlte sich alles viel machbarer an, bei der zweiten Geburt. Unser zweiter Sohn war fit genug, um regelmäßig angelegt zu werden, was ziemlich schnell meinen Milchfluss in Gang brachte.

Was hat es mit dir gemacht, dass das Stillen beim dem zweiten Kind besser funktioniert hat?
Der Start ins Leben war für unseren zweiten Sohn leichter und das hat u. a. Einfluss auf unsere Stillbeziehung genommen. Doch auch wenn ich mich freue, dass das Stillen bei unserem zweiten Sohn besser klappt, habe ich bis heute, und unser Sohn ist acht Monate alt, Angst, dass die Milch nicht reichen wird. Das hat sich in meinem Kopf festgesetzt. Dass das Stillen diesmal leichter ist, löscht nicht die Erfahrung und den Schmerz, dass es das erste Mal sehr herausfordernd war.

Was würdest du anderen Frauen, die Stillprobleme haben, gern mit auf ihren Weg geben?
Ich habe oft das Gefühl, wenn Mütter ihr erstes Baby bekommen und das Stillen nicht so gut klappt, ihnen Tipps geben zu wollen. Ich frage mich dann immer: Soll ich ihnen wirklich meine Geschichte erzählen oder ist das zu viel? Im Nachhinein denke ich vor allem: Warum hat mich keiner vorgewarnt?
Frauen, die unfreiwillig mit dem Stillen aufhören müssen, würde ich gern mitgeben, dass es total in Ordnung ist, das Nicht-Stillen-Können zu betrauern. Es ist gut, aussprechen zu dürfen, wie doof man das findet und wie groß das Thema für einen ist, dass sich da alles im Kopf drum dreht. Die Gefühle müssen nicht weggedrückt werden, man darf sich Zeit nehmen, um den Verlust der Stillbeziehung zu beweinen.

KANNST DU BITTE ...?

ALYSSA

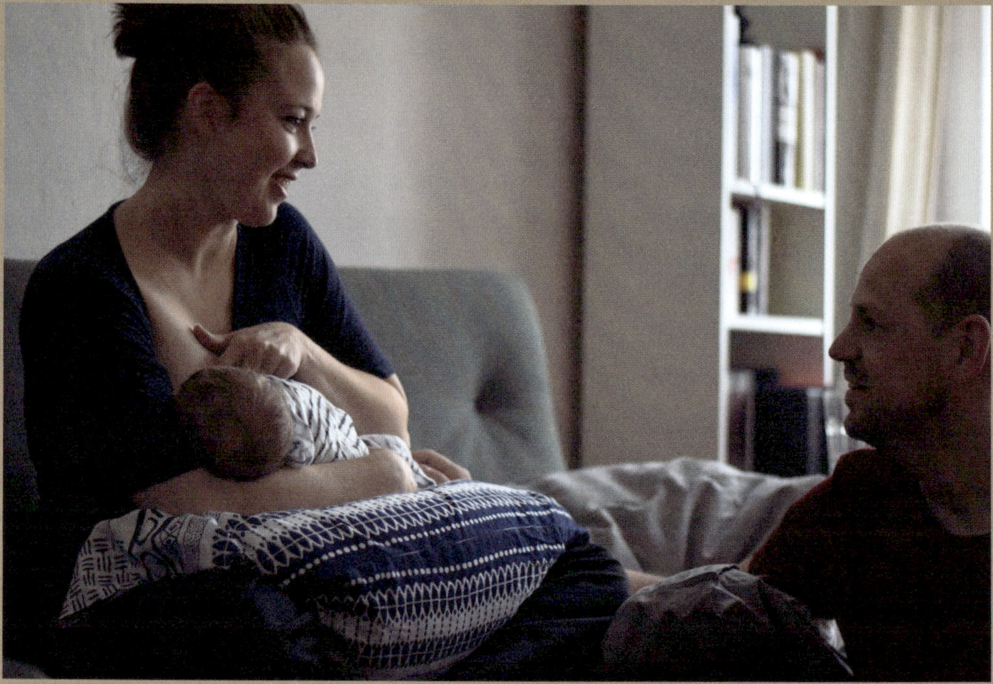

KANNST DU BITTE …?

Es ist noch nicht mal 9 Uhr und ich greife schon wieder nach dem Handy. Zum wiederholten Mal berühre ich mit dem Daumen die grüne Sprechblase, tippe auf den Kontakt, der mit einem Sternchen markiert ist, und verfasse eine neue Nachricht an meinen Mann.

„Kannst du bitte …?“ Mein Handy schlägt mir das zweite und dritte Wort vor, sobald ich beginne zu schreiben. Aus Neugier scrolle ich ein bisschen hoch und zähle: Neun der letzten zehn Nachrichten fangen genauso an. Mit einem schnellen Doppelklick markiere ich alles und versuche, meine Bitte dieses Mal etwas anders zu formulieren.

„Hey, meine Flasche ist leer und tja … sie ist gerade wieder auf mir eingeschlafen. Würdest du mir bei Gelegenheit bitte ein Glas Wasser bringen? Das wäre lieb.“ Mit leicht schlechtem Gewissen, aber großem Durst, drücke ich auf den blauen Pfeil und schicke die Nachricht ab.

In der Küche klingt es wuselig und kurz vor dem Kriseln, wo mein Mann sich um unsere Zwei- und Vierjährige kümmert. Doch ich höre schon bald, wie der Wasserhahn aufgedreht wird und bekomme mit einem müden, aber bewussten Lächeln das Glas Wasser schnell in die Hand gedrückt, bevor sich mein Mann wieder den plötzlich auftretenden, ohrenbetäubenden Schreien aus der Küche widmet.

Ich trinke einen großen Schluck und wünsche mir, ich hätte ihn nicht gebraucht.

Ich hasse es, auf jemanden angewiesen zu sein. Manchmal, weil die Dinge genauso sein sollen, wie ich sie gerne haben will. Aber öfter als mein Perfektionismus oder das Bedürfnis nach Kontrolle steht mir etwas anderes im Weg: Ich will niemandem zur Last fallen.

In der Nacht, als mein erstes Kind geboren wurde, fanden in den vier Kreißsälen sieben weitere Geburten statt. Dass mein Mann und ich oft allein unter der Geburt waren, störte mich nicht. Auch nicht, dass ich mit meinem Neugeborenen provisorisch in ein bereits belegtes Doppelzimmer aufgenommen wurde, bis ein Vierbettzimmer für uns und drei andere Mama-Kind-Paare freigemacht wurde. Es tat mir leid für die Hebammen und Krankenschwestern, dass sie sich zusätzlich zu meinem Baby und allen anderen auf der überfüllten Wochenbettstation auch noch um mich kümmern mussten.

In den dunklen Stunden der Nacht kamen laute Schreie aus dem Beistellbett neben mir. Ich wollte mich hinsetzen und mein Kind zu mir nehmen, aber es fühlte sich so an, als würden alle meine Muskeln aus Pudding bestehen. Ich schaffte es nicht, meinen Bauch anzuspannen. Meine Arme zitterten, als ich versuchte, mich abzustützen. Ich musste meine ganze Kraft aufbringen, um meinen Sohn aus dem Beistellbett zu heben, aber am Ende schaffte ich es unter Schwitzen und Schmerzen doch irgendwie. Wegen der Farbe des Fruchtwassers unter der Geburt mussten die Werte meines Babys alle vier Stunden gemessen werden. Als in der Nacht 4 Stunden und 16 Minuten vergangen waren, wurde ich unruhig. Ich klingelte entschlossen, zum ersten Mal … für ihn. Für mich klingelte ich nur, wenn ich Hilfe brauchte, um Anweisungen zu folgen. Acht Stunden nach der Geburt fiel mir ein, dass eine Hebamme erwähnt hatte, dass mich jemand begleiten sollte, wenn ich das erste Mal aufs Klo gehe. Ich hoffte, nicht klingeln zu müssen, aber die Pflegekräfte huschten immer wieder nur schnell am Vierbettzimmer vorbei und ich wollte nicht aus der Ecke am Fenster rufen und die anderen Frauen mit ihren Babys stören. Ich war schon seit ich mich erinnern kann sehr gewissenhaft. Die ganzen Formulare, mit denen ich dort im Krankenhaus überhäuft wurde, füllte ich in schönster Schrift aus. Zwischendurch schrieb ich mit meinem Mann und mit Freundinnen, die bereits Mütter waren, um herauszufinden, was sie damals bei den verschiedenen Kästchen angekreuzt hatten. Es war furchtbar anstrengend, das Kleingedruckte zu lesen und zu verstehen und die ersten Entscheidungen als Mutter zu treffen. Jedoch tat ich, was von mir erwartet wurde.

Ähnlich ging es mir zu Hause mit Besuch. Wir empfingen Freunde und Verwandte, die sich mit uns über unseren Zuwachs freuten. Die Besuche derjenigen, die nur kurz blieben, um das Baby zu bewundern, uns zu gratulieren und uns eine warme Mahlzeit in die Küche zu stellen, bevor sie uns wieder verließen, waren meistens sehr schön für mich.

Manche hatten aber eine längere Anreise und wollten nicht nur 20 Minuten bleiben. Nach 30 Minuten Besuch bekam ich immer Fieber, traute mich aber nicht, jemanden rauszuschmeißen oder einen Besuch des ersten Enkel- oder Urenkelkindes der Familie zu verbieten. Ich hoffte einfach nur, dass man mir ansah, dass es mir nicht gut ging, obwohl ich das höfliche Lächeln auf meinem Gesicht nicht ablegte.

Erst als der erste Milchstau auftrat und mich meine Hebamme ermahnte, langsam zu machen, sprach ich mit meinem Mann darüber, dass mir längere Besuche einfach zu viel waren. Ich bat ihn, die Leute spätestens nach 30 Minuten liebevoll wieder zur Tür zu begleiten, egal wie sehr wir sie mochten.

Sie sehen ihre Bedürfnisse nicht als Last.

Ich frage mich manchmal, ob die erste Lektion, die unsere kleinen, zerknautschten Babys uns lehren, ist, bedürftig zu sein. Denn sie sehen ihre Bedürfnisse nicht als Last. Sie halten sich nicht zurück, sondern fordern das ein, was sie brauchen. Sie haben keine Angst, sich nicht nur nach dem, was sie brauchen, auszustrecken, sondern auch nach dem, was sie wollen. Spätestens im Kleinkindalter setzen sich die meisten Kinder sehr entschlossen für sich selbst ein!

Janet Lansbury, die amerikanische Autorin des Buchs „No Bad Kids“ sagte mal: „Es ist die Aufgabe des Kindes, uns zu bitten, das Unmögliche möglich zu machen. Und unsere Aufgabe als Eltern ist, dem Kind mit Gelassenheit zu erklären, wozu wir bereit sind und wozu nicht.“ Ich überlege es mir zehnmal, bevor ich schon wieder eine

Nachricht an meinen Mann schicke, die mit „Kannst du bitte ...?" anfängt. Mein Baby hingegen legt seine warme Hand auf meine Brust oder greift nach meinem Gesicht, während es Milch trinkt, als würde es damit ausdrücken wollen, dass nah nicht nah genug ist, wenn noch mehr Nähe möglich ist. Wenn ich es mir im Nachhinein genau überlege, hätte ich mir vielleicht nicht nur ein Glas Wasser an dem Tag in meinem dritten Wochenbett gewünscht, sondern eine Apfelschorle. Hätte ich einen Obstteller oder Mousse au Chocolat angeboten bekommen, hätte ich auch nicht „Nein" gesagt. So weit bin ich noch nicht, dass es mir überhaupt einfällt, um so etwas zu bitten, vor allem, während die Welt im Zimmer nebenan unterzugehen scheint. Jedoch fragte ich an jenem Tag nach dem Wasser. Das zeigte mir, dass ich bereits einen Teil dieser ersten, wichtigen, vielleicht auch überlebensnotwendigen Lektion lernen durfte. Ich bin ein Stückchen des Weges gegangen, der nicht nur mich, sondern auch meine Mitmenschen etwas kostet. Einen Weg, der nicht nur mir, sondern auch meinen Mitmenschen etwas bringt. Viel bringt.

Nicht lange, nachdem ich mein noch halb volles Glas Wasser auf das Fensterbrett abstellte, huschte mein Mann mit unseren Kindern aus dem Haus. Ich genoss die Ruhe, wünschte mir aber, es würde jemand neben mir sitzen. Zwischen einsam, überglücklich und überreizt ist in dieser sensiblen Phase manchmal nicht viel Platz.

Wie bestellt bekam ich eine Nachricht von einer Freundin, die ankündigte, dass sie uns ein Mittagessen vorbeibringen würde. Kurze Zeit später kam sie leise herein. Anweisungen für das Aufwärmen übergab sie gemeinsam mit einer liebevoll eingepackten Kleinigkeit, dann stand sie wieder an der Tür. Sie war auf dem Sprung. Sie meinte, sie würde noch etwas für ihre Schulkinder in der Stadt erledigen müssen, aber ich konnte genau sehen, dass sie auch mich und mein schlafendes Baby nicht stören wollte.

In dem Moment, als ich dachte, sie sei weg, klopfte es wieder an meiner Tür. „Ja?" fragte ich. „Als ich an der Haustür stand, ist mir eingefallen, dass ich kein Wasser auf deinem Nachttisch gesehen hab", sagte meine Freundin und blickte mit ausgestrecktem Hals im Zimmer umher. „Aber jetzt sehe ich, du hast etwas am Fensterbrett zu trinken", fuhr sie fort. „Brauchst du noch irgendwas, bevor ich gehe?" Ich überlegte kurz, aber mich in dem Moment so gesehen und umsorgt zu fühlen, hatte gerade mein größtes Bedürfnis gestillt. Ich schüttelte den Kopf und bedankte mich bei ihr.

Sie verließ erneut den Raum und ließ mich mit ihrem Geschenk zurück, umgeben von dem Geruch eines köstlichen Mittagessens, das auf mich wartete – und dem Gefühl, nicht alleine zu sein.

Ich weinte Tränen des Stolzes darüber, dass ich lerne, in den entscheidenen Momenten um Hilfe zu bitten, auch wenn es mir manchmal noch schwerfällt. Aber noch mehr weinte ich, weil es sich so gut angefühlt hatte, eine kurze Pause vom Lernprozess zu bekommen, schwach sein zu dürfen, mich getragen zu fühlen. Im Herzen so weich wie mein Bauch und so friedlich wie mein Baby, schloss ich die Augen und schlief ein.

DAS WUNDER IN MEINEN WUNDEN

SARAH

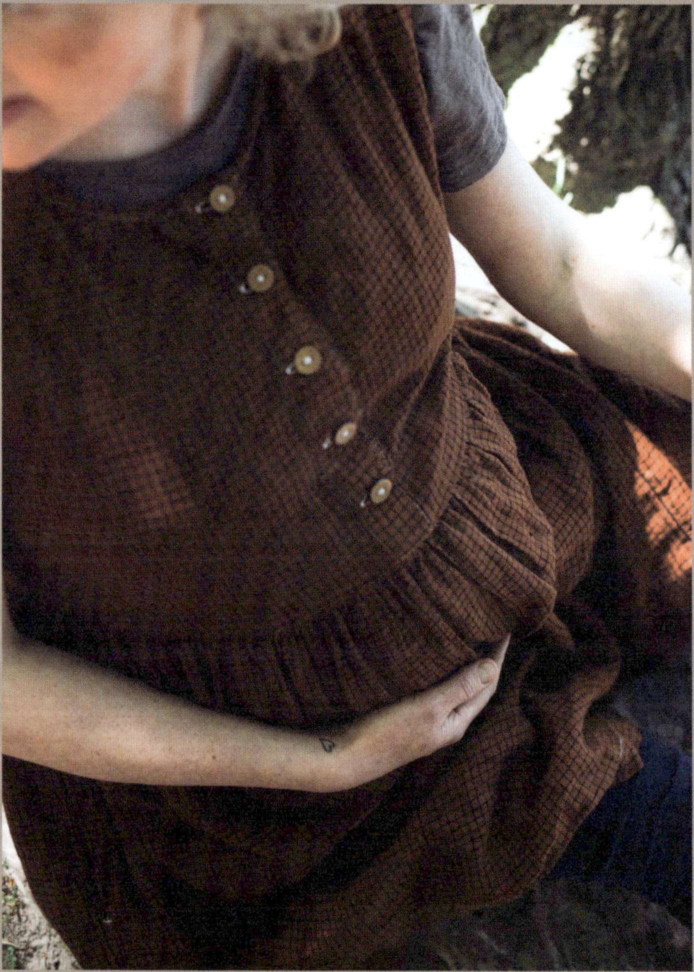

Ich bin müde. Wirklich so ganz tief drinnen erschöpft.
Und dann beuge ich mich über dein kleines schlafendes Ich. Wie deine Arme im Winkel oben über deinem Kopf liegen, so ganz losgelöst. Wie dein Gesicht völlig entspannt, deine Augen sich unter den Lidern bewegen und ganz kurz ein kleines Lächeln über dein schlafendes Gesicht huscht. Wie deine kleinen Hände sich häuten von einem Leben vor diesem Planeten.

So abhängig und doch so friedlich.

Und wie du doch in der gleichen sicheren Glückseligkeit komplett losgelöst ruhst. Oh, deine kleine hilflose Sorglosigkeit ist pure Inspiration. Du bist so abhängig und doch so friedlich.

Und ich darf deine Mama sein.

Ich bin wirklich müde. Und meine Brüste schmerzen.
Ich kneife bei deinen ersten Schlucken immer noch in ein Kissen, atme tief den Schmerz weg. Oh man ey, warum habe ich das nicht kommen sehen!? Und dann spüre ich, wie du ruhiger wirst. Wie alles in dir sich friedlich anschmiegt, loslässt und tiefe Schlucke deinen kleinen Mund verlassen. Dass es so göttliche Zufriedenheit einmal in meinen Armen geben könnte. Du planst deine Mahlzeiten nicht. Du bist ganz im Moment und hast doch immer alles, was du brauchst. Wie viel ich von dir lernen möchte!

Und ich darf deine Mama sein.

Ich bin wirklich müde. Und wenn ich auf Toilette muss, beiße ich mir auf die Lippe. Es schmerzt jedes Mal. Ich habe immer eine Kanne Wasser dabei, um den Urin zu verdünnen und traue mich noch nicht, mir anzusehen, wie diese Geburt mich hinterlassen hat. Und dann liegst du auf meinem Bauch. Diesem weichen, wabbeligen Bauch. Und ich dachte, man würde das greifen können, wenn man es erlebt hat. Würde dieses Mysterium eines neuen Menschen plötzlich verstehen. Doch ich verstehe nichts. Ich sehe dich hier auf mir liegen und kann mir nicht erklären, wie du in meinen Bauch und da wieder rausgekommen bist. Wie ist das möglich?! Wir waren beide Teil von einem Prozess, der so gewaltig ist, dass jetzt nichts mehr ist, wie es vorher einmal war – auch wenn die Welt da draußen sich weiterdreht.

Ich bin müde, erschöpft und es schmerzt noch. Und ich darf deine Mama sein. Ich würde all das immer wieder machen. Denn ich darf deine Mama sein.

Das Wunder wirkt noch. In meinen Wunden.

AUSSERHALB DER KOMFORTZONE

KATHARINA

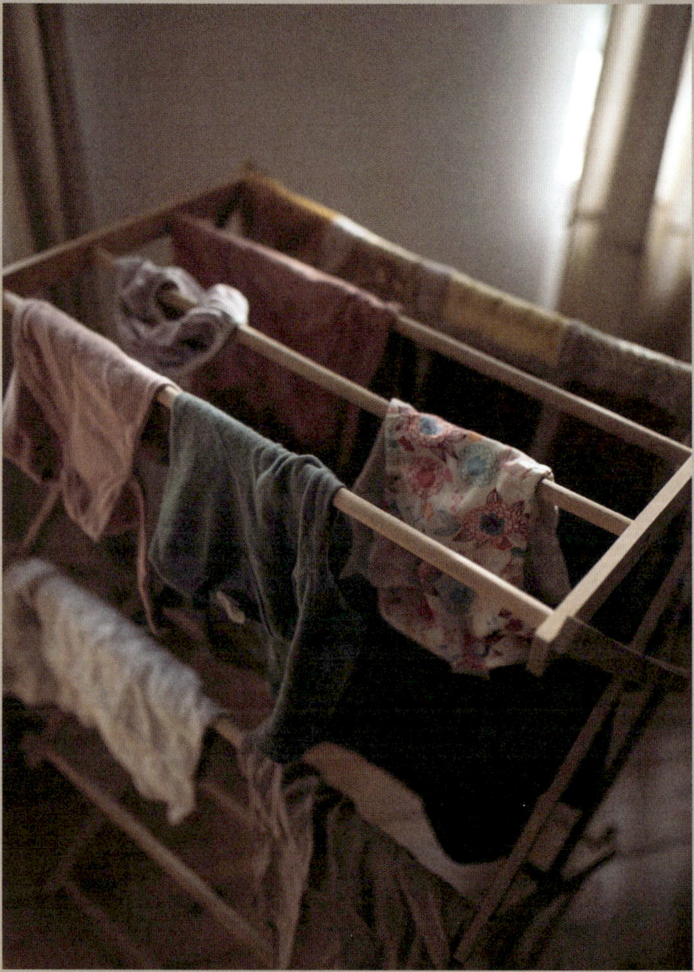

Das Fenster ist weit geöffnet. Ich bilde mir ein, dass der Wind am Abend etwas kühler geworden ist.
Der Tag war gezeichnet von sengender Hitze und ich bin heute auffällig oft im kühlen Keller gewesen, um der Wärme kurz zu entfliehen. Ich atme hörbar durch den Mund aus. Genieße es, wie der Wind und die Hände meines Mannes durch meine Haare fahren. Er sitzt hinter mir und kämmt Strähne für Strähne fürsorglich durch. Ich kann mich nicht daran erinnern, dass er das in den vielen Jahren unserer Beziehung zuvor getan hat. Ich mag es.

Ich darf im Chaos stehen, denn begleiten kann ich auch ohne Worte.

Um mich herum herrscht das totale Chaos. Drei Jungs gleichen oftmals einem Wirbelsturm. Ich erwische mich immer wieder, wie ich fasziniert zuschaue, was sie alles in kurzer Zeit aufwirbeln können. Unfähig einzugreifen stehe ich da. Meine Faszination kippt über in Fassungslosigkeit. Ich denke dann, dass ich das nicht dürfte, dass ich immer befähigt sein muss. Als Mutter.
Ich müsste ordnen, erziehen oder wenigstens schimpfen. Nein! Ich darf im Chaos stehen, denn begleiten kann ich auch ohne Worte. Gerade ist nicht der Zeitpunkt, um über Spielzeuge, die über den Boden verstreut sind, die Nerven zu verlieren.

Eine Windböe lässt das Fenster erzittern, frische Luft fährt mir durch mein Gesicht. Sollten wir das Wirrwarr heute noch beseitigen? Dafür würden die Jungs wieder aus ihren Zimmern geholt werden müssen, die Babywippe, in der unsere vor Kurzem geborene Tochter liegt, würde aufhören zu schwingen, weil mein Fuß sie nicht mehr antippt. Sie würde anfangen zu weinen. Und er würde aufhören, mein Haar zu kämmen.
Außerhalb meiner Komfortzone sitzend bin ich wieder einmal überrascht, dass es immer einen neuen Morgen gibt und dass ich nie weiß, was der kommende Tag birgt. Dieser Tag war überfordernd und scheinbar endlos. Doch nun steht der Tag kurz vor dem Ende und ich spüre das stille Wunder und muss lächeln.

„Ich denke, nun dürfte keine mehr vorhanden sein!“, sagt mein Mann und legt den Nissenkamm neben mich auf die Fensterbank. Wir grinsen uns an. Selten so viel Romantik beim Entlausen gespürt. Vor einer Woche hatte ich sie auf dem Kopf unseres Ältesten entdeckt. Schnell war klar, dass alle Kinder Läuse haben, und obwohl ich zig Stoßgebete hochschickte, stellte sich heraus, dass auch mein Mann und ich betroffen sind. Nur unser Babymädchen hatten die Läuse verschont. Ich weiß, dass ein Lausbefall nichts mit Hygiene zu tun hat, und doch ekelte ich mich in meinem Wochenbett davor. Alles war roh und offen.
Auch beim vierten Kind befand ich mich gerade in einem Gefühlschaos, zudem war mein Kreislauf immer noch nicht stabil und schon das Treppensteigen war

eine Herausforderung für mich. Zwischen Schwindel und Überforderung entlauste ich ein Kind nach dem anderen, setzte mich immer wieder auf die Fliesen unseres Badezimmerbodens, wenn der Schwindel zu viel wurde. Als ich dran war, hatten die Kinder Hunger und mein Mann vertröstete mich auf später.

In diesem Moment spürte ich endlich die Grenze, die mir mit sehr kleinen Kindern immer abhandenkommt. Mir ist bewusst, wie wichtig es ist, für mich zu sorgen, zwischendurch. Wenn die Kinder größer wurden, hat das gut funktioniert, doch sobald ich einen Säugling im Arm halte, erloschen alle Grenzen. Ich habe schon so oft in den ersten Babyjahren den Rat bekommen, gut für mich zu sorgen. Doch wenn ein Baby nachts nach der Brust oder der Flasche verlangt, weil es dringend Nahrung benötigt, dann wird meine Grenze überschritten und der Bedarf nach Schlaf gestrichen. Wenn das Baby weint und ich nicht duschen kann, weil keiner da ist, um mir das Baby abzunehmen, dann wird schnell ein Dutt gezwirbelt und Katzenwäsche gemacht. Und wenn das Baby zu müde zum Schlafen ist und nicht abgelegt werden will, dann schmerzt der Rücken bei jedem Schritt.

Auf den Ratschlag, sich Grenzen zu setzen, kann ich als Mutter mit Baby gut verzichten. Denn auch wenn weitere Arme da sind, um mein Baby zu halten, klopft mein Herz, wenn ich es einen Raum weiter schreien höre. Mein Mann hat nicht dieselben Hormone wie ich. Das ist gut so, bedeutet aber, dass mein Herz hämmert, während seins sich fragt, was mit mir los ist. Ich dachte zwischendurch, dass dieser Cocktail aus hohem Verantwortungsbewusstsein und dem Drang nach Überversorgung irgendwann weniger stark sein würde, doch liebe ich unser viertes Baby ebenso wie die anderen. Wache über es, wenn es mit erst vier Lebenswochen hohes Fieber bekommt, habe im Blick, wann die nächste Mahlzeit dran ist und ob der Bauchnabel desinfiziert werden muss. In diesen kräftezehrenden, intensiven und wundervoll emotionalen Phasen versuche ich, die Tage neu beginnen zu lassen.

Ich versuche, so wenig wie möglich von dem anstrengenden Gestern in den kommenden Tag mitzunehmen.

Leonard Cohen hat gesagt: „Wie kann ich etwas Neues beginnen, wenn alles von gestern in mir ist?“

Ich versuche, so wenig wie möglich von dem anstrengenden Gestern in den kommenden Tag mitzunehmen. Und wenn ich einen Grad der Erschöpfung erreicht habe, den ich nicht ignorieren will, dann gebe ich ab, mache mir Ohrstöpsel rein und schlafe.

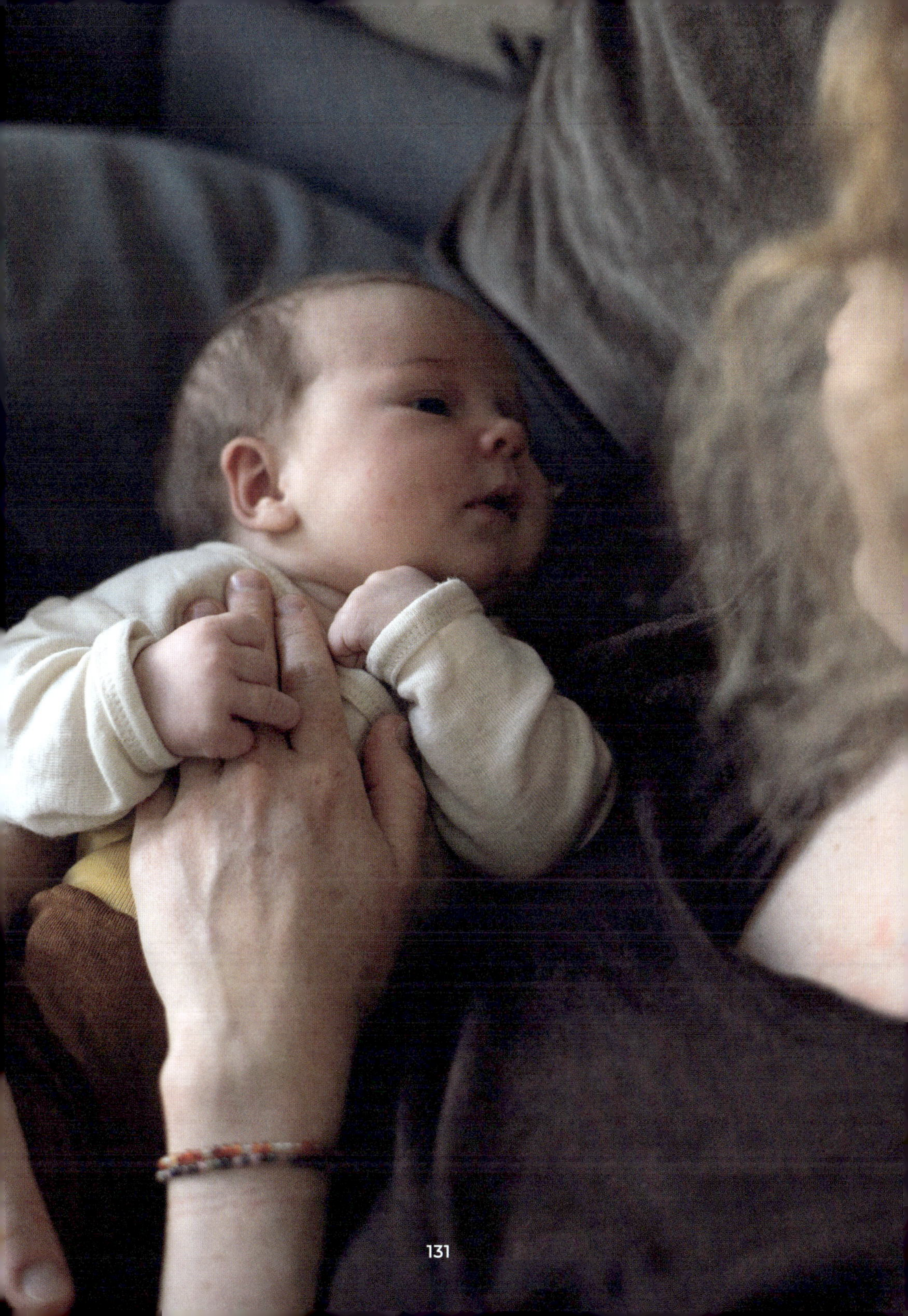

DIE HÖHLE (BABYBLUES)

ALYSSA

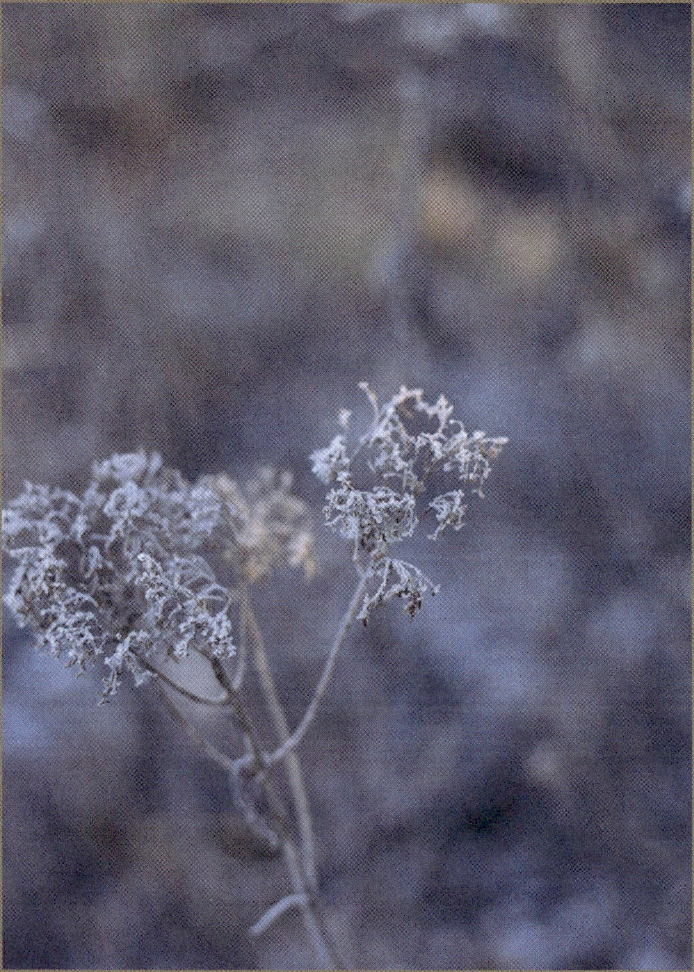

DIE HÖHLE (BABYBLUES)

Ich baute eine Höhle
Fernab der trubeligen Realität
Dass ich nun Mutter eines Babys und
Eines Kleinkinds bin

Ich stellte sie mir romantisch vor
Ein Ort, an dem ich mich
In mein Kind verlieben
Die Ruhe genießen
Kuschelstunden aufsaugen würde

Ich dachte, die Höhle wäre für uns
Doch sie diente viel eher als Selbstschutz
Eine Schwere, mit der ich nicht rechnete
Zog ein
Ich versteckte sie vor allen
Und blieb mit ihr allein

Meine Brille rosarot
War auf einmal blau getönt

Wie kann es sein
Dass ich mich so einsam fühle
Selbst wenn weiche Babyhaut
Auf meiner liegt?

„Ich bin im Glück! So wollte ich's!"
Versuchte ich zu glauben
Doch ich schwebte nicht
Im siebten Himmel
Sondern verkroch mich unter der Erde
Falsch, falsch, falsch fühlte sich alles an

Ans Sofa gefesselt hörte ich Verzweiflung
In der Stimme meines Mannes
Unser Kleinkind schrie so laut
Dass ich es aus der Ferne deutlich hörte
Ich wollte aufspringen
Konnte mich überhaupt nicht bewegen

So war es auch eigentlich ausgemacht
Trotzdem klagte mich ein Kloß im Hals an:
„Sie brauchen mich doch!"

Auf einmal klopfte es an der Tür
Ein Spalt ging bereits auf
Mein Inneres zuckte zusammen
Denn ich hatte keine Kraft
Vor meiner Freundin zu verbergen
Wie es mir ging
Sie würde mich ertappen und sehen
Dass ich dieses Geschenk nicht verdiene

„Darf ich rein?", fragte sie sanft
Mein Herz rief: „Ja!"
Die Angst schrie, „NEIN!"

Ich nickte
Sie nahm vorsichtige Schritte
Bis sie zu mir und meinem Baby gelang

Ich mied den Blickkontakt
Schaute stattdessen meinem Kind
In die Augen
Und spürte dabei

Nichts

Meine Freundin saß schweigend
Auf dem Bett
So nah,
Dass sie die Dunkelheit sicherlich spürte
Die mich immer mehr umhüllte

Die Höhle nahm mich ein
So soll das doch nicht sein!

Meine Freundin legte wortlos ihre Hand
Auf meine

DIE HÖHLE (BABYBLUES)

Bis endlich meine Tränen kamen
„Du musst hier nicht alleine sein“
Flüsterte sie

Ich nahm meinen Mut zusammen
Und versuchte Worte dafür zu finden
Wie meine Innenwelt gerade aussieht

Ein zarter Lichtstrahl brach ein
Mit ihren verständnisvollen Blicken
Bis sie mir schließlich die unerwartete
Frage stellte:
„Wann warst du eigentlich
Zuletzt unter der Dusche?“

Mein Gesicht durchzog ein Lächeln
Das sich fremd anfühlte
Ich schmunzelte:
„Das wär’ vielleicht eine gute Idee“

Sie bot an
Solange bei meinem Baby zu bleiben
„Schau mal wie friedlich sie schläft“

Tränen flossen mit dem Wasser
Das aus dem Duschkopf
Auf mich prasselte

Ich konnte nicht genau benennen
Wo sie ihren Ursprung hatten
Erlaubte mir trotzdem
Mit ihnen zu verweilen

Kurze Zeit später legte ich mich
Wieder zu meinem Kind
Die Schwere war zwar nicht weg
Aber ich fühlte mich gereinigt
Von außen und von innen

Ich streichelte
Die seidigen Babyhaare
In meinem Herzen wurde es
Ein wenig warm
Ich hörte, wie mein Kleinkind
Mit seinem Papa in der Küche lachte
Während sie Abendbrot
Für uns alle machten

„Wir lernen uns noch kennen
Wir kommen hier noch an“
Hauchte ich mir und meinem Baby
Mit Zuversicht zu

„Das braucht nur
Noch ein bisschen“

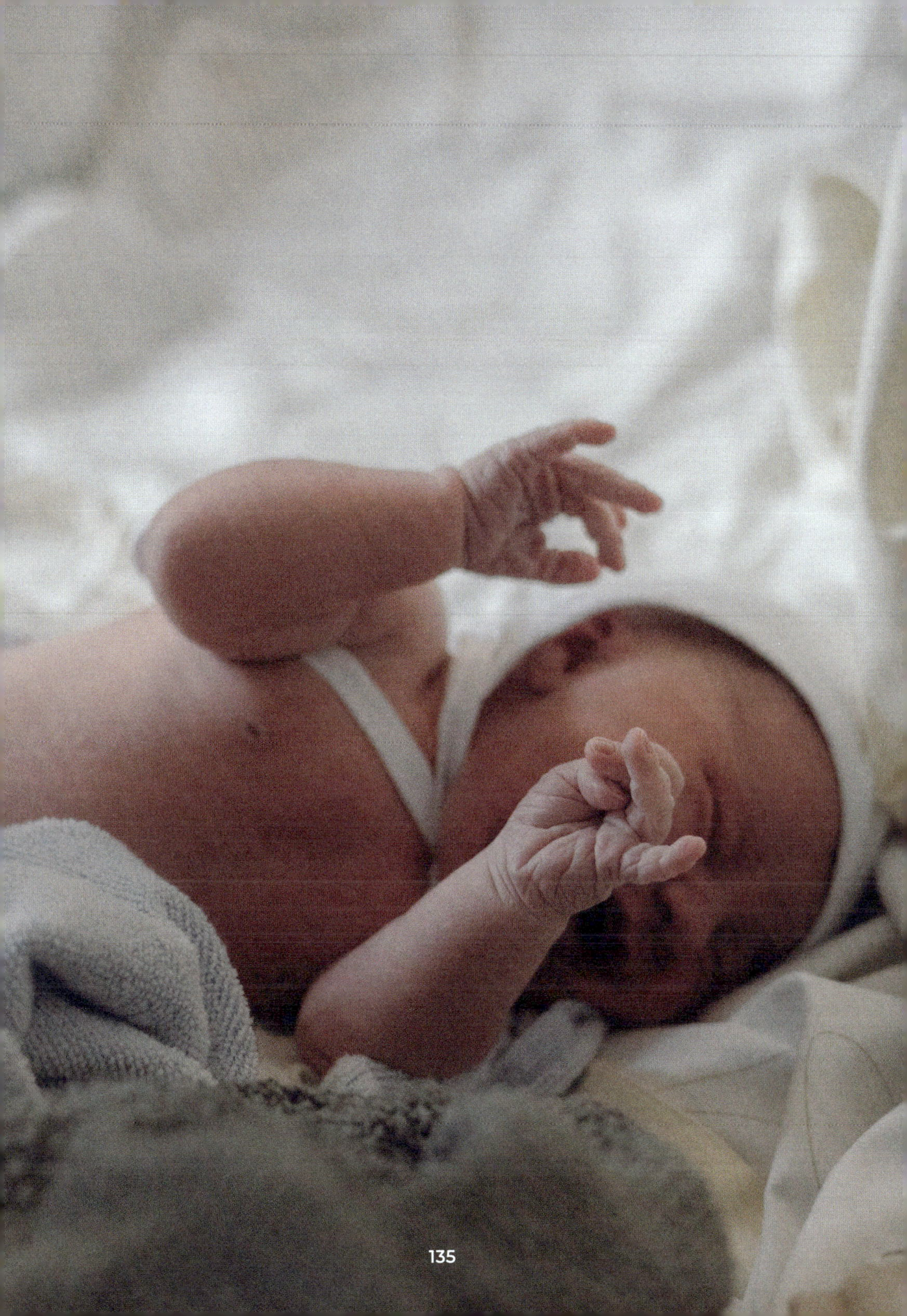

LEBENSGELÜSTE

KATHARINA

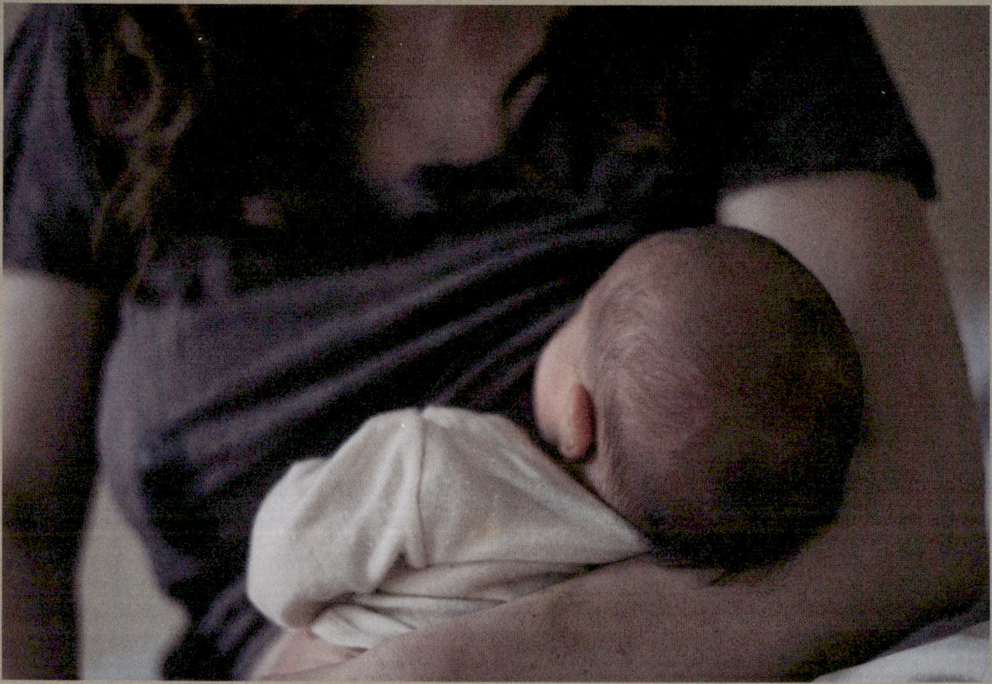

Unsere Heizung ist kaputt. Und der Geschirrspüler auch. Und ich befinde mich im Wochenbett. Der Geschirrspüler wird gerade glücklicherweise professionell repariert.
Das ist super, wenn da das Problem nicht wäre, dass damit der Weg zu meinem Rucola im Kühlschrank versperrt ist. Meine Schwangerschaftsgelüste habe ich mit ins Wochenbett genommen und nun können diese nicht befriedigt werden. Neben Rucola löffele ich massenweise Leinsamen, geschrotet, und liebe alles, was mit Beeren zu tun hat. Und natürlich Schokolade, immer und überall. All diese Dinge brauche ich, wenn mich die Lust überfällt.
Und der Rucola will JETZT pur in meinen Mund.

Könnten Sie vielleicht ein Stückchen zu Seite?

Ich werde immer kribbeliger. Laufe mit dem winzigen Baby auf dem Arm vor der Küchentür auf und ab. Ich trage meine Lieblingsjogginghose, an den Knien ausgeblichen und schön locker am Bauch, und Milchflecken auf meinem T-Shirt. Der Mann, der den Geschirrspüler repariert, guckt mich irritiert an. Sein Blick fragt: „Ist irgendwas?" Meine Hand wehrt locker ab, ich grinse: „Alles gut." Und dann, ich überrasche mich selbst mit dieser Wendung der Geschehnisse, bahne ich mir mit Säugling auf dem Arm einen Weg durch die Küche: „Äh, entschuldigen Sie. Könnten Sie vielleicht ein Stückchen zu Seite? Ja, mit der ganzen Maschine ... noch ein Stück ... ja, wir haben es gleich. Bauch einziehen ... ja, wir beide ... und nun lang machen ... habe es gleich, noch ein Zentimeter." Kühlschranktür auf, Rucola in der Hand, Erleichterung im Herzen. Geschafft! Danke, das haben wir gut hinbekommen. Noch in der Küche stopfe ich mir eine Hand vor Rucola in den Mund, „Auch einen Stengel?", frage ich den Mann, der mich mit einem Hauch von Unverständnis ansieht. „Nicht? Okay, bleibt mehr für mich. Und nun weitermachen, schließlich haben wir beide noch viel zu tun!"

BEDINGUNGSLOSE LIEBE

ALYSSA

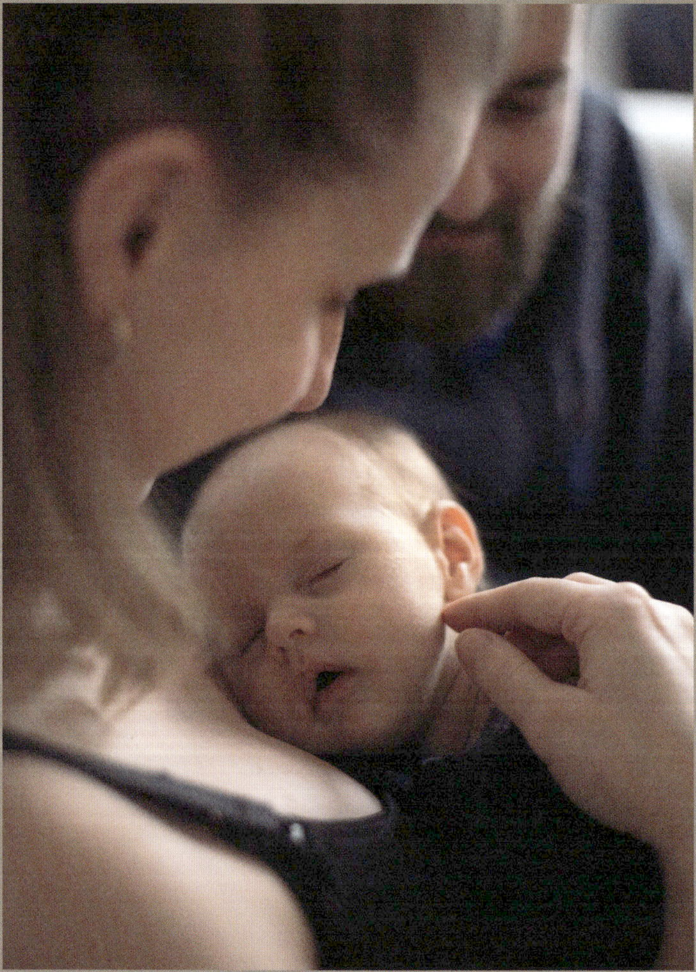

Als ich mit meinem ersten Kind schwanger war, konnte ich nur ahnen, wie sehr sein Leben meines auf den Kopf stellen würde. Jedoch galten die meisten Gedanken, die ich mir machte, meinem Sohn: wie er sein würde, was er brauchen würde und wie mein Alltag mit ihm aussehen würde.

Während des Mutterschutzes brachte ich mir das Nähen bei und fertigte in den ungemütlichsten Positionen mit einer großen Kugel zwischen mir und der Nähmaschine eine Patchworkdecke für ihn. Immer wieder wurde ich durch plötzlich auftretende stechende Schmerzen im Ischias unterbrochen. Meine Füße, die unter Wassereinlagerungen litten, begannen manchmal zu pulsieren und meine Beine schliefen ständig ein. Ich steckte Sommersonnenschweiß, Blut von Stecknadelpiksern und Tränen, die ich aufgrund falsch geschnittener Stoffe vergoss, in diese kleine, bunte Baumwolldecke. Am Ende hielt ich sie in den Händen und es war mir egal, dass sie an manchen Stellen aussah, als wäre sie von einem Kind genäht worden. Die Decke war fertig.

In den letzten, scheinbar nie enden wollenden Wochen vor der Geburt startete ich noch eifrig ein neues Projekt. Zum ersten Mal in meinem Leben häkelte ich mithilfe von YouTube-Anleitungen Perlen, die für mich als Häkelanfängerin, je nach Größe, drei bis fünf Stunden Zeit in Anspruch nahmen. Mein ursprünglicher Plan war, einige davon an einem selbstgemachten Spielbogen zu befestigen.

Nachdem ich bereits die vier benötigten Holzlatten und eine Holzstange in gewünschter Länge vom Baumarkt besorgt hatte, stellte ich fest, dass die Winkel der vier Beine noch zugeschnitten werden mussten, damit der Spielbogen sicher und gerade steht. Da wir keine solche Säge besaßen und meine Motivation und Geduld langsam nachließen, kapitulierte ich. Ich konnte jedoch nicht ganz loslassen und tauschte die perfekten Bilder auf meiner Pinterest-Pinnwand gegen pragmatische Kreativität. Ich band kleine und große Ketten aus den bereits gehäkelten Kugeln und einfachen Holzperlen an der Stange fest.

Ich nahm mir vor, den provisorischen Spielbogen später ab und zu auf zwei Stühlen zu befestigen und meinen Sohn auf der Patchworkdecke dazwischen zu legen. Vielleicht würde er versuchen, nach den gehäkelten Kugeln zu greifen.

Im Voraus hatte ich so sehr gewollt, dass mein Sohn seine Krabbeldecke liebt. (...) Jetzt war es mir egal.

Und dann, plötzlich, war das Baby meiner Träume da.

Allzu lang dauerte es nicht, bis der Moment, so wie ich ihn mir vorgestellt hatte, eintrat. Sanft legte ich mein Kind auf dem bunten Viereck ab und hing mein Kunstwerk über ihm auf. Keine drei Sekunden später schrie er aus vollem Halse. Im Vo-

raus hatte ich so sehr gewollt, dass mein Sohn seine Krabbeldecke liebt. Jetzt war es mir egal. Ich sprang auf und nahm mein Kind sofort auf den Arm, wo er sich schnell beruhigte. Aus dem Augenwinkel sah ich die nicht mehr schön liegende Patchworkdecke und den Holzstangen-Spielbogen auf dem Boden liegen, fühlte mich jedoch kein bisschen enttäuscht.
Ich wollte einfach nur nicht von den tiefblauen Augen meines Sohnes wegschauen. Er hatte die Fülle meiner Aufmerksamkeit, meiner Liebe und meines Herzens erobert, ohne überhaupt etwas dafür zu tun. Meine DIYs konnten nur einen winzigen Bruchteil meiner Liebe zum Ausdruck bringen, stellte ich fest, während ich meinen Sohn verliebt anstrahlte und hin und her schaukelte. Ich konnte mich gar nicht an ihm sattsehen. Meine Liebe war so viel größer, tiefer, reiner, allumfassender und bedingungsloser, als ich es mir jemals hätte vorstellen können.

„Entweder liebe ich mein Kind mehr als Gott mich liebt oder ich habe nie wirklich an seine bedingungslose Liebe geglaubt.“

Genau da schoss mir ein Satz in den Sinn, vielleicht der wichtigste meines ganzen Lebens. In jedem Leben gibt es entscheidende Vorher-Nachher-Momente. Für mich war die Geburt meines Sohnes einer und dieser Moment der nächste. Worte, die für mich unerwartet eine neue Lebensetappe aufreißen würden, klangen so laut in meinem Kopf, als hätte ich sie ausgesprochen:
„Entweder liebe ich mein Kind mehr als Gott mich liebt oder ich habe nie wirklich an seine bedingungslose Liebe geglaubt.“

Der Satz hallte minutenlang in mir nach. An vielen darauffolgenden, einsamen Tagen, wenn mein Mann arbeiten war, musste ich darüber nachdenken und grübeln. Nach und nach wurde mir klar, dass ich schon glaubte, dass Gott mich immer liebt, aber eher so, als wäre er aus irgendeinem Grund dazu verpflichtet. Als hätte er mal etwas unterschrieben und würde nun nicht mehr aus dem Vertrag herauskommen. Seine Aufgabe, mich zu lieben, wäre so viel leichter, wenn ich auch meine Pflichten erfüllen würde, entdeckte ich als Glaubenssatz in mir. Ich sollte mich nie sorgen, sondern ihm stets und immer danken, jeden Tag die Bibel lesen, beten und Lobpreislieder singen. Meine tiefe, unterbewusste Überzeugung war also, dass Gott mich liebt, weil er muss – damit er mich aber auch mag, sollte ich sicherlich was tun.
Dagegen glaubte ich fest daran, dass ich meinen Sohn niemals mehr oder weniger lieben könnte als in seinen ersten Lebenswochen. Ich hatte mich ihm komplett hingegeben, meinen Körper für ihn geopfert. Er durfte alles haben, was er

brauchte – auch den Platz, den es bei der Geburt eigentlich nicht gab. Ja, ich hatte mich sprichwörtlich für ihn aufgerissen. Ich kümmerte mich rund um die Uhr um ihn. Von ihm erwartete ich aber nichts als Gegenleistung.

Diese Erkenntnis ließ mein Herzensfundament wackeln. Stück für Stück erlaubte ich mir, mich von den Erwartungen, die ich mein Leben lang an mich gestellt hatte, zu befreien. Dinge, die ich machte, nur weil ich glaubte, ich sollte oder müsste sie tun, legte ich ab. Ich strebte nicht mehr danach, der Definition einer „guten Christin" zu entsprechen.
Ich hörte auf, Gottes Wohlgefallen verdienen zu wollen und erlaubte mir, herauszufinden, wer ich wirklich bin, was ich denke, was ich glaube und was ich tue, wenn ich ehrlich und authentisch bin. Wenn ich ich bin.

Und wenn er wirklich ein liebender Vater ist, wovon ich inzwischen in der Tiefe meines Herzens überzeugt bin, dann war das der Tag meiner Neugeburt. Der Tag, an dem Gott und ich miteinander ausatmen durften, weil ich ihm endlich zugestand, mich so zu lieben, wie ich bin.

... weil ich ihm endlich zugestand, mich so zu lieben, wie ich bin.

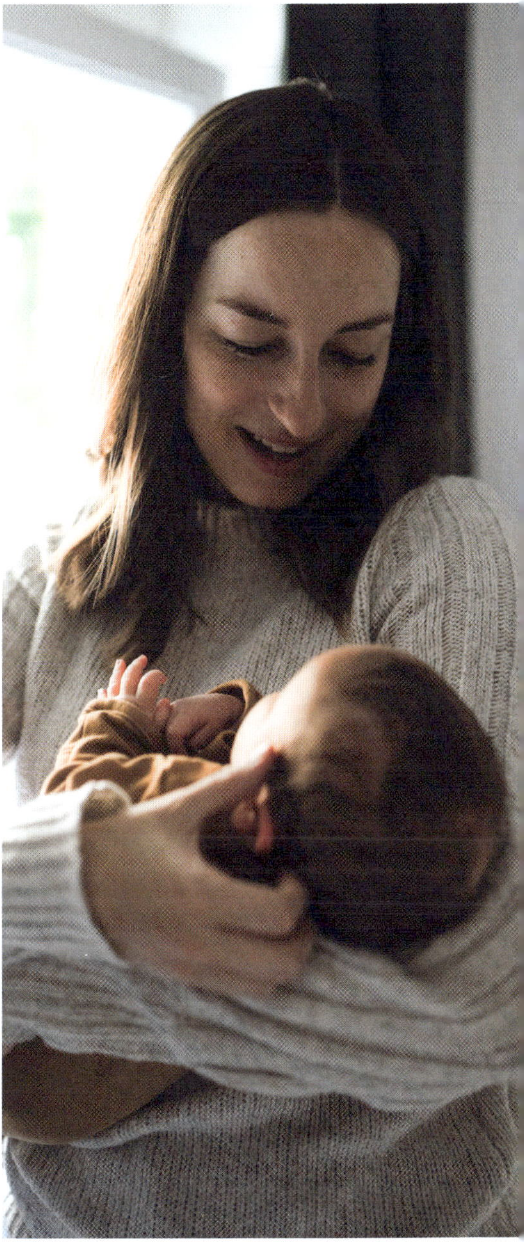

ÜBUNG: SELBSTGESPRÄCH

SARAH

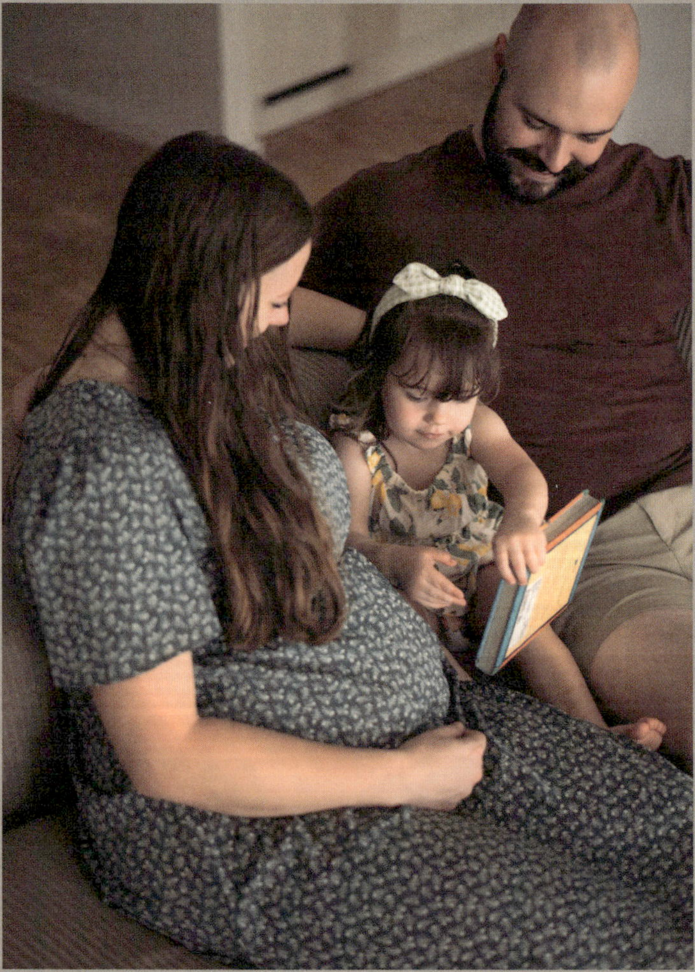

ÜBUNG: SELBSTGESPRÄCH

Wenn du dir selbst gegenübersitzen würdest, was würdest du dir sagen wollen? Vielleicht weißt du gar nicht, wie du so ein Selbstgespräch beginnen sollst. Dann erlaube mir, dich in eine bestimmte Richtung zu lenken. Setze dich dir selbst als eine freundliche Person gegenüber. Mindestens so freundlich wie du es zu anderen, vielleicht auch zu Fremden, bist. Und sage dir selbst all die freundlichen Dinge, die in letzter Zeit unausgesprochen geblieben sind.

- ◯ Hast du einen Fehler gemacht? Wie würde deine freundlichste Version von dir darauf reagieren?
- ◯ Bist du heute schwach und unausgeschlafen? Wie würde deine freundlichste Version dir wohl begegnen?
- ◯ Was denkt deine freundlichste Version von dir, wenn sie über die Geburt nachdenkt?
- ◯ Was möchte dir deine freundlichste Version über dich sagen, wenn sie deinen Körper ansieht?
- ◯ Was denkt die freundlichste Version von dir, wenn sie all die unerledigten und liegengebliebenen To-dos sieht?
- ◯ Was denkt sie über die Gefühle, die dich gerade bewegen?

Vielleicht möchtest du dabei in den Spiegel sehen. Vielleicht möchtest du das Gespräch in Gedanken durchspielen, vielleicht möchtest du es auch laut aussprechen. Eventuell fällt es dir leichter, wenn du ein Foto von dir in die Hand nimmst oder du möchtest das Gespräch aufschreiben und in einen geschlossenen Umschlag ins Babyalbum kleben: „Zum Öffnen, wenn dein Kind das erste Kind bekommt".

Und während du mit dir sprichst, höre genau hin. Denn vielleicht spricht hier nicht nur ein Mensch mit sich selbst. Vielleicht spricht hier auch Gott,

„denn er ist freundlich, und seine Güte währet ewiglich."

(1. Chronik 16,34, LUT)[13]

ÜBUNG: GRENZEN WAHRNEHMEN

SARAH

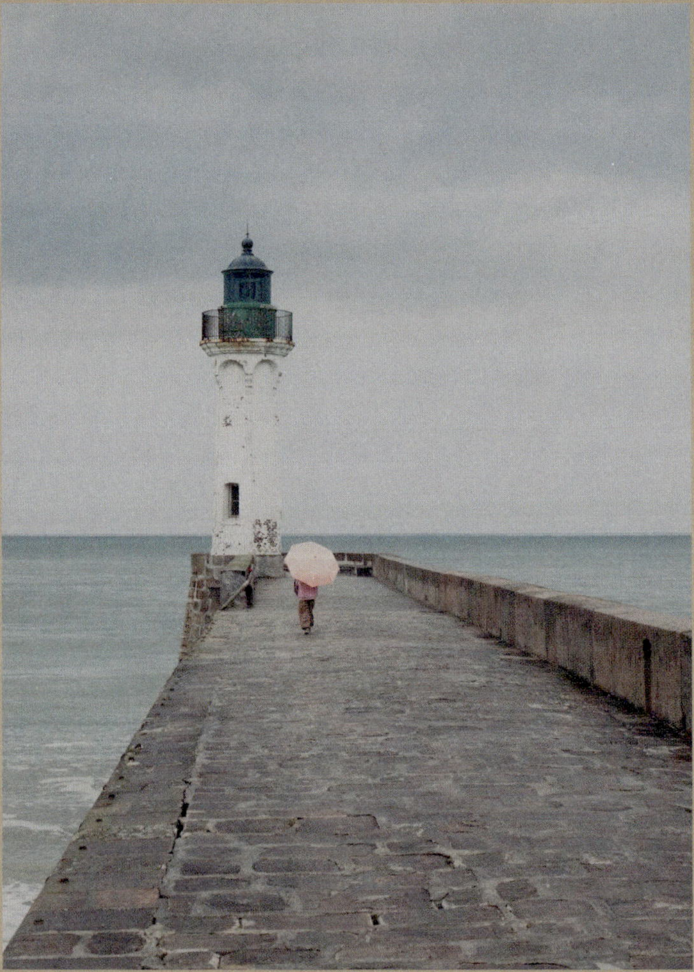

Dies ist eine kleine Übung fürs Wochenbett, die sowohl der Rückbildung als auch der inneren Abgrenzung dient.

Lege dich auf den Boden. Am besten auf einen harten Untergrund, vielleicht auf eine Yogamatte oder bleib einfach im Bett liegen. Vielleicht hast du jemanden in der Nähe, der dir die Anleitung mit ruhiger Stimme vorlesen kann. Lege nun deine Hand auf deinen Brustkorb. Spüre, wie er von unten durch den Boden und von oben durch deine Hand begrenzt und gehalten wird. Atme nun tief ein, sodass du die Begrenzung dehnst. Wenn du das Maximum erreicht hast, halte kurz inne und atme dann langsam und fokussiert durch einen schmalen Mund wieder aus, bis auch die allerletzte Luft aus deiner Lunge entwichen ist. Wiederhole dies dreimal.

Lege nun deine Hand auf deinen Bauch. Spüre wieder die Begrenzung von unten und von oben. Sollten dich irgendwelche Gedanken über die veränderte Beschaffenheit deines Bauches einholen, nutze den kurzen Moment, um dankbar an deinen Bauch zu denken. Bewundere seine Leistung, die Gebärmutter, die Plazenta, die Haut und Muskeln, die alle zusammengearbeitet haben, um Leben zu schenken. Du berührst den Ort, an dem das Wunder entstand. Lass dich mit Dankbarkeit und Ehrfurcht erfüllen. Spüre nun, wie dein Bauch von unten durch den Boden und von oben durch deine Hand begrenzt und gehalten wird. Atme nun noch einmal tief ein, sodass du die Begrenzung dehnst und dein Bauch sich nach oben wölbt und nach unten in den Boden drückt. Wenn du das Maximum erreicht hast, halte kurz inne und atme dann langsam und betont durch einen schmalen Mund wieder aus, bis auch die allerletzte Luft aus deiner Lunge entwichen ist. Wiederhole dies dreimal.

Lege nun deine beiden Hände seitlich an die Rippen. Sodass deine Daumen nach hinten zeigen und deine Finger parallel zu deinen Rippen verlaufen. Spüre, wie dein Brustkorb seitlich durch deine Hände begrenzt und gehalten wird. Atme nun tief ein, sodass du die Begrenzung in die Breite dehnst. Wenn du das Maximum erreicht hast, halte kurz inne und atme dann langsam und betont durch einen schmalen Mund wieder aus, bis auch die allerletzte Luft aus deiner Lunge entwichen ist. Wiederhole dies dreimal. Dieser Teil der Übung erfordert zunächst mehr Konzentration und klappt vielleicht nicht so gut wie die anderen. Das ist Übungssache. Sei freundlich zu dir.

Begrenzung ist Voraussetzung für die Stabilität deines Körpers.

Wenn du die Übung gemacht hast, hast du gespürt, dass dein Körper Grenzen hat. Diese Erfahrung ist für Babys und Mütter in den Wochen nach der Geburt besonders einprägsam. Mit einer Babymassage kann dein Baby eine ähnliche Erfahrung machen. Es spürt, wo der Körper beginnt und endet und diese Erfahrung schenkt Frieden. Besonders in einer Zeit voller Veränderung wie jetzt gerade.

Du selbst hast erlebt, wie du durch Atmung und Bewegung die Grenzen deines Körpers dehnen kannst und erfährst dadurch seine maximale Grenze. Weiter geht es nicht. Und soll es auch nicht, denn die Begrenzung ist Voraussetzung für die Stabilität deines Körpers.

So ist es auch mit deiner Seele. Vielleicht spürst du gerade den besonderen Drang, dein Leben „in Ordnung" zu kriegen, Dinge zu organisieren, keine offenen To-dos zu haben. Die sich ansammelnde Post, die sich ausbreitende Unordnung und die Unsicherheit der Zukunft machen dir zu schaffen. Sie lassen sich so schwer ertragen gerade. Vielleicht gibt es auch noch Konfliktpunkte mit deinem Partner oder andere offene Themen, die du am liebsten sofort klären würdest. Aber du hast Grenzen. Und diese Grenzen gerade jetzt zu akzeptieren, wird dir Stabilität geben.

Du darfst dir erlauben, dich hinzulegen, dich auszuruhen, heute Nacht einzuschlafen und all diese Dinge nicht geklärt zu haben. Gerade reichen deine Kraft und Aufmerksamkeit nur für die wichtigsten, wirklich dringlichen Dinge: die Pflege und Fürsorge für dich und dein Kind – und eventuell andere Familienmitglieder. Freie Kapazitäten kannst du nutzen, um dich zu feiern und zu entspannen. Tu dir etwas Gutes, anstatt all die „wichtigen" Dinge zu erledigen. Sie werden immer noch da sein, wenn du für sie bereit bist. Sie laufen nicht weg und die Welt wird sich weiterdrehen. Du darfst innerhalb deiner Grenzen zur Ruhe kommen und Stabilität finden.

WEISE WORTE

ALYSSA

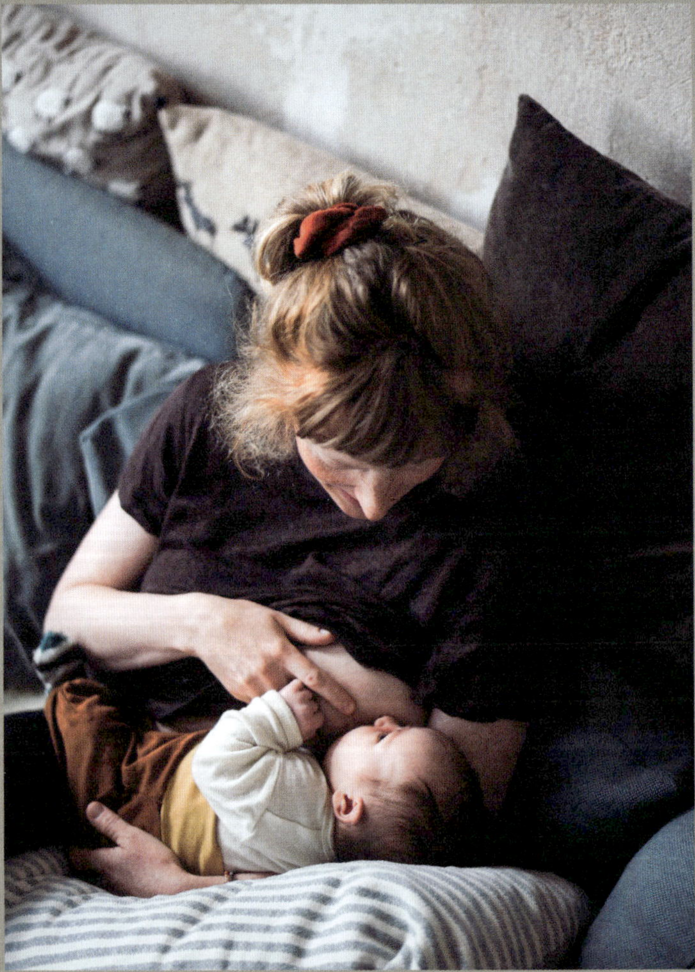

Das Gefühl, roh und verletzlich zu sein, verbindet die meisten Frauen im Wochenbett. Ein emotionaler Puffer ist kaum vorhanden, wenn überhaupt. Manchmal scheint es, als gäbe es keinen Filter mehr – als stünde nichts mehr zwischen Oberfläche und Tiefe. Es gibt Tränen, deren Ursachen nicht beim Namen genannt werden können. Sie fließen einfach mit dem Wochenfluss, der gleichermaßen unaufhaltsam ist.

Einige Tage nach meiner dritten Geburt kam meine Hebamme sanft in das Zimmer, in dem ich mit meinem friedlich schlafenden Baby auf dem Sofa lag. Sie setzte sich zu uns und fragte mich, wie es mir geht. Mit einem Kloß im Hals versuchte ich, meine überwältigenden Emotionen in Worte zu fassen.

Wenn eine Mutter sich öffnet, wird sie verletzlich.

„In einem Moment sind meine Glücksgefühle und Dankbarkeit so stark, dass eine kribbelnde Wärme meinen ganzen Körper durchströmt und Tränen über meine Wangen rollen. Im nächsten Moment steigen Tränen in meine Augen, weil mich eine Kleinigkeit verletzt oder mich Worte treffen, die es sonst nicht tun würden. Ich weine aus Ärger, Überforderung und Verzweiflung. Auch die Schmerzen der Nachwehen, die ich bei der Geburt mit stärkeren Kontraktionen nicht so empfunden habe, treiben mir die Tränen in die Augen. Es ist, als wäre mein Herz ganz wund."

Mit viel Verständnis nahm sie mir die Sorge, dass etwas nicht mit mir stimmt, und erklärte, dass es normal sei, in diesem Zustand so zu fühlen. Wenn eine Mutter sich öffnet, wird sie verletzlich. Eine Tiefe in ihr wird plötzlich zugänglich, die sonst geschützt ist. Diese Tiefe, die im Wochenbett vorhanden ist, ermöglicht es der Mutter, in kürzester Zeit eine Bindung zu ihrem Baby aufzubauen. Je offener sie ist, desto besser … und natürlich, desto größer auch das Potential, Schmerz zu empfinden.

Erst bei meinem dritten Wochenbett verstand ich diesen Zusammenhang. In dieser sensiblen Zeit war ich offen, verwundbar, empfindlich und verletzlich, um dieses Kind in mein Herz zu schließen. Das machte die Achterbahn der Gefühle nicht weniger intensiv, aber ich konnte diese breite Palette an Emotionen einordnen und umarmen, die immer wieder unvorhersehbar in mir sprudelte.

Eine Mutter ist nicht „zu" irgendwas, wenn sie viel und intensiv fühlt. Sie ist genau richtig.

TEIL 3

DANACH

ERSTES BABYJAHR

ODE AN DAS WOCHENBETT

SARAH

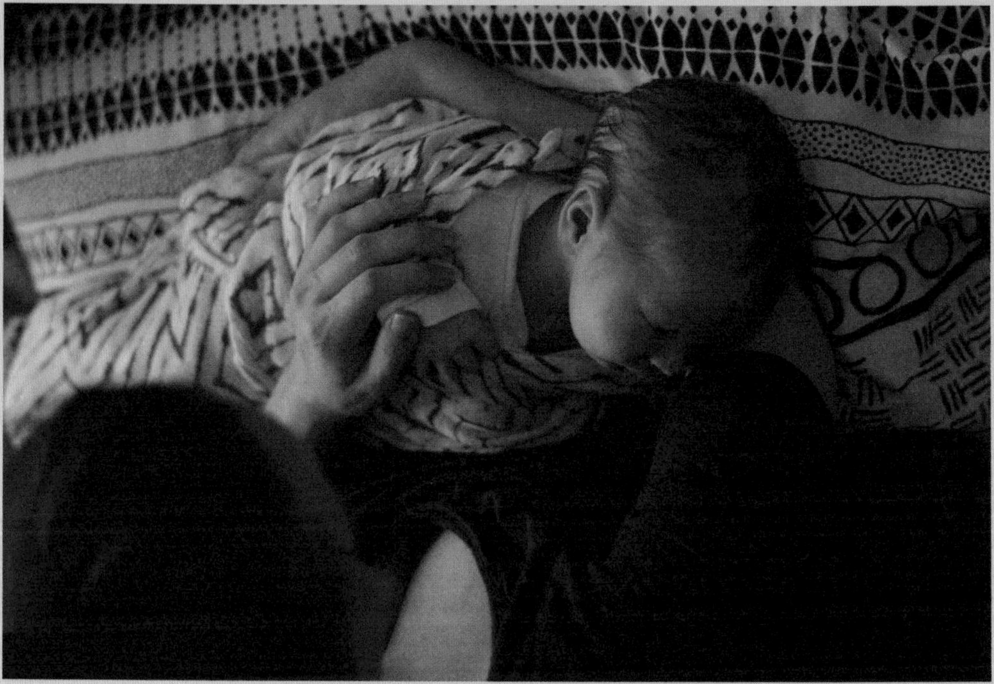

Wochenbett ist für mich Trotz. Ich trotze dem Glauben, unersetzlich zu sein. Ich lege mich hin und bleibe im Bett, um mir selbst zu beweisen, dass ich nicht so wichtig bin, wie ich manchmal denke. Wochenbett bedeutet für mich, liegen zu bleiben und mich auf nichts außer auf meine Regeneration und die Pflege meines Babys zu konzentrieren. Alle anderen Rollen und Aufgaben, die ich innehabe, bleiben in dieser Zeit liegen oder werden von anderen wahrgenommen.

Wochenbett bedeutet Partnerschaft. Denn einer tut in dieser Zeit (alleine), was ich sonst tue oder was wir zusammen tun. Weil ich etwas getan habe, das nur ich tun konnte. Er betreut die anderen Kinder und macht den Haushalt – in den ersten Tagen bringt er mir auch Essen und Trinken ans Bett. Mit jedem weiteren Kind wurde die Partnerschaft in dieser Zeit weniger romantisch. Ja, es war ein Funktionieren. Und beim vierten Kind brauchte es kaum noch Worte. Es war ein blindes Verstehen und aufeinander eingespielt sein.

Es ist eine Wertschätzung meinem Körper gegenüber.

Wochenbett ist für mich Feminismus. Es verdeutlicht die Überzeugung, dass dieser weibliche Körper so viel geleistet hat und es verdient und nötig hat, gepflegt zu werden und sich zu regenerieren. Es ist eine Wertschätzung meinem Körper gegenüber und ein Investment in die Zukunft in diesem Körper. Es ist die Erkenntnis, dass das, was in den letzten Monaten passiert ist, mit nichts Männlichem gleichzusetzen oder gegenüberzustellen ist – und dass dies auch nicht nötig ist. Es ist, wenn man so will, eine Abgrenzung zur Männlichkeit und eine Feier der Weiblichkeit.

Wochenbett ist Mut. Der Mut, der sich der Angst, dass die anderen es ohne mich nicht schaffen oder Dinge unerledigt bleiben, entgegenstellt. Es ist der Mut, der sich mit jedem Tag tiefer in der Seele niederlässt, der anerkennt, dass sich die Welt dreht – auch wenn meine stillsteht. Dass auch meine sich wieder drehen wird. Es ist der Mut, still zu sein.

Das Wochenbett ist auch ein Schutzraum. Das Bett ein sicherer Ort, das Schlafzimmer ein privater Raum, der besonders in dieser Zeit eine Heiligkeit ausstrahlt. Sensible Besucher werden leise, betreten das Zimmer ehrfürchtig und langsam. Das Wochenbett schützt mich vor der Grausamkeit der Welt da draußen. Traurige Geschichten und Schicksalsschläge haben keinen Raum im Wochenbett, sie würden zu tief treffen. Es hält Nachrichten, Schrecken, Krankheiten und Kapitalismus von mir fern und schützt so nicht nur meinen Körper, sondern meine offene Seele.

Die Ruhe des Wochenbettes lässt Achtsamkeit wachsen. Die Verbindung der Körper von Mama und Baby ist mit der Nabelschnur beendet und im Wochenbett beginnt die Beziehung der Seelen zu wachsen. Diese Verbindung ist nicht ganz neu, sie ist bereits in der Schwangerschaft gereift, doch für viele Mütter ist sie noch nicht sehr spürbar in den ersten Tagen. In der Ruhe und Abgeschiedenheit des Wochenbetts hat sie perfekte Voraussetzungen, zu wachsen. Mama und Baby können hier ungestört aufeinander achten. Die kleinen, sich langsam entfaltenden Gesichtszüge des Babys können beobachtet werden. Vorlieben werden entdeckt und Blicke ausgetauscht. Zu Beginn des Wochenbetts sind Mutter und Baby wie zwei übernatürlich verbundene Fremde. Doch das Wochenbett birgt die Chance, sie in wenigen Wochen zu übernatürlich Verbündeten zu machen: Mama und Baby, die einander kennen, nachdem sie eine sehr intensive Zeit miteinander verbracht haben.

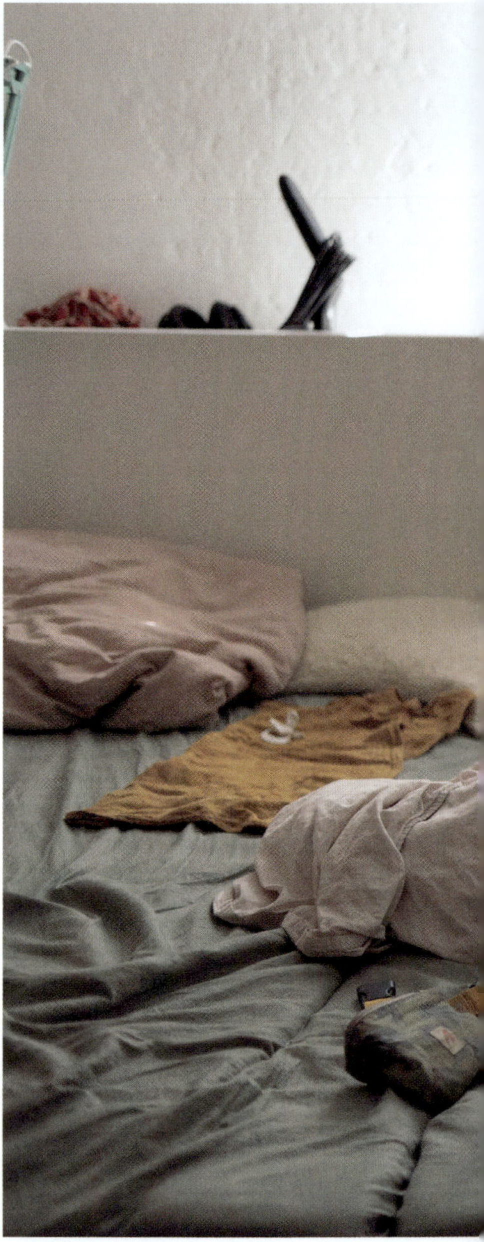

Am 14.10.2021 habe ich das Wochenbett meines vierten Kindes abgezogen und gewaschen. Jeden Morgen hatte ich dieses Bett aufgeschüttelt und mit einer Tagesdecke für den Tag abgedeckt. Hier habe ich die ersten Male gestillt, die ersten Nächte gewacht. Hier ist mein Körper geheilt und hier habe ich mein Baby kennengelernt. Einige Tage kamen mir langweilig vor. Einige Nächte schienen endlos. Ich habe geweint und gelacht, geflucht und tiefe Freude empfunden. Ich durfte mich erholen, habe mich wertgeschätzt. Doch nun endete diese Zeit das letzte Mal. Wehmut und Dankbarkeit erfüllten mich. Ich öffnete das Fenster, lüftete den Babyzauber. Nun begann der Alltag und ich würde diese Zeit wie heilig in Erinnerung behalten.

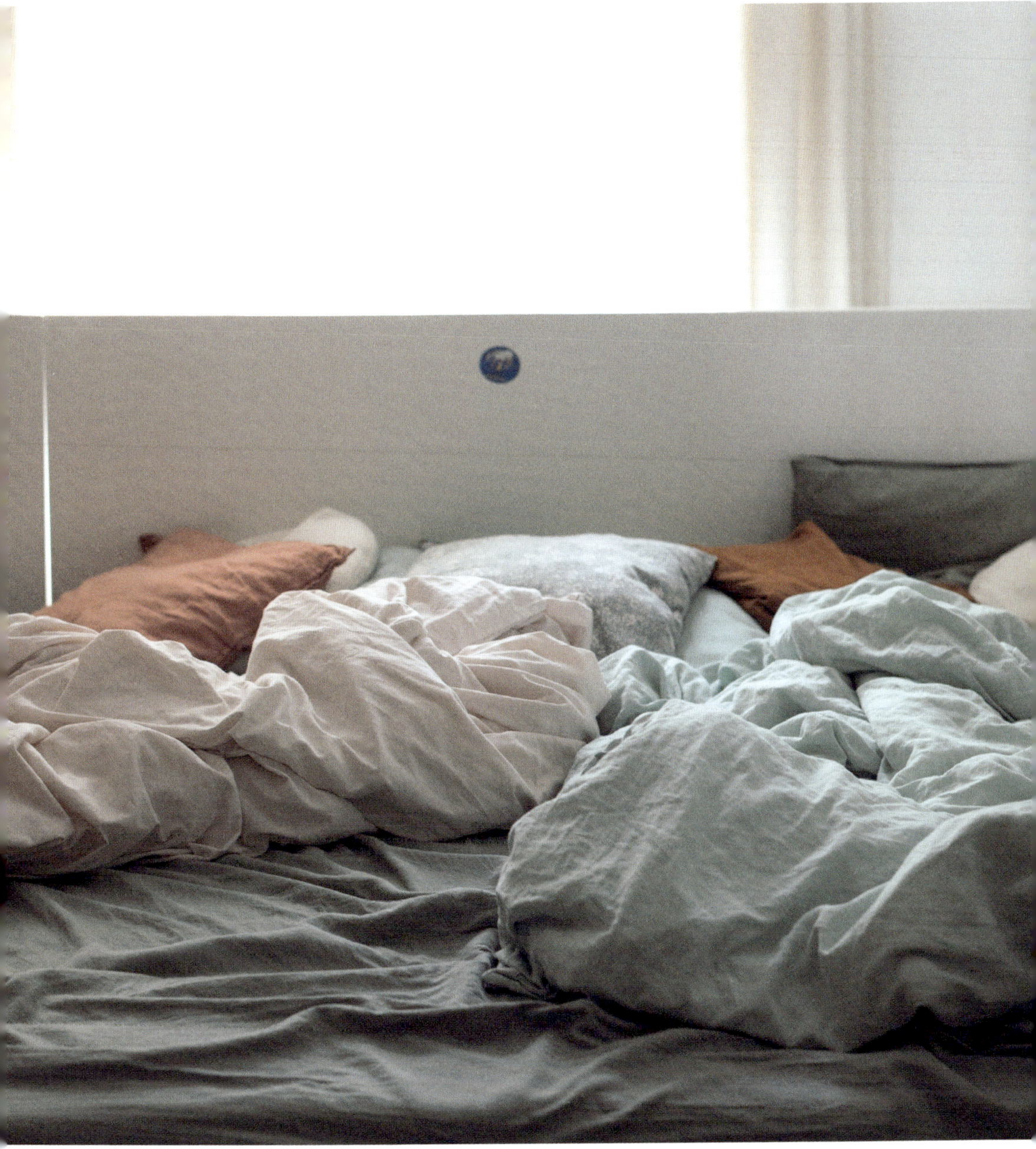

ZU TISCH

KATHARINA

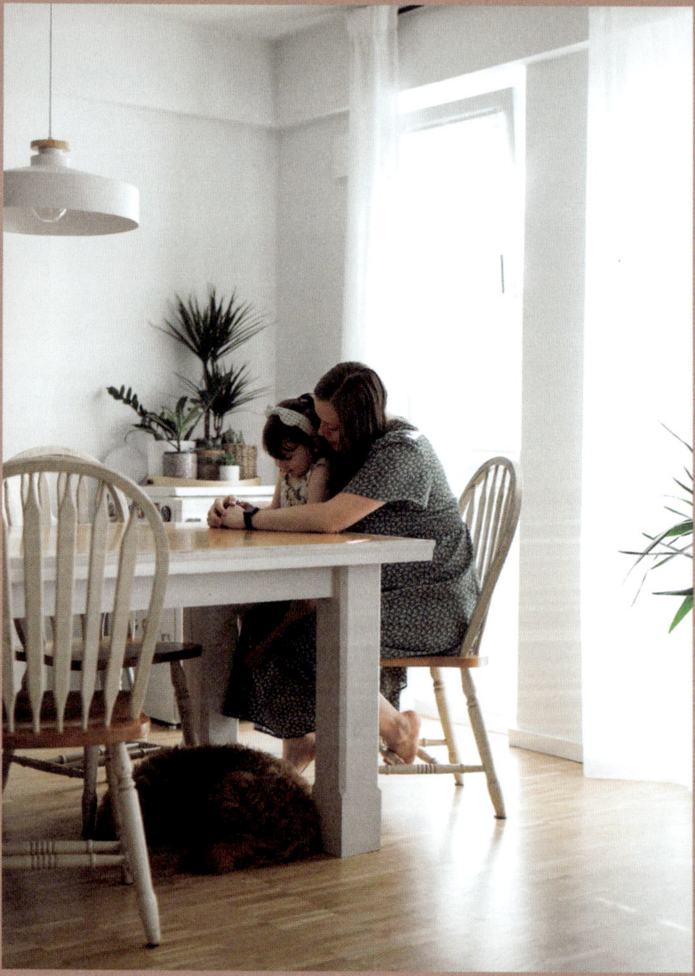

Ich hatte lange den Wunsch nach einem großen Tisch, an dem Menschen in Frieden zusammenkommen können, an dem Hoffnung weitergegeben werden kann, ebenso wie gutes Essen, Vertrauen und die Freude an kleinen Dingen. Als wir in unser Haus zogen, kauften wir uns diesen großen Tisch, mit vielen zusammengesammelten Stühlen. Unser erstes Kind war drei Jahre alt, unser zweites Kind gerade erst geboren. Wir fingen an, Leute zu uns einzuladen. Doch schon beim ersten Treffen verlief der Abend anders als gedacht, denn ich verbrachte ihn mit dem völlig überforderten Kleinkind im Obergeschoss, während mein Mann unten mehr mit dem Baby als mit den Gästen beschäftigt war. Auch die folgenden Treffen verliefen ähnlich. Immer wenn Besuch kam, artete es aus: Das Baby weinte, machte zu den unpassendsten Momenten in die Windeln, wollte dauernd gestillt werden. Der Dreijährige schrie, trampelte, provozierte – die Stimmung war zum Zerreißen gespannt, was für niemanden schön war. So schlossen wir die Tore. Es fühlte sich für uns falsch an, Menschen einzuladen, um ihnen eine gute Zeit zu ermöglichen, zu dem Preis, dass unsere eigenen Kinder eine schlechte hatten. Unser Haus wurde wieder leer. Nur das Gefühl, gescheitert zu sein, blieb. Ich wollte so gern beiden gerecht werden, den Gästen und unseren Kindern, doch der Plan ging nicht auf.

Nun, viele Jahre später ist unser Tisch immer gefüllt. Nur zwei Plätze sind nicht durch Familienmitglieder besetzt, dafür aber durch die Freunde unserer Kinder. Als ich mich gestern beim Abendessen umschaute, musste ich lächeln, denn ich sah, dass mein Wunsch von vielen Menschen an einem Tisch wahr wurde. Menschen, die Unterstützung und Begleitung brauchten, einen Ort, an dem sie sich willkommen und sicher fühlten, die aßen und tranken, lachten und weinten. Mir wurde klar, dass die Tore nie geschlossen wurden, denn die Menschen, die diesen Tisch so dringend brauchten, waren die ganze Zeit hier.

Die Menschen, die diesen Tisch so dringend brauchten, waren die ganze Zeit hier.

DREI MONATE

ALYSSA

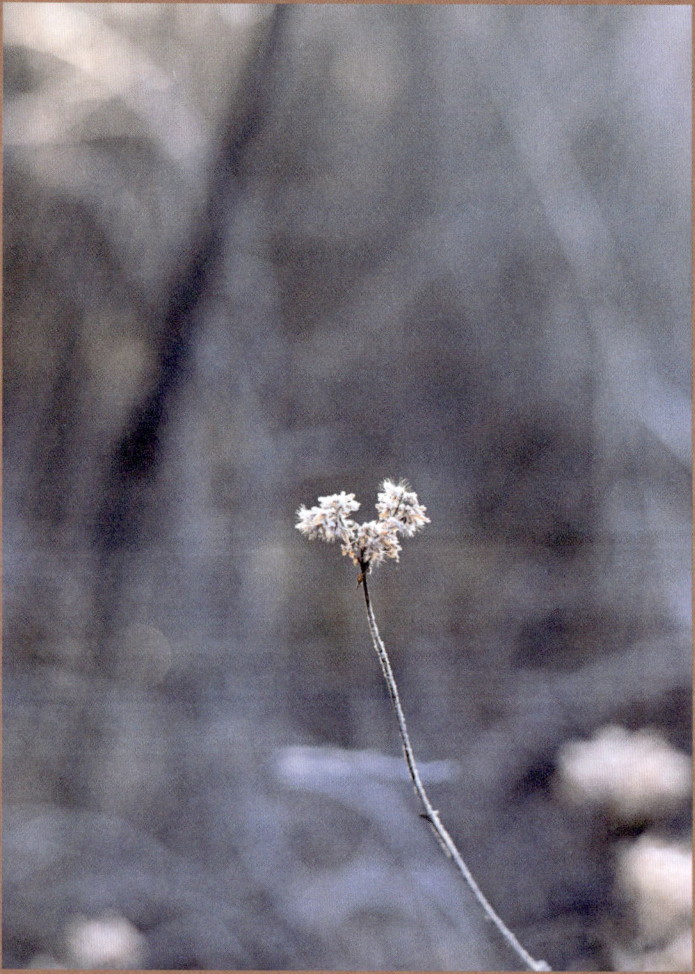

DREI MONATE

„Drei Monate“, sagen sie
Dann verschwinden deine Schreie
... Vielleicht
Sicher ist es nicht

Drei Monate aushalten
Dabei frag ich mich, wie ich die nächsten
30 Minuten überleben soll
Wenn es einfach nur so weitergeht
Ich will eigentlich genießen
Die Zeit, von der alle sagen, dass sie so
Schnell vergeht
Schwups, wirst du ein Schulkind sein
Ich kann mir doch nicht wünschen
Vorzuspulen
Das Leben macht das von allein

Außer hier

In einem Raum, in dem die Klänge hallen
So sehr, dass meine Ohren pochen
Auch wenn du mal schläfst

Das hält nie lange an
Dann schlägst du wieder Alarm
Du findest nur allmählich Ruh'
Nach dem Stillen, Wickeln
Summen, Wiegen
Durch-das-Zimmer-Tragen, Singen
Bauchmassage, Badewanne

Auf meiner Brust
Schläfst du dann ein
Ich trau mich kaum zu atmen

Ich schaue dich an
Langsam verschwinden die Falten
Auf deiner Stirn

Es gibt niemanden, der dich besser kennt
Trotzdem bist du mir noch fremd
Ich weiß nicht
Was du brauchst

Manche meinen: Fencheltee
Nicht stillen kurz vorm Schlafengehen
Bauchwehtropfen sollen helfen
Meine Ernährung müsste ich umstellen

Alles „Hilfen“ ungefragt
Ich probiere trotzdem alles aus
Alles bringt uns nichts

„Drei Monate“, sagen sie

Selbst wenn ich wüsste
Ich hätte nicht versagt
Ich kann für dich da sein
Das ist genug
Wären drei Monate trotzdem
Ermüdend, belastend, herzzerreißend

Aber glaubte ich, deine Mutter zu sein
Wäre ausreichend
Auch wenn du noch weinst

Würde ich dir nicht mehr „Alles gut“, sagen
Sondern beruhigt:
„Gut wird es irgendwann sein“

ENTSPANNTE MÜTTER

SARAH

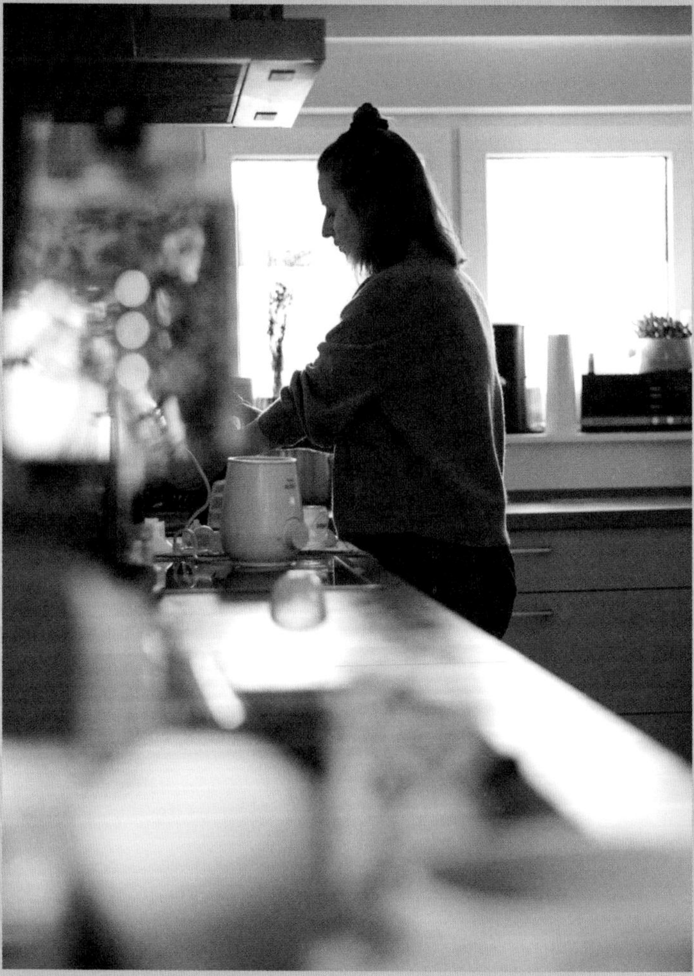

„Entspannte Eltern haben schließlich entspannte Kinder", hört man es ja immer wieder mal altklug daherreden. Und vermutlich ist da auch etwas dran. Doch was dieser Satz tatsächlich mit mir macht, ist nicht, mich zu entspannen. Nein, er macht mir noch mehr Druck, doch bitte selbst in einer der intensivsten Phasen meines Lebens ganz entspannt zu sein.
Vielleicht wurde auch an dich als junge Mutter schon der Anspruch gestellt, zufrieden, klar und deiner Sache sicher zu sein. Und vielleicht geht es dir wie mir: Du bist es nicht. Du fragst dich, welches Bett, welches Transportmittel und welchen Geburtsort du wählen sollst. Welche Einstellung und Vorbereitung auf die Geburt ist die richtige? Welche Hebamme? Welches Rollenmodell? Welche Wandfarbe? Welches Bett, welche Kleidung, welche Nahrung, welche Einstellung und welcher Ratgeber? Und all das läuft jetzt ja zusätzlich zu deinem bisher auch nicht langweiligen Leben ab. Da sind so viele Fragen und so viele Unsicherheiten und so wenig Gelassenheit.

Das nennt man Liebe. Und Liebe ist nicht immer entspannt.

Auch nach zehn Jahren Mutterschaft und vier Kindern erlebe ich regelmäßig Momente, in denen ich daran zweifle, ob ich das richtig mache. Ich sorge mich um meine Kinder und bin ganz häufig kein bisschen entspannt, wenn ich merke, dass es ihnen nicht gut geht. Ich bin nicht immer die selbstsichere und starke Mutter, die ich manchmal lieber wäre. Die entspannte Mutter, bei der natürlich auch die Kinder super entspannt sind. Und weißt du, wie man das nennt, wenn man sich so verausgabt und anstrengt und sein Allerbestes gibt? Das nennt man Liebe. Und Liebe ist nicht immer entspannt.

Diese tiefe Liebe, der Wunsch, nur das Beste für diesen kleinen neuen Menschen zu wollen, und die Verantwortung, Entscheidungen für einen schutzbedürftigen, jungen Menschen treffen zu müssen, können uns schlaflos und sorgenvoll sein lassen und all unserer Entspannung berauben. Deshalb sind wir keine „unentspannten Helikopter-Mütter". Unsere Zweifel und Sorgen sind Ausdruck unserer Liebe. Sie sind so normal wie die Freudentränen nach der Geburt. Und vermutlich liegt die tatsächliche Entspannung darin, sich mit der Verletzlichkeit, Fehlbarkeit und Unsicherheit anzufreunden. Es sind die Bausteine, aus denen authentische, liebevolle Mutterschaft gemacht ist.

MEINE REISE MIT RE-PARENTING

ALYSSA

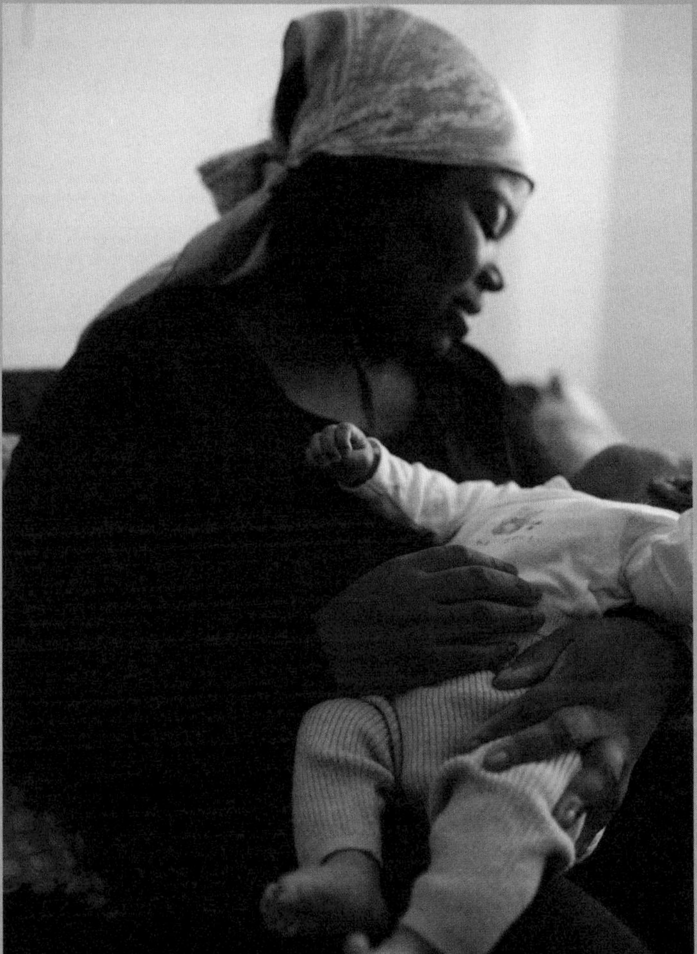

Wenn man mich als Dreijährige fragte: „Was möchtest du einmal werden, wenn du groß bist?", war meine Antwort stets: „Mama". Schon immer wusste ich, dass ich eines Tages Mutter sein möchte.

Mir war auch bewusst, dass die Mutterschaft mich verändern würde. Ich sehnte mich nach der Freude und dem unvergleichlichen Genuss, kleine Menschen auf die Welt zu bringen und die wichtigste Person in ihrem Leben zu sein. Als junge Frau ließ ich den Gedanken zu, dass das Muttersein manchmal herausfordernd und überwältigend sein würde. Doch die Vorfreude überwog immer – die Vorfreude darauf, mich endlich zu der Person zu entfalten, die ich schon immer in mir schlummern spürte.

Mit 24 Jahren hielt ich mein erstes Kind in den Armen. Bevor ich das Krankenhaus mit ihm verließ, dachte ich daran, wie froh ich war, dieses Kind zunächst „nur" versorgen zu müssen. „Wie gut, dass du mich noch nicht anlügen wirst", sagte ich ihm schmunzelnd, als ich seine ersten Windeln wechselte – eine Herausforderung, der ich mich bereitwillig stellte.

„Wie gut, dass du mich noch nicht anlügen wirst", sagte ich ihm schmunzelnd.

Wenn ich es mal nicht schaffen sollte, eine klebrige Windel geschickt zu wechseln, würde es eben mehr Wäsche geben. Aber wenn ich später in der Erziehung etwas falsch machen würde, könnte ich die Herzen meiner Kinder nicht einfach in einem Haushaltsgerät von meinen Fehlern bereinigen.

Es beruhigte mich, zu erkennen, dass ich als Mutter zunächst bei den Dingen gefragt war, die im Vergleich zu den großen Erziehungsfragen klein schienen. Ich fokussierte mich auf das, was unmittelbar vor mir lag, was sowieso einnehmend war, und vertraute darauf, dass ich Stück für Stück gemeinsam mit meinem Kind wachsen würde. Das tat und tue ich noch bis heute mit meinen drei Kindern.

Als mein Baby sich allmählich zu einem Kleinkind entwickelte, stellte ich fest, dass kleine Kinder keine Scheu haben, sie selbst zu sein. Mein Baby kümmerte sich nie darum, ob sein stundenlanges Schreien meinen Ohren schaden könnte. Mein Kleinkind reagierte auf das Wort „Nein" meist nur mit einem schelmischen Grinsen, das meine Geduld auf die Probe stellte, und zeigte hemmungslos seinen Unmut, wenn ihm etwas nicht passte. Es machte sich keine Gedanken darüber, ob andere es sehen oder hören konnten, und drückte seinen Ärger mit seinem ganzen kleinen Wesen aus, während ich am liebsten im Boden versunken wäre vor Peinlichkeit, „diese" Mutter mit „so" einem Kind zu sein. Gleichzeitig bewunderte ich, dass mein Kind etwas konnte, was ich verlernt hatte. In mir brodelte eine Mischung aus Frust, Überforderung, Freude und Schmerz, während ich lernte, mit einem willensstarken Kind umzugehen. Dabei fragte ich mich immer wieder, wann ich aufgehört hatte, so kompromisslos ich selbst zu sein wie mein Sohn.

Es war, als ob mir Schuppen von den Augen fielen: Ich erkannte, dass ich mich stets auf die Stimmungen und Reaktionen anderer fixierte und anpasste. People-Pleasing-Profi hätte man mich damals nennen können. Ich war so gut darin, es allen recht zu machen, dass ich wirklich glaubte, mein Glück hinge davon ab, andere glücklich zu machen.

Irgendwann wagte ich es, mir die Frage zu stellen: „Tue ich das wirklich aus Freude oder vielleicht auch aus Angst?" Auf meine ehrliche Antwort hin, dass ich überhaupt keine Ahnung habe, was ich wirklich denke, glaube oder will, fragte ich mich, ob ich jemals wieder meinen wahren Kern finden würde.

Ich wurde mir meiner eigenen Prägung immer bewusster.

Die langen Tage, die ich größtenteils allein mit meinem Kleinkind verbrachte, wirkten nach außen monoton. Wir bewegten uns täglich zwischen Spielplätzen, Spaziergängen, Mahlzeiten, Schläfchen und dem Versuch, dem Chaos zu Hause hinterherzukommen. Doch in meinem Inneren tobte ein heftiger Wirbelsturm. Ich wurde mir meiner eigenen Prägung immer bewusster und setzte mich intensiv mit ihren Auswirkungen auseinander.

In dieser Zeit ging meine Re-Parenting Reise mit Schwung voran. Als Kind hat man nicht die Möglichkeit, sich selbst zu prägen. Doch als erwachsene Person kann man, auch wenn es leichter gesagt als getan ist, den Stift in die Hand nehmen und die eigene Lebensgeschichte weiterschreiben. Glaubenssätze können gründlich hinterfragt und, wo nötig, umgeschrieben werden.

An der Grenze zwischen Herausforderung und Überforderung findet das meiste Wachstum statt.

Es gibt ein Maß an Erschöpfung, das nur dann erreicht wird, wenn etwas im Herzen pausenlos bewegt wird und die Gedanken unaufhörlich kreisen. Am Ende des Tages mag es so aussehen, als hätte man nichts geschafft, doch innere Prozesse zuzulassen kostet enorm viel Kraft. Wenn dann noch die Verantwortung für ein Kind hinzukommt, ist es kein Wunder, dass einen der Alltag überwältigt, auch wenn er simpel erscheint.

An der Grenze zwischen Herausforderung und Überforderung findet das meiste

Wachstum statt. Ich glaube, es gibt keinen stärkeren Katalysator für Reife und innere Heilung als Mutterschaft. Vielleicht liegt es an dem Meer der Gefühle, das eine Mutter durchfährt, oder an dem Schlafmangel und der Erschöpfung auf vielen Ebenen, die den Widerstand verringern und Dinge an die Oberfläche kommen lassen. Was uns sicherlich auch wachsen lässt, ist, durch unsere Kinder die verschiedenen Stadien unserer eigenen Kindheit noch einmal Revue passieren zu lassen und uns selbst durch neue Augen zu sehen.

... und spreche zu meinem inneren Kind: „Hör gut zu. Das gilt auch für dich."

Re-Parenting ist Übungssache. Wie viele Hunderte oder Tausende Wiederholungen braucht es, bis ein Kind lernt, zu laufen oder zu sprechen? Genauso benötigen wir als Erwachsene viele bewusste Wiederholungen und viel Geduld, um alte Muster zu durchbrechen. Über Jahre hatte ich das Gefühl, mich zwingen zu müssen, meine Gefühle zuzulassen und in ihnen zu verweilen, weil ich in meiner Kindheit verinnerlicht hatte, dass sie zu unangenehm seien.
Wenn eine Mutter mit dem Kind geboren wird, braucht auch sie eine Mutter. Immer wieder nehme ich mich selbst bewusst an die Hand, besonders wenn ich meine Kinder mit Liebe durch ihre Gefühlsstürme begleite, und spreche zu meinem inneren Kind: „Hör gut zu. Das gilt auch für dich." Es ist eine einfache Übung, die mir hilft, mir selbst dieselbe liebevolle Fürsorge zu geben, die ich meinen Kindern schenke. Es ist eine Erinnerung daran, dass auch ich es wert bin, in meinen schlimmsten Momenten geliebt zu werden. Jeder Gefühlssturm, den ich gemeinsam mit einem meiner Kinder durchstehe, bietet mir die Gelegenheit, selbst ein Stück mehr zu heilen.
Ich habe gelernt, mich selbst mit Augen der Liebe zu sehen, anstatt durch die Linse des Perfektionismus. Inzwischen kann ich vor dem Spiegel stehen, ohne negative Gedanken zu empfinden, obwohl mir das früher zuhauf so vorgelebt wurde. Ich halte es aus, unterschiedliche Emotionen gleichzeitig in mir zu empfinden und dass das Meiste im Leben nicht nur schwarz oder weiß ist.
Ich höre meine Kinder manchmal zu sich selbst Dinge sagen wie: „Alle machen manchmal Fehler. Hmm, was können wir jetzt machen?", anstatt mit Empörung über sich selbst zu reagieren.

Indem ich mich selbst annehme und heile, kann ich auch meinen Kindern ein authentisches und liebevolles Vorbild sein. So wachsen wir gemeinsam – meine Kinder und ich – denn wahres Wachstum findet oft in den stillen, unscheinbaren Momenten des Alltags statt.

ICH WILL NICHT NUR, DASS DU GLÜCKLICH BIST

ALYSSA

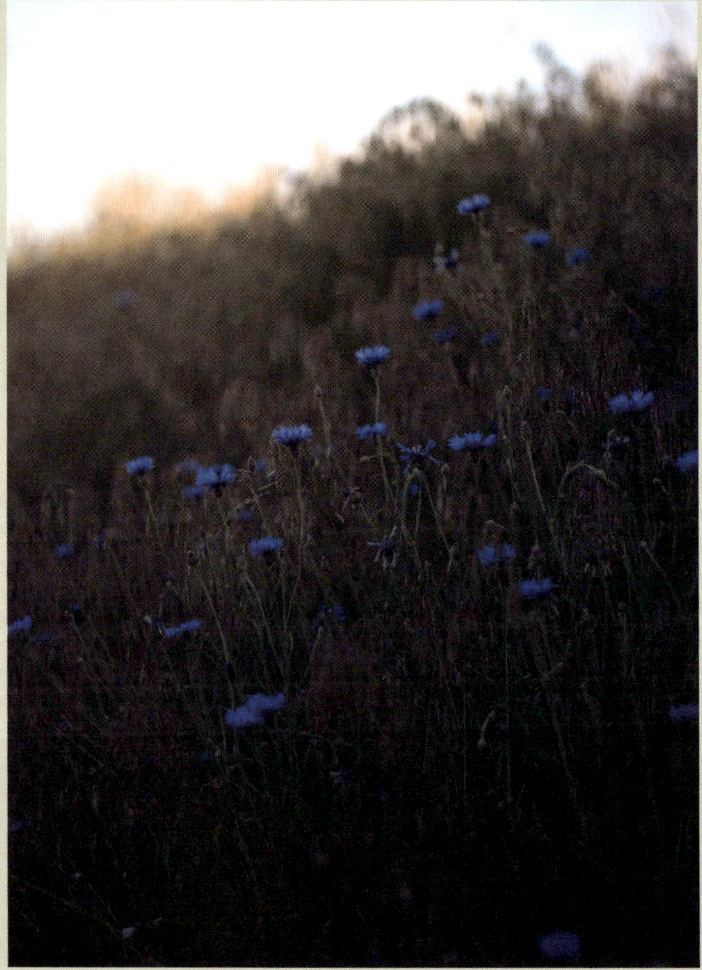

ICH WILL NICHT NUR, DASS DU GLÜCKLICH BIST

Ich will nicht nur, dass du glücklich bist
Geschweige denn
Dass du mich glücklich machst
Ich hoffe, du weißt das, mein Kind

Denn was ist,
Wenn dein Herz einmal bricht?
Oder wenn dir Unrecht widerfährt?

Wenn du alles gibst
Und es trotzdem nicht reicht?
Wenn du Dinge tust
Die du später bereust?
Dann will ich nicht nur
Dass du glücklich bist

Die Freude, die dein Lachen in mir weckt
Soll niemals zu deinem Auftrag werden
Es ist nicht deine Aufgabe
Mir ein Lächeln ins Gesicht zu zaubern

Du darfst so sein, wie du bist
Auch wenn es mich manchmal
Verrückt macht
Will ich nicht nur
Dass du mich glücklich machst

Ich könnte versuchen
Alles richtig zu machen
Dir immer das Beste
Von allem zu schenken
Doch leider kommt niemand
Unversehrt durchs Leben

Viel wertvoller ist es
Dir zu zeigen
Wie man trauert, ohne sich zu schämen
Wie man Ärger spürt, ohne zu verletzen
Wie man sich selbst mit Liebe begegnet
Wie man andere um Vergebung bittet
Ich lebe es vor
Aber muss es noch lernen
Meine größte Aufgabe ist es
Darin zu wachsen
Mein Streben nach Perfektion loszulassen

Denn nur Glück zu empfinden
Wäre viel zu wenig
Es fühlt sich an wie ein
Wunderschöner Käfig
Als stünde man am Strand
Und bewunderte nur die Muscheln
Ohne je den Blick zu den Wellen zu heben

Es gibt so viel mehr

Und ich werde dich begleiten
Durch die Höhen und Tiefen
Durch deinen Garten von Gefühlen:
Ärger, Wut, Trauer, Schmerz
Freude, Enttäuschung
Dankbarkeit, Angst
Aufregung, Erleichterung
Leichtigkeit, Gelassenheit

Du kannst versuchen, dich zu schonen
Doch das Leben hinterlässt seine Spuren

ICH WILL NICHT NUR, DASS DU GLÜCKLICH BIST

Du kannst nicht ein Gefühl verschließen
Ohne auch die anderen zu verlieren
Daher will ich nicht nur
Dass du glücklich bist

Ich will, dass du so sehr liebst
Dass du auch einmal verletzt wirst
Dass du so sehr weinst
Dass du nicht mehr weißt, wie man aufhört
Dass du weißt, wie es klingt
Wenn du lauthals schreist
Dass du es aushältst
Wenn alles schweigt
Dass du für das einstehst
Was dir wichtig ist

Ich hoffe
Du wirst nicht immer allen gefallen
Denn dafür bist du
Nicht gemacht

Ich will nicht nur
Dass du glücklich bist
Mein größter Wunsch ist es
Dass du lebst

Mit all deinen Farben und Facetten
Mit deinen Fragen, Zweifeln, Träumen
Mit jeder Faser deines Seins
Mit jedem Lachen
Und jedem Weinen

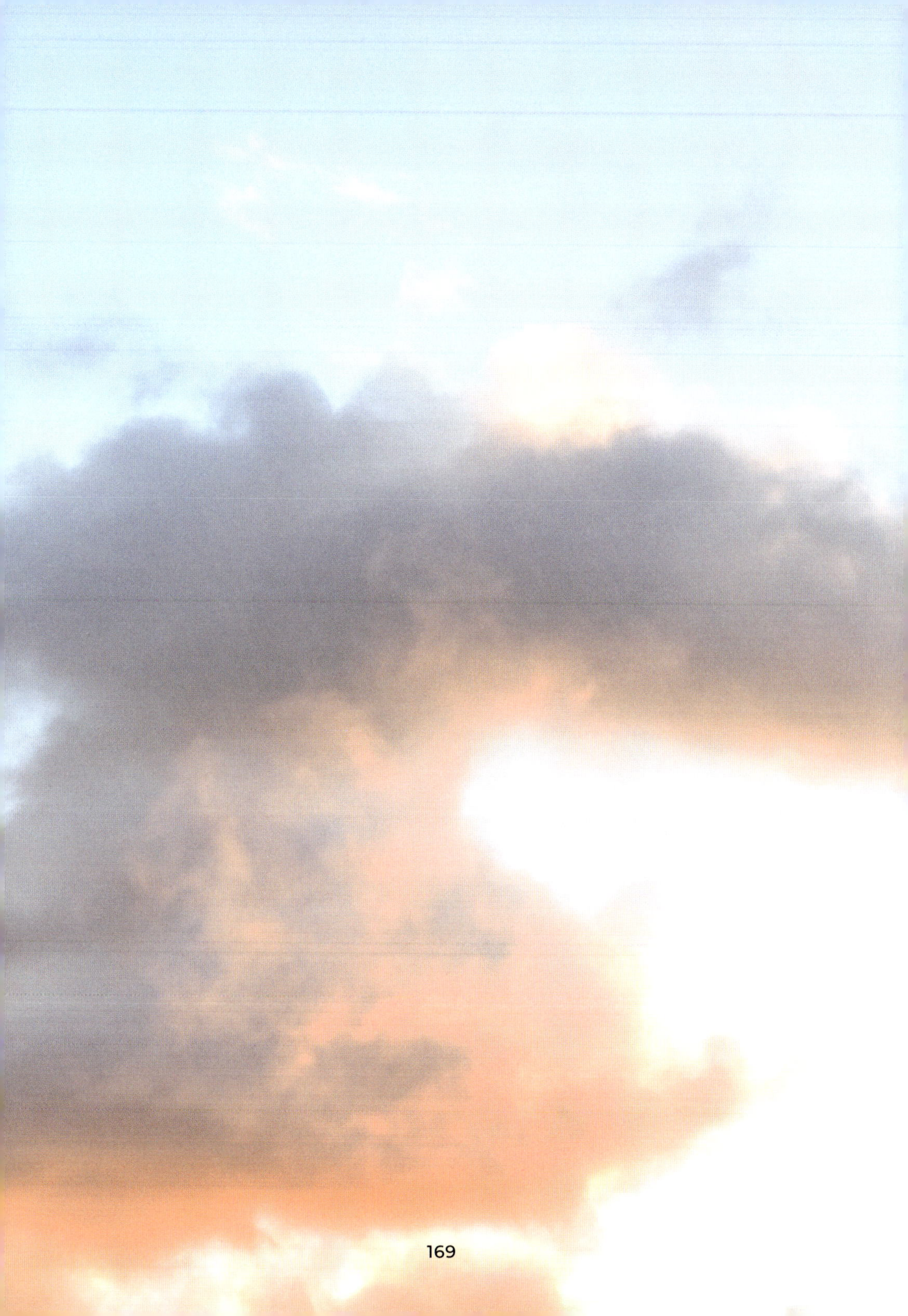

KRABBELGRUPPE UND VERGLEICHE

KATHARINA

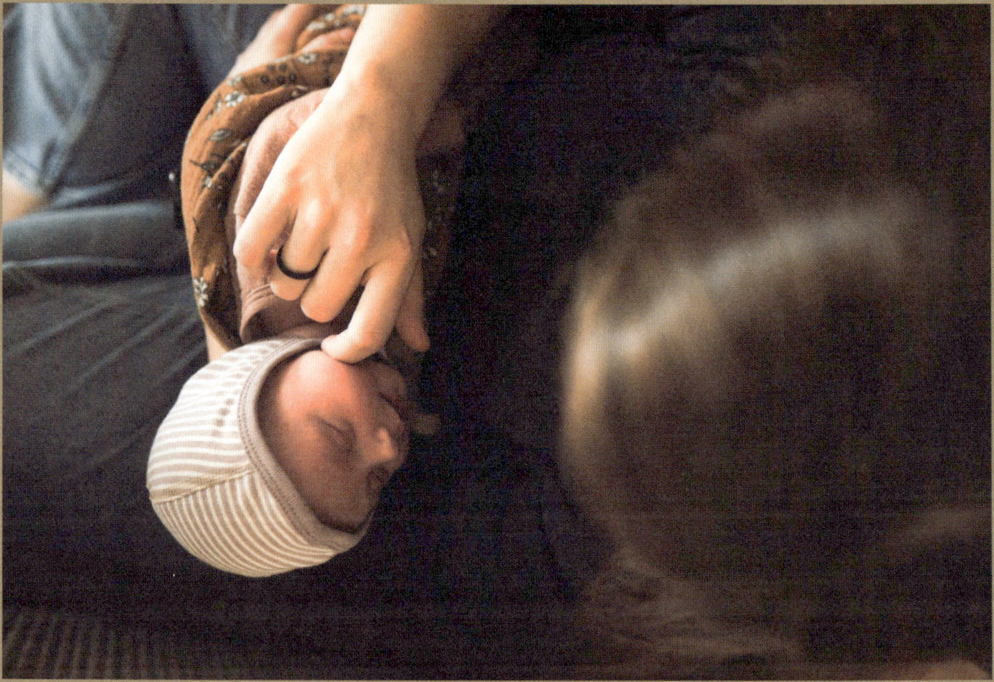

Ich sitze in einem Raum, in dem sich 16 erwachsene Frauen befinden. Alle krabbeln sie auf dem Boden rum, putzen Nasen, haben Sabber an der Hand oder machen Babylaute. Ich befinde mich in einer Krabbelgruppe, denn neben den 16 Frauen sind auch 16 Babys zwischen sechs Monaten und eineinhalb Jahren anwesend. Eine Krabbelgruppe soll ein Ort des Austauschs sein, eine Zuflucht, die man aufsucht, wenn einem zu Hause, allein, den ganzen Tag mit einem Baby, die Decke auf den Kopf fällt.

Jedoch sind Krabbelgruppen auch ein Ort des Vergleiches.

Die Mutter neben mir erzählt gerade, dass sie unsagbar müde ist, ihr Sohn sei am Tag super drauf, aber in der Nacht werde er stündlich wach. Sie guckt sich hilfesuchend um, ihre Augen fragen: „Geht es hier noch jemandem so?“ Stille. Und dann eine leise Stimme hinten aus der Ecke vor dem kleinen Bällebad: „Mir geht es auch so und ehrlich gesagt, kann ich nicht mehr. Niemand hat mir gesagt, dass ich ein wandelndes Monster durch diesen heftigen Schlafentzug werde! Ich erkenne mich kaum wieder, bin ungeduldig, fahrig und immer wieder wütend, auf meinen Mann, der engelsgleich durchschläft. Dann erschrecke ich mich über meine Wut. Ich wollte doch so gern ein Baby, aber ich hätte auch gern die alte Nesrin zurück.“ Eine weitere Mutter nickt: „Ich fühle mich, als hätte ich ein Stück meines Selbst verloren oder klingt das zu negativ?“ „Nein, überhaupt nicht!“, sagt Maike, die die Krabbelgruppe begleitet. Sie bestätigt die Mütter, dass Schlafentzug eine Folter ist und es an dem Punkt dringend Entlastung braucht. Es kommt ein reger Austausch zustande. Solche Momente sind wunderbar, sie befreien einen nicht vom Schlafentzug, aber durch den Austausch geht man als Mutter gestärkter nach Hause. Das Wissen, dass es auch anderen Müttern so geht wie einem selbst, schafft eine angenehme Verbindung, die einen ein Stück weit durch die Erschöpfung trägt.

Jedoch sind Krabbelgruppen auch ein Ort des Vergleiches, weil automatisch geschaut wird, wie weit die anderen Babys sind, und wie es mit den Entwicklungsschritten des eigenen Babys aussieht. Das kann hilfreich sein, wenn man sich unsicher bezüglich der Entwicklung des eigenen Babys fühlt. Es kann aber auch belastend sein, wenn sich alle anderen Babys vom Rücken auf den Bauch drehen, sitzen, stehen und laufen, das eigene Baby allerdings nicht. Direkt ploppen die Fragen auf: Ist mit meinem Kind alles in Ordnung? Mache ich etwas falsch? Muss es mehr gefördert werden? Auch kann es verstohlene Blicke geben: Wer hat sich wie zurückgebildet? Wer stillt? Wer nicht? Dahinter steht selten der Wunsch nach einer Challenge, sondern das Bedürfnis nach Zugehörigkeit, gemischt mit gesellschaftlichen

Gewohnheiten, die sich nur dadurch auszeichnen, dass sie richtig sind, weil eine Mehrheit es so macht. Wird der Vergleich jedoch zur Routine, stellt sich schnell ein Unmut ein. In Zusammentreffen unter Müttern kann es für die eine Mutter der richtige Weg sein, für die andere Mutter nicht. In ihrem Buch „Beziehungsweise Revolution“ schreibt Bini Adamczak, dass es leichter wäre, sich in einer Gesellschaft misszuverstehen, als zu verstehen.[14] Das Ziel sei aber nicht, dafür zu sorgen, immer einer Meinung zu sein. Gerade das Missverständnis würde offenlegen, dass es Mühe braucht, um sich trotz unterschiedlicher Meinungen zu verstehen.

Wenn das Mutterschaft bedeutet, dann möchte ich sie zurückgeben.

In dem Krabbelraum, den ich mit unserem Baby besuche, steht ein wichtiger Satz, der über die ganze Wand gemalt wurde. Er lautet: „Der Vergleich ist der Dieb der Freude.“ Und wenn ich in den letzten zwölf Jahren, nach vier Geburten etwas gelernt habe, ist es genau das: Vergleich dich und deine Kinder nicht mit anderen. Mütter wollen es besonders richtig und allen recht machen. Die Überzeugung, dass diese Art von Mutterschaft die richtige ist, hat sich in den Köpfen der Frauen festgesetzt. Eine gute Mutter, egal ob berufstätig oder nicht, reibt sich für die Kinder auf und hat ein schlechtes Gewissen, weil es nie genügt, egal, wie viel sie gibt. Immer alles geben, sich selbst verlieren und dennoch nicht genug sein. Wenn das Mutterschaft bedeutet, dann möchte ich sie zurückgeben.

Begoña Gomez Urzaiz schreibt in ihrem Buch „Mütter, die gehen“: „Beinahe alle überforderten Mütter in meinem Umfeld hecheln dem absurden Ideal hinterher, sämtliche Aufgaben perfekt zu erfüllen, dabei das zu bewahren, was von ihrem Liebesleben noch übrig ist, und gleichzeitig mit ihren eigenen Händen jene selbstgestrickte Mutterschaft zu erschaffen, die wir für erstrebenswert halten. Unsere Mutterschaft, sagen wir uns, ist wie die hässliche, aber moralisch überlegene Karotte aus der Bio-Kiste.“[15]

Das moralische Zielrohr, das allem Anschein nach auf Mütter gerichtet ist, führt dazu, dass sie sehr hart zu sich selbst sind. Und weil sie so hart zu sich sind, akzeptieren sie nicht, wenn sich andere Mütter für die Schwäche und gegen die Härte entschieden haben. Meistens sind das Mütter, die auf schmerzhafte Weise lernen mussten, dass die von Urzazi betitelte selbstgestrickte Mutterschaft schlichtweg nicht auf Dauer und ohne Verluste umsetzbar ist. Susanne Mirau schreibt in ihrem Buch „Füreinander sorgen: Warum unsere Gesellschaft ein neues Miteinander braucht“: „Der Mangel an Empathie zeigt sich, wenn nicht anerkannt wird, dass Menschen unterschiedliche Voraussetzungen, unterschiedliche materielle und psychische Ressourcen haben. Wir können nicht für eine andere Person beurteilen, was ihr schadet und was nicht."[16] Wir können somit nicht von uns auf andere schließen und schon gar nicht aus dem Zorn heraus, weil wir ständig über unsere eigenen Grenzen gehen müssen. Was wir als Mutter für gut und für uns machbar halten, muss noch lange nicht für die anderen Mütter aus der Krabbelgruppe gelten.

Lasst uns sanftmütig miteinander sein.

Ich habe dazu vor Kurzem im 1. Korintherbrief einen schönen Vers gelesen, er lautet „Die Sonne hat ihren eigenen Glanz, anders als das Leuchten des Mondes oder das Glitzern der Sterne. Selbst die Sterne unterscheiden sich in ihrer Helligkeit voneinander" (15,40-42, HFA).[17] Lasst uns sanftmütig miteinander sein und nicht vergessen, dass jede Mutter ihren Glanz woanders trägt. Damit wir gesellschaftlich geprägte Strukturen aufbrechen mit dem einfachen Mittel, uns zuzutrauen, dass wir uns in der gleichen Rolle begegnen, ohne einer Meinung sein zu müssen.

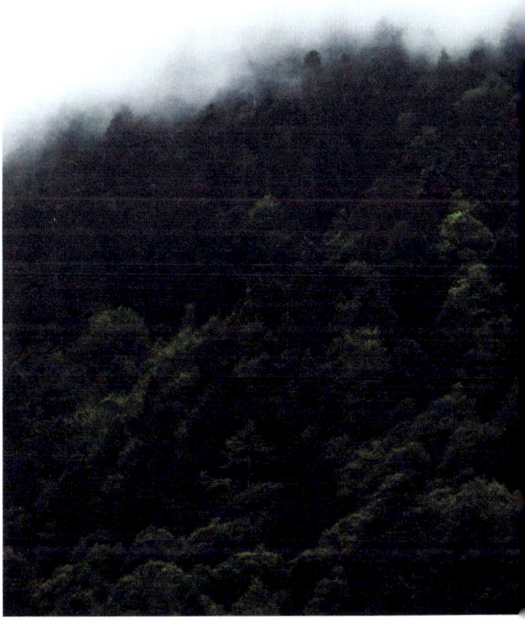

DURCH NEUE AUGEN SEHEN

ALYSSA

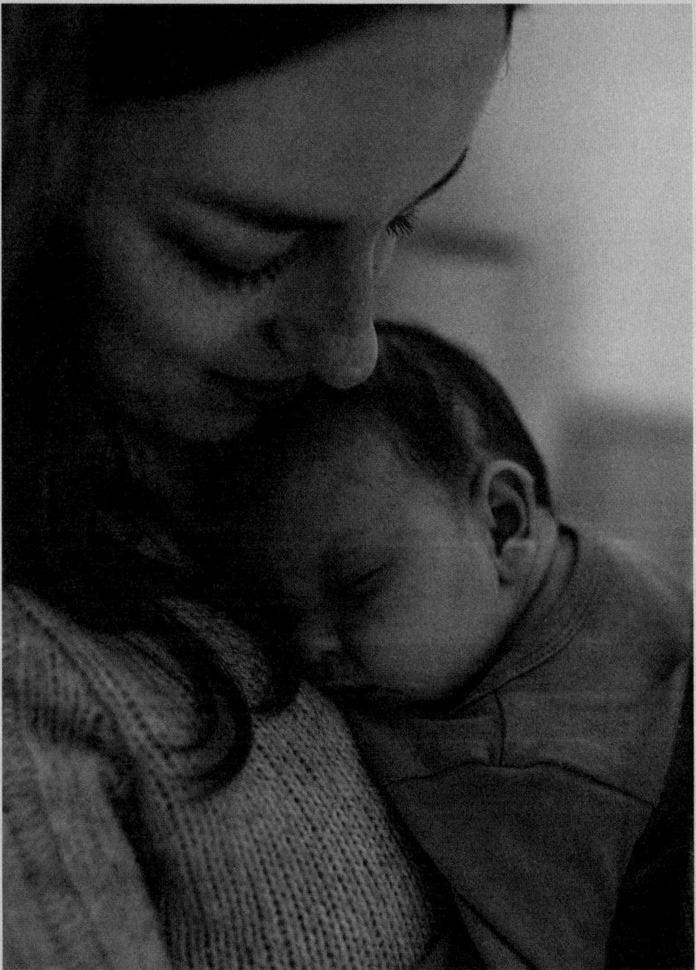

Ein Baby betritt unsere Welt noch etwas benebelt, umhüllt von der Magie der Unendlichkeit. Auf den ersten Blick fällt vielleicht auf, was Kinder noch alles lernen müssen. Es liegt schließlich ein langer Weg des Ankommens, Entfaltens und Reifens vor ihnen. Aber ich will mein Kind nicht nur an die Hand nehmen, um es zu führen, sondern auch, um mich von ihm leiten zu lassen.

Aber ich will mein Kind nicht nur an die Hand nehmen, um es zu führen, sondern auch, um mich von ihm leiten zu lassen.

In den Augen meines Kindes bin ich vertrauenswürdig. Es streckt sich zu mir aus, um umsorgt, getröstet und geliebt zu werden. Ein Stück Selbstvertrauen wächst in mir, jedes Mal, wenn ich meinem Baby als Antwort auf das, was es braucht, begegne. In den Augen meines Babys bin ich schön. Mich strahlt es an wie sonst nichts und niemand auf dieser Welt, als wäre ich der größte Grund, sich zu freuen.

Ich will die Faszination meines Kindes, das als Baby eine Stunde lang vor dem Kaminofen lag und die Flammen bewunderte, bevor es sich nahtlos dem Schlaf übergab. Ich will die Lebenslust meines Kindes, das als Kleinkind die Welt mit einem freudigen „Hallo, guten MOOOOOR-GEEEEEEN!“ nach jedem Aufwachen begrüßte. Ich will die Kreativität meines Kindes, das als Kindergartenkind mit den simpelsten Dingen in seine explodierende Fantasiewelt abtauchte. Ich will, so wie meine Kinder, mehr nach meinem Gefühl leben.

„Weil mir danach ist."

Manchmal frage ich sie, warum sie Dinge tun: Sei es, ihre Hände, Gesichter und Arme mit Farbe anzumalen, im Laden Regale auszuräumen oder sich gegenseitig zu hauen. Oft ist die Antwort ein ehrliches „Ich weiß es nicht“ oder „Weil mir danach war“, auch wenn ich erkennen kann, dass sie es eigentlich auch nicht so super finden, was sie gerade angestellt haben.

Einmal machten wir eine Camperreise. Am ersten Abend fanden wir unter leuchtenden Sternen einen einsamen Stellplatz. Am nächsten Morgen war ich die erste, die von der Sonne wachgekitzelt wurde, also schlich ich mich leise nach draußen zum See, den mein Mann und ich in der Nacht nur vage neben dem Stellplatz erahnt hatten. Als ich das Wasser sah, wollte ich nichts anderes, als hineinspringen. Der Gedanke flackerte nur ganz kurz auf, dann meldete sich meine erwachsene Vernunft. Es wäre sicher sinnvoller, schon mal das Frühstück für die Kinder vorzubereiten und ihre Badesachen rauszuholen.

„Weil mir danach ist", ist keine gute Antwort auf alles, aber ich frage mich, wann der Zeitpunkt kommt, an dem Gefühle nicht mehr so viel steuern dürfen? Wann haben wir nicht mehr das Bedürfnis, alles anzufassen, zu erforschen, mit allen Sinnen zu erleben?

Es gibt so viel, was unsere Kinder uns lehren können.

Meine Kinder werden über die Jahre noch einiges an Vernunft dazugewinnen, aber in meinem Leben braucht das Fühlen ein bisschen mehr Raum. Ohne noch einmal darüber nachzudenken, gab ich mich der heißen Morgensonne über mir und dem kühlen Nass vor mir hin, zog mich aus und sprang hinein. Danach ließ ich mir beim Frühstück mit einem Handtuch und Campingkocher-Kaffee von einer frischen Brise die Haare trocknen. Immer wieder denke ich daran: an den Tag, an dem ich etwas, was ich von meinen Kindern gelernt habe, umsetzte und mich dabei so lebendig fühlte wie selten zuvor.
Es gibt so viel, was unsere Kinder uns lehren können: Wildes Vertrauen in unsere Fähigkeiten haben und trotzdem die Ersten sein, die um Hilfe bitten. Uns an Menschen so sehr freuen wie die Kleinen, die sich vor Freude kreischend in die Arme ihrer Oma schlingen, jedes Mal, wenn sie sie sehen. So sehr im Jetzt sein und uns in den Moment vertiefen, dass wir alles andere kurz vergessen. Singen, wenn wir fröhlich sind, und uns nicht vor unseren Tränen schämen. Uns ärgern und schnell wieder loslassen. Uns nicht zurückhalten lassen von dem, „was die anderen vielleicht denken" und gaaaanz vielleicht ein bisschen früher ins Bett gehen.
Ich will durch die Augen meines Kindes sehen, auch wenn es manchmal wehtut. Ich will durch sein Herz spüren, auch wenn es mir meins zerbricht. Ich will mich demütigen und entschuldigen, wenn ich erkenne, wie unfair ich war. Ich will durch seine Augen sehen, bevor ich einfach nur in alte Muster verfalle. Ich will die kindliche Leichtigkeit wieder entdecken, authentische Ehrlichkeit üben.
Ach, ich will durch Kinderaugen schauen, jede klitzekleine Schönheit dieser Welt ganz neu bewundern und bestaunen ... und mich selbst als eine davon erkennen.

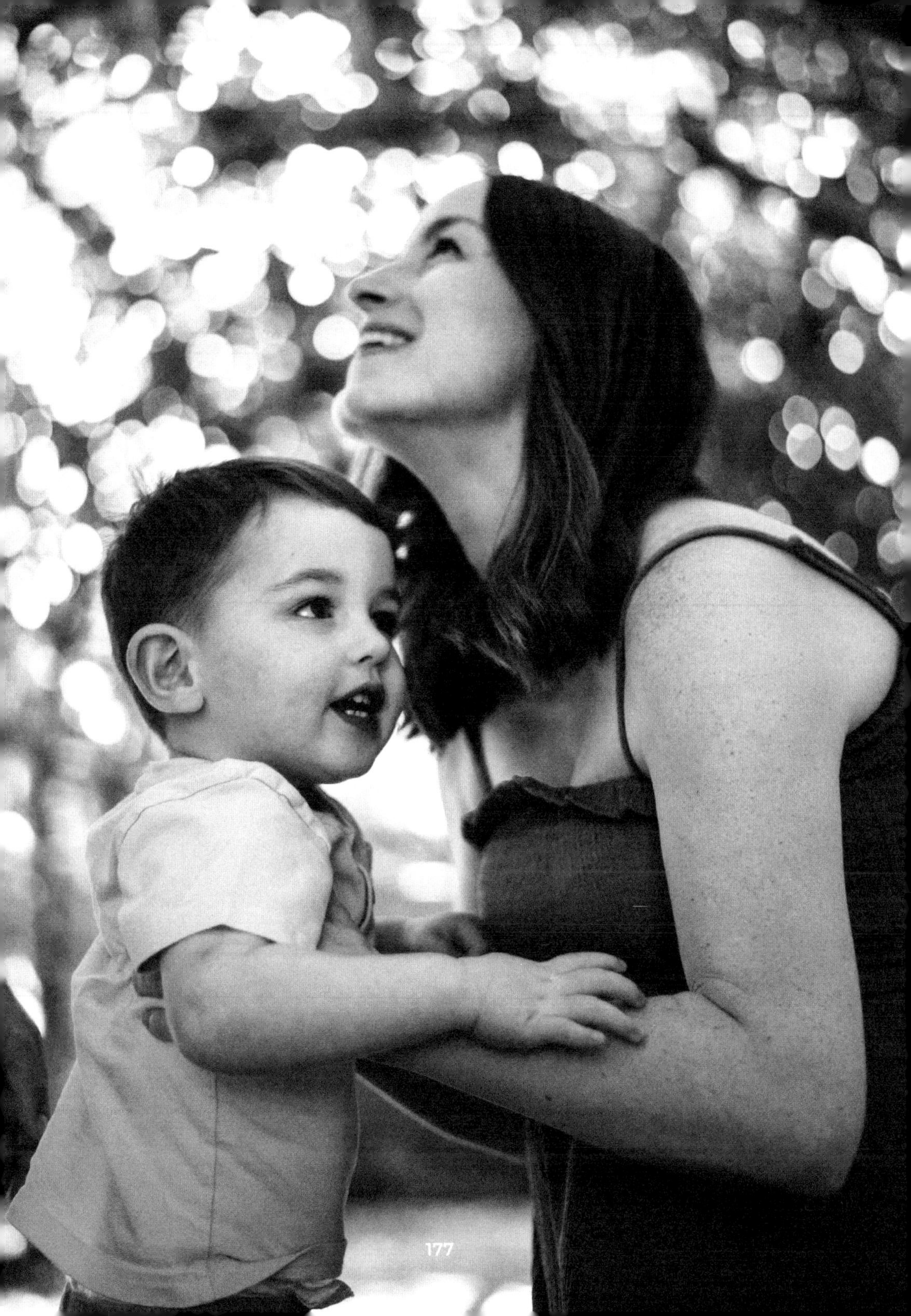

ENTMYSTIFIZIERT

KATHARINA

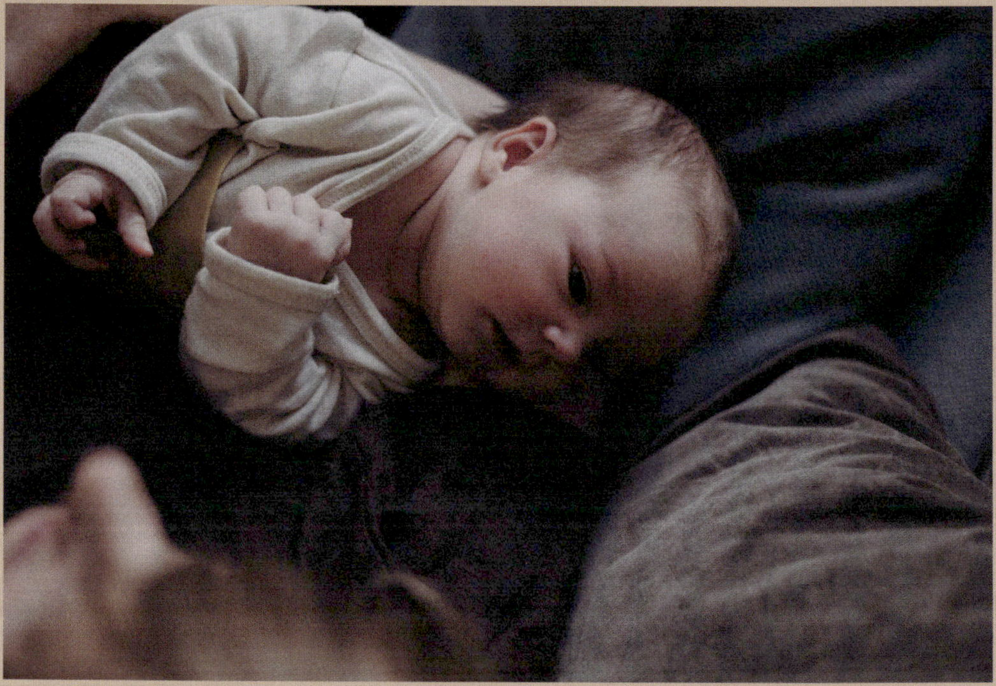

Seit ich Liebe entmystifiziert habe, fällt es mir leichter, Mutter zu sein. Ich tue nicht mehr so, als würde ich in der Schwangerschaft auf magische Weise befüllt werden, um diesen Vorrat an Liebe mühelos nach der Geburt über das Baby ausschütten zu können. Ich habe mich freigemacht von der seit Generationen auf die Schultern der werdenden Mütter gelegte Annahme, dass Frauen, die gerade zur Mutter geworden sind, nichts außer pure Liebe ab dem ersten Atemzug des Babys verspüren. Diese Erwartung ist aus einem irreführenden Manifest von Mutterschafft entstanden, das möchte, dass die auf vielen Ebenen herausfordernde Aufgabe, einen Säugling rund um die Uhr zu versorgen, nur von einer Person ausgeführt werden kann, die unmittelbar bedingungslos liebt.

„Für den Anfang genügt es, sich Liebe als Handlung und nicht als Gefühl vorzustellen."

Die ersten Tage vermittelt das bei der Geburt ausgeschüttete Hormon Oxytocin, das für die Förderung der Bindung zwischen dem Neugeborenen und der Mutter zuständig ist, dass wir Mütter nichts anderes mehr im Leben tun wollen, als unser Baby zu versorgen. Doch nach der Geburt folgen viele weitere Tage des Kümmerns, auch wenn das Hormon schon lange aufgebraucht ist. Spätestens dann fühlen sich viele Mütter schuldig, weil sie neben Zuneigung auch Überforderung, Angst und Unsicherheiten spüren. Sie haben das Gefühl, ihr Baby zu hintergehen, mit diesen scheinbar negativen Gefühlen.

Die Literaturwissenschaftlerin und Autorin Bell Hooks schreibt in ihrem Buch „Alles über Liebe": „Für den Anfang genügt es, sich Liebe als Handlung und nicht als Gefühl vorzustellen."[18] Als ich diesen Satz las, atmete ich hörbar auf. Ich war an dem Punkt, an dem unser dritter Sohn kein Baby, aber auch noch kein Kleinkind war. Die Geburt lag ein gutes Jahr zurück und die Nächte waren zerschnitten von Bedürfnisbefriedigung. Am Tag war unser Junge anhänglich oder kletterte voller Entdeckungsdrang auf Stühle, Tische und Fensterbänke, wo ich ihn mehrmals am Tag mit klopfenden Herzen runterholte. Keinen Augenblick hatte ich für mich. Meine Erschöpfung steigerte sich, die Entlastung blieb aus. Bei Bell Hooks zu lesen, dass in mir als Mutter kein immerwährender Liebesbrunnen sprudelt, sondern dass ich mich für die Liebe meiner Kinder entscheiden darf, nahm den Druck raus und ich traute mich, die Liebe einer Mutter von einer anderen Seite zu betrachten.

Ich praktiziere Liebe. Ich mache mich bewusst auf die Suche nach Liebe. Ich setze mich mit Liebe auseinander, aber sie fliegt mir nicht zu. Vielmehr habe ich lernen müssen, dass mir als Mutter etwas entgegengeworfen wird. Eine Art Stimmengewirr, zusammengesetzt aus der Nachkriegsgeneration, der Gegenwart und den modernen gesellschaftlichen Anforderungen an eine Mutter. Wie sollte ich so einen roten Faden für meine Mutterrolle finden? Ich durfte alles und nichts. Obendrauf bekam ich versichert, dass ich als Mutter von Natur aus wissen müsste, wie man liebt.

Da ist kein Drang, alle meine Bedürfnisse permanent hinten anzustellen.

Erich Fromm sagt, dass Liebe als Wille gesehen werden kann, sich selbst auszudehnen. Liebe hat somit eine Absicht, als auch eine Handlung: „Wollen beinhaltet eine Wahl“, so Fromm.[19]

Wie erleichternd. Wenn ich nicht erwarte, dass etwas automatisch in mir ist, kann weder Verlust noch Fehlverhalten festgestellt werden. Ich darf als Mutter wachsen, Entscheidungen treffen, darf nach meinem Rhythmus lieben, und nicht nach dem heroisierten mütterlichen Paukenschlag, den die Gesellschaft einst abgestimmt hat.

Liebe besteht aus mehreren Aspekten; unter anderem aus Achtung, Hingabe, Vertrauen und Fürsorge. Dieses Wissen hilft mir zu verstehen, was Liebe für mich bedeutet, wenn ich über Liebe spreche. Und, dass das weit weg von dem ist, was viele Generationen vorgelebt haben. In mir ploppt nichts auf, mit dem ich all die gelangweilten Überforderungen problemlos leben kann. Da ist kein Drang, alle meine Bedürfnisse permanent hinten anzustellen, denn das macht uns Mütter auf Dauer krank.

Dafür sind folgende Kriterien der Liebe Teil meines Wachstumsprozesses geworden: eine offene und ehrliche Kommunikation gegenüber unseren Kindern, dass Liebe erlern- und formbar bleibt, ich fehlbar bin. Und dass Liebe ganz weit weg von Macht und nah an Gerechtigkeit zu finden ist.

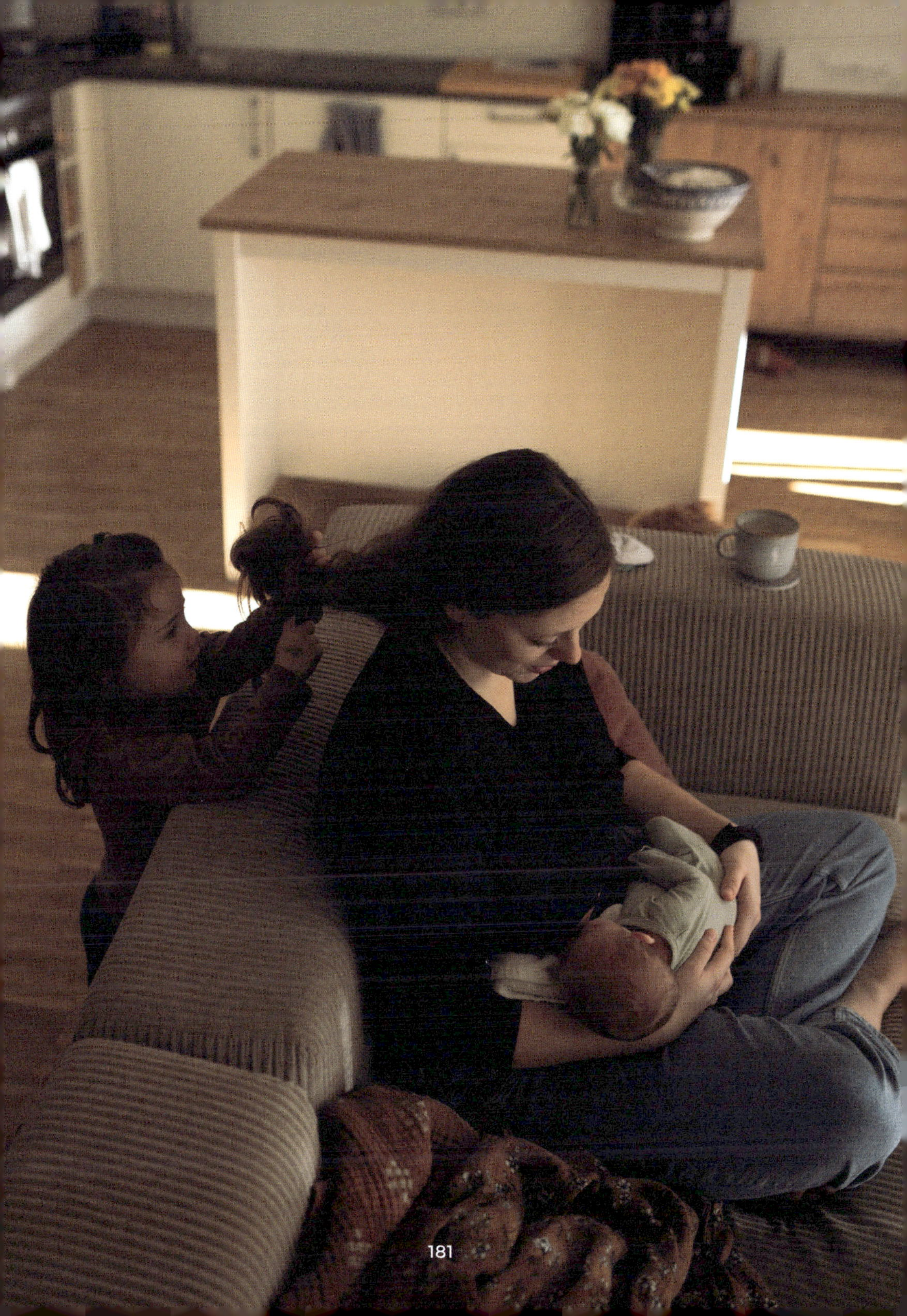

KRAFT IST NICHT VERHANDELBAR

KATHARINA

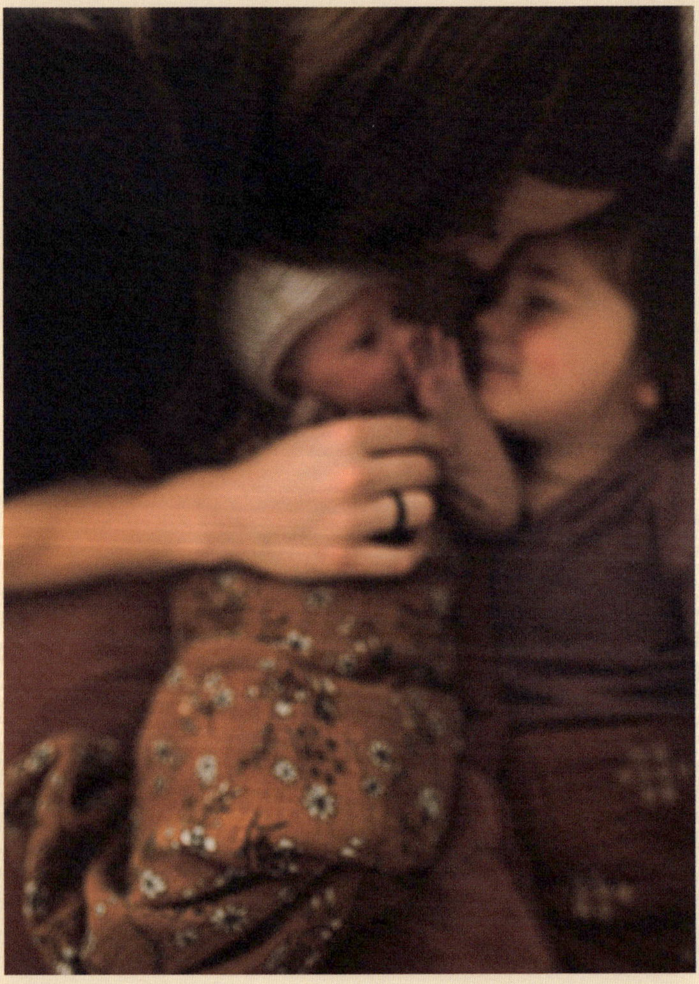

Ich hatte heute eine überaus schöne Erfahrung im Supermarkt: Unser Babymädchen und ich kamen gerade vom Impfen und ich hatte einen kranken Jungen zu Hause, der Hunger hatte. Also noch schnell etwas für das Mittagessen holen. Das Baby quengelte, stellte sich im Wagen immer wieder hin und ich musste es vor dem Sturz in die Tiefe retten, während ich nebenbei prüfte, ob die Erdbeeren matschig waren. An der Kasse angekommen, fand ich zwei lange Schlangen vor. Ich stellte mich an, hinter mir eine Frau, Mitte 50 Jahre. Sie lächelte unsere Tochter an, deren Haare neuerdings so lang waren, dass ich zwei kleine Zöpfchen auf dem Kopf machen konnte. Sie sah damit aus wie ein Marienkäfer. Die Frau sagte mir, wie süß das doch aussehen würde. Mehr ironisch als stolz verkündete ich, dass das mein erstes Mädchen nach drei Jungs wäre, ich aber noch nicht wüsste, ob das einen Unterschied macht.

Wir erlebten für einen Moment an der Supermarktkasse eine Verschwesterung.

Die Frau vor mir, Anfang Siebzig, drehte sich um. „Und ob!“, sagte sie. Ich habe zwei Mädchen und einen Jungen, alle schon erwachsen und fünf Enkelkinder und der Unterschied zwischen Mädchen und Jungen wäre für sie deutlich sichtbar. Dann meldete sich eine Frau, ca. so alt wie ich, Anfang 40, zu Wort, sie hätte nach drei Jungs der Mut verlassen und sie hätten es nicht weiter versucht. Es war klar, dass sie das nicht ernst meinte, aber alle mussten lachen. Eine weitere Frau von der Kasse gegenüber, die betagteste in der Runde, tat ihre Erfahrungen mit einem „reinen Weiberhaushalt“ kund und die waren so lustig, dass wir nun alle endgültig laut loslachten. Da standen wir. Fünf Mütter unterschiedlichen Alters, die der Zufall zusammengewürfelt hatte, und lebten für einen Moment an der Supermarktkasse eine Verschwesterung. Es tat gut, umringt von ihnen zu sein, alle strahlten Lebenserfahrungen aus, die guten wie die schlechten.

Als Mutter habe ich lernen müssen, dass „Augen zu und durch“ ein schlechtes Konzept ist. Bei uns ist seit mehr als einem Jahrzehnt immer ein Kind so klein, dass es nachts wach wird und Schutz braucht. Ob durch Worte, eine Hand oder eine Bettdecke, die hochgehoben wird, damit man dort unterschlüpfen kann. Von Krankheiten kaum zu schweigen. Augen zu und durch kann man für einen Regenschauer benutzen, aber ich kann schlecht als Mutter mit geschlossenen Augen durch den Alltag gehen. Zudem möchte ich mein Leben jetzt leben, mit all seinen Herausforderungen und Unsicherheiten, ebenso, wie mit den Momentzufriedenheiten. Ein Alltag mit Kindern, der um 6 Uhr beginnt und bei uns mit einem Teenager gegen 23 Uhr endet, birgt unzählige Momente der Überforderung, weswegen die Gefahr, einfach nur durchhalten zu wollen, hoch ist.

Deswegen richte ich mich immer wieder neu zur Sonne aus, um den Glanz dieser besonderen Phase mit kleinen Kindern zu spüren. Sich nach der Sonne auszurichten klingt kitschig, es geht dabei allerdings vor allem um das Ausrichten nach etwas, was einem in der Überanstrengung hilft.

Als Mutter war das auf einen Schlag weg.

Ich weiß noch genau, wie empört ich war, als mein Mann und ich als junge Eltern gemeinsam mit unserem damals knapp zweijährigen Sohn an einer Magen-Darm-Grippe erkrankten. Mir war nicht klar, dass ich in einem so desolaten Zustand in der Verantwortung stehe, mich um ein Kind kümmern zu müssen. Ich wusste es schlichtweg nicht. Susanne Mirau schreibt in ihrem Buch „Füreinander sorgen. Warum unsere Gesellschaft ein neues Miteinander braucht“: „Unsere Arbeitswelt mit ihren Folgen hat uns von Care entfremdet. Und diese Entfremdung ist Teil des Problems der geringen Wertschätzung.“[20] Im Nachhinein muss ich über meine Empörung lächeln, schon lange ist mir dieser Zustand des permanenten Kümmerns und Versorgens vertraut, doch weil ich bis zu der Geburt meines ersten Babys kaum Kontakt zu anderen Babys oder Kleinkindern hatte, sollten mich jahrelang viele Zustände mit einem Kleinkind verwundern. Obwohl ich gern autark bin, fühlte ich mich als junge Mutter führungslos, was mich wiederum mit dem Gefühl der Hilflosigkeit zurückließ. Als Arbeitnehmerin war ich anerkannt, verdiente mein eigenes Geld, hatte planbare Zeit für mich. Als Mutter war das auf einen Schlag weg. Natürlich gab es eine Welle der Gratulation nach der Geburt, doch als diese abflaute, war da das Baby und ich und die Stille, bzw. das Babygeschrei. Ich war mit meinem Baby allein, es irritierte mich, dass es eine Steueridentifikationsnummer hatte, aber ich keine Orientierung. Susanne Mirau schreibt in ihrem Buch weiter: „Wenn wir abends durch die Straßen einer großen Stadt gehen, können wir uns fragen, wie viele Mütter gerade hinter den erleuchteten Fenstern allein, erschöpft und müde ihre Babys und Kleinkinder füttern, sie baden und wickeln, ihnen Gute-Nacht-Geschichten erzählen, bei ihnen im oder am Bett bleiben, bis sie eingeschlafen sind. In jeder Wohnung für sich. Einsam, sich nach Verbindung und Unterstützung sehnend, aber dennoch in der Einsamkeit gefangen, weil wir gelernt haben, dass es so sein muss, dass Familie eben so aussieht.“[21]

Mit Freude sehe ich heute unseren ältesten Sohn, der inzwischen so groß ist, dass er sich um seine einjährige Schwester auch einen Moment allein kümmern kann. Er begleitet mit Freude ihre Entwicklungsschritte, weiß, welches Spielzeug sie mag und welche Größe sie gerade trägt. Er bekommt mit, dass ich abgebe, dass seine Eltern sich die Babynächte teilen, weil schlaflose Nächte sehr viel Kraft nehmen.

Ich bin mir sicher, dass ihn viele Dinge später nicht so überraschen werden, sollte er Vater werden, so wie mich, als ich Mutter wurde. Ich wünsche mir jedoch für alle unsere Kinder, dass sie mit dem Bewusstsein aufwachsen, dass Fürsorge etwas ganz Normales ist und es nicht bedeuten muss, immer müde und überfordert zu sein. Und doch lernen sie auch dies von mir, denn auch, wenn ich es mir anders wünsche, wäre es eine Lüge, zu behaupten, ich wäre nicht überanstrengt.

Die Gesellschaft spiegelt mir, seit ich Mutter bin, wider, dass es nur einen kleinen Umsorgungsspielraum gibt, bei hohen Umsorgungsansprüchen. Zum Beispiel bekomme ich ein Jahr Elterngeld. Meine Elternzeit kann ich bis zum Ende des achten Lebensjahres eines Kindes nehmen. Unbezahlt, versteht sich. Dadurch bin ich automatisch dem Druck ausgesetzt, nach einem Jahr in meinen Beruf zurückzukehren. Vielleicht möchte ich das sogar, jedoch ist ein Kind mit einem Jahr noch klein und weiterhin auf Hilfe rund um die Uhr angewiesen. Das bedeutet, das Kind wird von mir, dem anderen Elternteil, einer Krippe oder einer dritten Betreuungsperson betreut. Dabei sind die finanziellen Möglichkeiten, aber auch die zeitlichen begrenzt.

Ich musste ganz unten in mir wühlen, um zu verstehen, warum ich eher ein Mensch bin, der auf Angriff geht und immer weitermacht, um immer wieder Gefahr zu laufen, gar nicht mehr zu können. Und ich brauchte Jahre, um es zu ändern. Lange Zeit habe ich immer weiter und weitergemacht. Ich hatte keine Alternative. Ich habe mich bis zur vollständigen Erschöpfung gekümmert, ohne Anerkennung oder Bezahlung, weil mir beigebracht wurde, dass es als Mutter nicht darum geht, was ich wirklich bewerkstelligen kann, sondern dass ich nicht anstrengend, sondern fleißig zu sein hatte.

Dass Grenzen zu setzen nicht anstrengend, sondern klug ist, weiß ich inzwischen, denn immer mehr zu geben, als man hat, macht krank und unglücklich. Im schlimmsten Fall wird diese jahrelange Grenzüberschreitung den eigenen Kindern, wenn sie erwachsen sind, direkt oder indirekt unermüdlich vorgehalten. Susanne Mirau zitiert in ihrem Buch ihre Freundin und Hebamme Anja Graca, die sagt, dass Kraft nicht verhandelbar ist.[22] Ich wünsche mir, dass wir Mütter uns diesen Satz überall hinschreiben, sodass wir uns auch trauen, ihn zu leben und an unsere Kinder, besonders an die Mädchen weiterzugeben: Wenn ich nicht mehr kann, dann kann ich nicht mehr. Ich kümmere mich darum, dass meine Kinder von jemand anderem gut versorgt werden, und ruhe mich aus. Und das nicht erst, wenn ich krank bin oder meine Kinder groß sind. Besser wäre: Jeden Dienstag ruhe ich mich in diesem Zeitfenster aus, jeden Abend habe ich je nach Alter der Kinder um diese Uhrzeit Feierabend. Wenn ich versorgt bin, kann ich andere versorgen und wieder spüren, dass es etwas Beachtliches und dabei Gewöhnliches ist, dass sich Menschen umeinander kümmern.

DU BIST NICHT DER FEHLER

SARAH

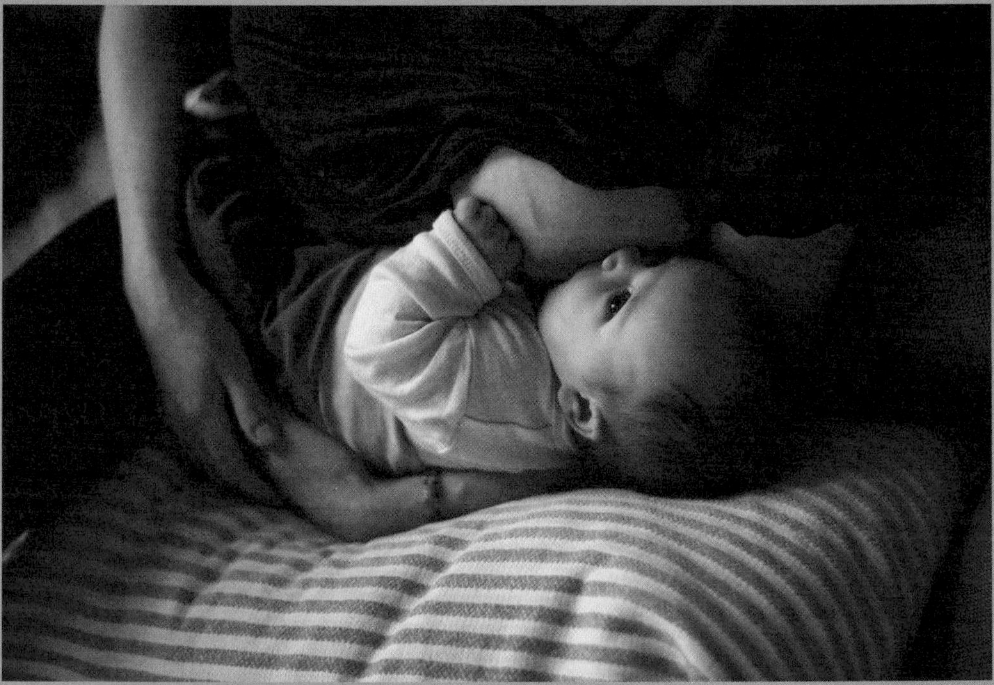

DU BIST NICHT DER FEHLER

Liebe Mama,

was jetzt kommt, ist nicht ermutigend auf den ersten Blick. Aber vielleicht befreiend. Denn die Ungerechtigkeit ist kein Grund zur Freude. Aber wenn die Wahrheit sie wenigstens aufdeckt, ist schonmal der erste Schritt getan.

Wenn du diese Worte liest, heißt das, du bist der deutschen Sprache mächtig, lebst vermutlich im deutschsprachigen Raum und damit an einem der privilegiertesten Orte dieses Planeten. Darüber darfst du dir immer wieder bewusst sein, wenn dich Ungerechtigkeiten ärgern oder du dich überfordert fühlst. Dennoch bist du nun Mutter in einem ungerechten System. Auch, als noch keine Kinder im Spiel waren, konntest du spüren, dass die Behandlung von Frauen und Männern nicht gleich ist. Und dennoch konntest du mehr wählen, konntest dir deine Nische suchen und freier entscheiden, als du es jetzt kannst. Denn jetzt ist die Care-Arbeit in dein Leben getreten und in den nächsten Jahren wird eine Menge „Mental Load“ sich dazugesellen. Wenn du berufliche Ambitionen hast und eine moderne Vorstellung von einer Partnerschaft und Elternschaft, wirst du dich vermutlich von Zeit zu Zeit überfordert fühlen oder Konflikte haben – oder beides.

„Historisch gesehen ist eine 40h-Woche für einen Mann ausgelegt, der eine 100% Hausfrau hat, die sich quasi unbezahlt um den Rest kümmert. Wenn also Frauen das Gefühl haben, sie machen irgendetwas falsch, weil sie das alles kaum mehr packen, sei gesagt: Liegt nicht an dir. Liegt am System.“ (@joanalistin auf Twitter)

Du kannst nun in der Zukunft entscheiden, ob du es dir zur Aufgabe machst, dieses System zu verändern oder ob du damit leben lernst. Nur eins darf nicht passieren, egal für welches Familienmodell du dich entscheidest: Dass du denkst, du seist der Fehler!

IST MUTTER SEIN JETZT MEINE BERUFUNG?

SARAH

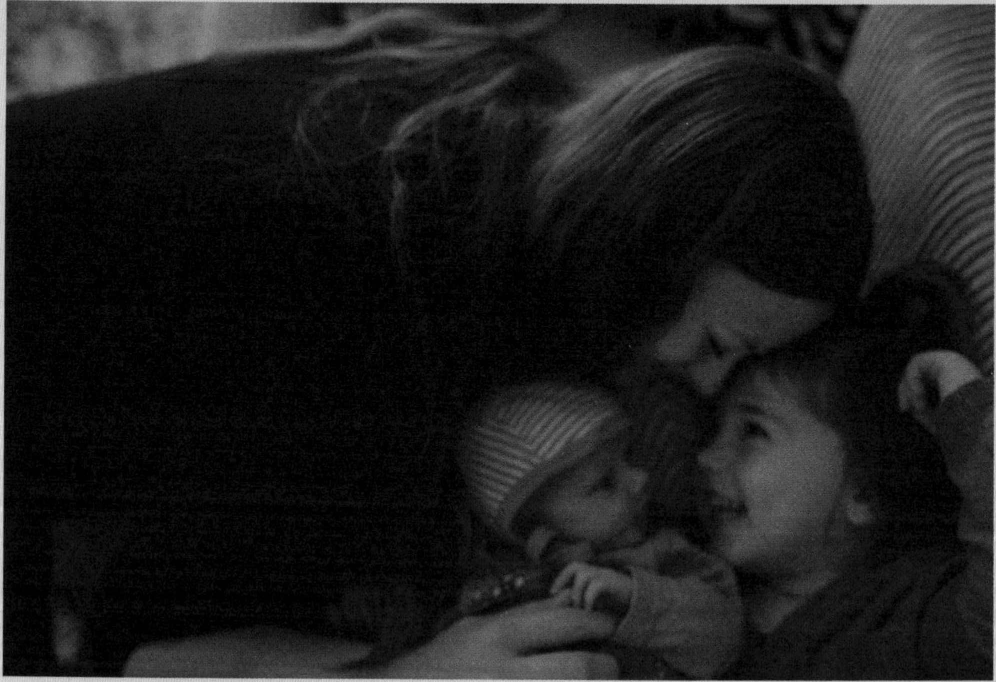

„Welches Kind war die größte Umstellung?“, werde ich oft gefragt. Erwartet wird dabei, dass ich sage: „Das zweite, weil wir plötzlich eine richtige Familie waren“, (was auch immer eine falsche Familie sein soll) oder: „Das dritte, weil wir plötzlich als Erwachsene in der Unterzahl waren.“ Ich selbst würde eher noch antworten: „Das vierte, weil wir seitdem gesellschaftlich eine überdurchschnittlich große Familie sind.“ Doch meine tatsächliche Antwort ist und war immer: „Das erste. Denn da wurde nicht nur ein Kind, sondern auch eine Mutter geboren.“

Für mich war es die bisher größte Veränderung in meinem Leben. Viel größer als die Ehe, Umzüge oder sogar das Auswandern. Mutter werden hat mich verändert und es hat verändert, wie mich Menschen sehen. Vielleicht war es auch speziell als junge Mutter in einem christlich-konservativen Umfeld eine besondere Erfahrung – vielleicht bin ich auch damit nicht allein. In diesen Kreisen wurde ich häufig mit der Überzeugung konfrontiert, dass meine Mutterrolle jetzt meine Berufung sei. Doch ich saß mit diesem wundervollen Baby zu Hause, besuchte Krabbelgruppen und Spielplätze und langweilte mich furchtbar. Ich fand das Baby toll und war super gern Mama, doch ich war auch immer noch so viel mehr.

Ich bin jetzt bereits seit zehn Jahren Mutter und habe in all diesen Jahren das Thema „Beruf und Berufung als Mutter“ bewegt, diskutiert, ausprobiert und dabei Erfahrungen gesammelt.

1. Definiere „Berufung”

Ich höre an dieser Stelle im Text Stimmen. Hörst du sie auch? Sie sind empört und gestresst, denn ich habe gerade den Deckel von dem Fass gehoben, in dem die viel zu heiße Suppe der Emanzipation kocht. Ich habe Mutterschaft und Berufung voneinander getrennt. Das muss man nicht. Es gibt Frauen, die definieren Mutterschaft als ihre Bestimmung und Berufung. Ihren wichtigsten – und vor allem einzigen – Auftrag in dieser Zeit, in der die Kinder klein sind. Und schon bei dieser Formulierung fällt auf, dass auch hier definiert werden darf, ob es denn der wichtigste Teil des Lebens ist, ob „der wichtigste“ auch „der einzige“ bedeutet und wie lange konkret Kinder „klein“ sind. Ich habe mit diesen Stimmen und mit der Empörung über meine Suppe kein Problem mehr, denn ich habe ihnen lange zugehört,

Allein schon aus dem Grund, dass ich meinen Kindern nicht den Druck auferlege, alleiniger Inhalt meiner Bestimmung zu sein.

habe sie in mir getragen und ihnen nun langsam ihre Grenzen aufgezeigt.
Wenn Mutterschaft für dich nicht deine komplette Berufung ausfüllt und du diese Stimmen dennoch kennst, die dir ein

schlechtes Gewissen machen und dich denken lassen, dass nur schlechte Mütter Aufgaben suchen, die außerhalb der Care-Arbeit liegen, dann lohnt es sich für dich sicher, weiterzulesen. Man muss Mutterschaft nicht von Berufung trennen, aber es macht meiner Meinung nach vollkommen Sinn. Allein schon aus dem Grund, dass ich meinen Kindern nicht den Druck auferlege, alleiniger Inhalt meiner Bestimmung zu sein. Mutterschaft und Berufung sind unterschiedliche Dinge.

Für mich persönlich ist Mutterschaft gerade meine liebste, wichtigste und herausforderndste Aufgabe – aber nicht die einzige. Manche Teile meiner Berufung kann ich, mit dem nötigen Einsatz, parallel zu meinen Aufgaben als Mutter ausleben. Zum Beispiel das Schreiben und das Begeistern für Ideen und Produkte über meinen Instagram-Account.

Andere Teile meiner Berufung, zum Beispiel das Predigen, passen nur in einem sehr abgesteckten Rahmen in mein aktuelles Leben. Und dann gibt es Dinge, von denen ich träume: Teile meiner Berufung, die ich noch entdecken werde, die mehr Raum bekommen werden, wenn meine Aufgaben als Mutter weniger zeitaufwendig werden. Und immer wieder definiere ich Berufung neu. Berufung ist dynamisch, ein Wort, das Bestimmung und Sinnhaftigkeit in sich trägt und mit meiner Persönlichkeit und meiner ganz individuellen Biografie verworben ist. Doch um nicht in ständigen inneren Konflikten zu leben, möchte sie definiert werden.

2. Handeln vor dem Denken

In meiner Tätigkeit als Teamleiterin einer großen Community von Idealistinnen, spreche ich mit vielen Müttern. Und immer wieder höre ich: „Das mache ich, wenn ich die Kapazitäten dafür habe.“ Und vermutlich ist das vernünftig – vielleicht. Doch gleichzeitig kann ich es niemandem guten Gewissens raten. Denn die Kapazitäten wachsen auch mit den Herausforderungen – das wissen wir als Mütter besonders gut. Und wir sind zu so viel mehr in der Lage, als wir jemals geglaubt haben. Es ist gesund, auf eigene Grenzen zu achten – und das ist eines meiner größten Lernfelder. Und doch werden manche Grenzen nicht aus Überforderung, sondern aus Angst vor der Überforderung gezogen.

Ich hätte niemals ein Business gegründet, wenn ich auf den Moment gewartet hätte.

Hätte ich gewartet, bis ich Kapazitäten habe, hätte ich niemals mein erstes Buch in der Elternzeit mit zwei Kindern unter zwei Jahren geschrieben. Wird auch mittlerweile nicht mehr aufgelegt. War es also umsonst? Nein! Ich habe gelernt, bin gewachsen, habe an Standing, Reife und Reichweite gewonnen. Ich habe es einfach gemacht – nicht perfekt, nicht mit großen Zeitreserven. Auch nachts. Und es war gut.

Ich hätte niemals ein Business gegründet, wenn ich auf den Moment gewartet hätte, an dem nichts anderes meine Aufmerksamkeit wollte. Ich habe es einfach gemacht, stillend mit meinem dritten Baby im Arm an einem Novemberabend über mein Handy abends im Bett, während wir zu fünft in zwei Zimmern im Keller wohnten und nicht wussten, wo wir hingehören. Wenn du eine vernünftige Meinung willst, frag jemand anderen. Aber wenn du wissen willst, was mich heute hierhergetragen hat: Ich habe nicht zu viel gedacht, bevor ich gehandelt habe. Und als Richard Rohr heute Morgen im Podcast sagte: „Du kannst dich nicht in die Umsetzung denken." Wusste ich wieder, dass ich mit dieser Philosophie auch nicht allein bin.

3. Care- und Hausarbeit reduzieren

Vor einigen Jahren fragte ich meine Mutter nebenbei, ob sie heute arbeiten ginge. Ich meinte damit ihren Erwerbsjob. Und sie antwortete beiläufig: „Nein, heute arbeite ich unbezahlt." Das ist mir irgendwie hängen geblieben. Die Aussage hat nichts daran verändert, dass meine Mutter viele, viele Jahre unbezahlt für die Familie gearbeitet hat. Doch sie hat diese Tatsache sichtbar gemacht. Haus- und Sorgearbeit als Arbeit zu bezeichnen, ist immer der erste Schritt in Richtung Entlastung – und der beginnt meistens bei uns selbst. Doch die Arbeit einfach so zu reduzieren, ist gar nicht so einfach, denn dazu brauchen wir auch andere Menschen. Zu allererst unseren Partner. Nach dem Erkennen und Benennen von unsichtbarer Arbeit, beginnt das Aufteilen. Das ist in den allermeisten Fällen nicht romantisch und kann einen langen Prozess des Diskutierens, Ausprobierens und Umlernens nach sich ziehen. Und der ist es wert! Niemand hat gesagt, dass es einfach sein wird, über Generationen gewachsene Rollenbilder zu verändern. Doch es lohnt sich.

Auch das Nicht-Erledigen macht die Arbeit sichtbar.

Und eine weitere Möglichkeit, Haus- und Sorgearbeit zu reduzieren, ist, weniger davon zu machen. Ja, ich mag den Gedanken an Unordnung und Wäscheberge auch nicht. Aber zum einen schließt sich da ein Kreis, denn auch das Nicht-Erledigen macht die Arbeit sichtbar, und darüber hinaus ist meine Erfahrung, dass ich mit dem Haushalt sowieso niemals fertig werde. Gleichzeitig stören mich schmutzige Waschbecken und Krümel auf dem Boden weniger, wenn ich mich einen Teil des Tages mit Dingen beschäftige, die außerhalb dieser Putz-, Aufräum- und Familienwelt stattfinden. Ich war in den Zeiten, in denen ich fast ausschließlich zu Hause war und genug Zeit für den Haushalt hatte, unzufriedener damit als in Lebensphasen, in denen ich einfach zu beschäftigt war, um mehr als einmal im Jahr Fenster zu putzen. Heute bin ich außerdem dankbar für unsere Haushaltshilfe, den Saugroboter und Lieferservices für Lebensmittel. Diese Hilfen kosten Geld, das wir wiederum bezahlen können, weil ich

Erwerbsarbeit leiste, und dafür bin ich jede Woche wieder dankbar.

4. Die Richtung zählt

Ich kenne Frauen, die wissen gar nicht, wozu ich diesen Artikel schreibe. Die sind ganz selbstverständlich nach elf Monaten Elternzeit in ihren Vollzeitjob zurückgekehrt. Ich bin keine dieser Frauen. Ich mag Teilzeitarbeit und liebe die Zeit mit den Kindern. Ich treffe immer wieder Frauen, die sagen: „Mein Mann arbeitet schon so viel. Wenn ich jetzt auch noch arbeite, dann haben wir kaum noch Familienzeit.“ Da steht noch das ungeschriebene Gesetz, dass Männer sowieso Vollzeit arbeiten und Frauen nur, wenn nach der Familienarbeit noch Zeit übrig bleibt – also nie. Und dazwischen gibt es ganz viele unterschiedliche Modelle und Haltungen, die diesen Beitrag sprengen würden.

Nichts ist blöder als eine klar definierte Berufung, die praktisch keinen Platz im Alltag findet.

Ich bin jetzt weitgehend davon ausgegangen, dass Berufung sich mit Erwerbsarbeit deckt. Das ist natürlich nicht immer so und außerdem ein Vorrecht privilegierter Länder. Genauso wie die Aussage: „Mutter sein ist meine Berufung.“ Sowohl das Leben von einem Gehalt als auch die Möglichkeit, sich im Beruf selbst zu verwirklichen bzw. die eigene Bestimmung zu entdecken, sind unglaubliche Privilegien. Privilegien, die viele von uns nicht oder nur teilweise leben können.

Was ich sagen will: Wir können uns hier ganz und gar von einem dualistischen „richtig-oder-falsch-Denken“ verabschieden. Bei der Gestaltung der Rolle als Eltern gibt es keine Vorlage. Es ist ein ständiges Wachsen, Hinterfragen, Weiterdenken und sich im Prozess entwickeln. Unsere Entscheidungen sind abhängig von unserer Herkunftsfamilie, unserer Prägung, unseren sozialen, finanziellen und emotionalen Ressourcen. Wir entwickeln uns ständig. Dabei gibt es sicher Zeiten, die sich trocken wie Wüsten anfühlen und andere, in denen wir förmlich aufblühen.

Auch dadurch lernen wir, unseren Weg besser zu navigieren. Wir können nicht jeden Schritt planen, unsere Pläne werden sich immer wieder dem Leben anpassen und doch bestimmen wir die Richtung. Auch im stürmischen Meer der Baby- und Kleinkindjahre entscheiden wir, in welche Richtung wir uns entwickeln.

Oft geschieht es allein dadurch, wen wir uns zum Vorbild nehmen, welche Bücher und Podcasts wir konsumieren und ob wir für uns immer wieder definieren, wie wir unsere Berufung gerade verstehen. Unsere Berufung zu definieren, kann uns schnell unzufrieden machen, denn nichts ist blöder als eine klar definierte Berufung, die praktisch keinen Platz im Alltag findet – oder den tiefen Wünschen, Begabungen und der eigenen Bestimmung keine Beachtung zu schenken und sie im Sand verlaufen zu lassen, weil man Angst hat, ihr nicht gerecht zu werden.

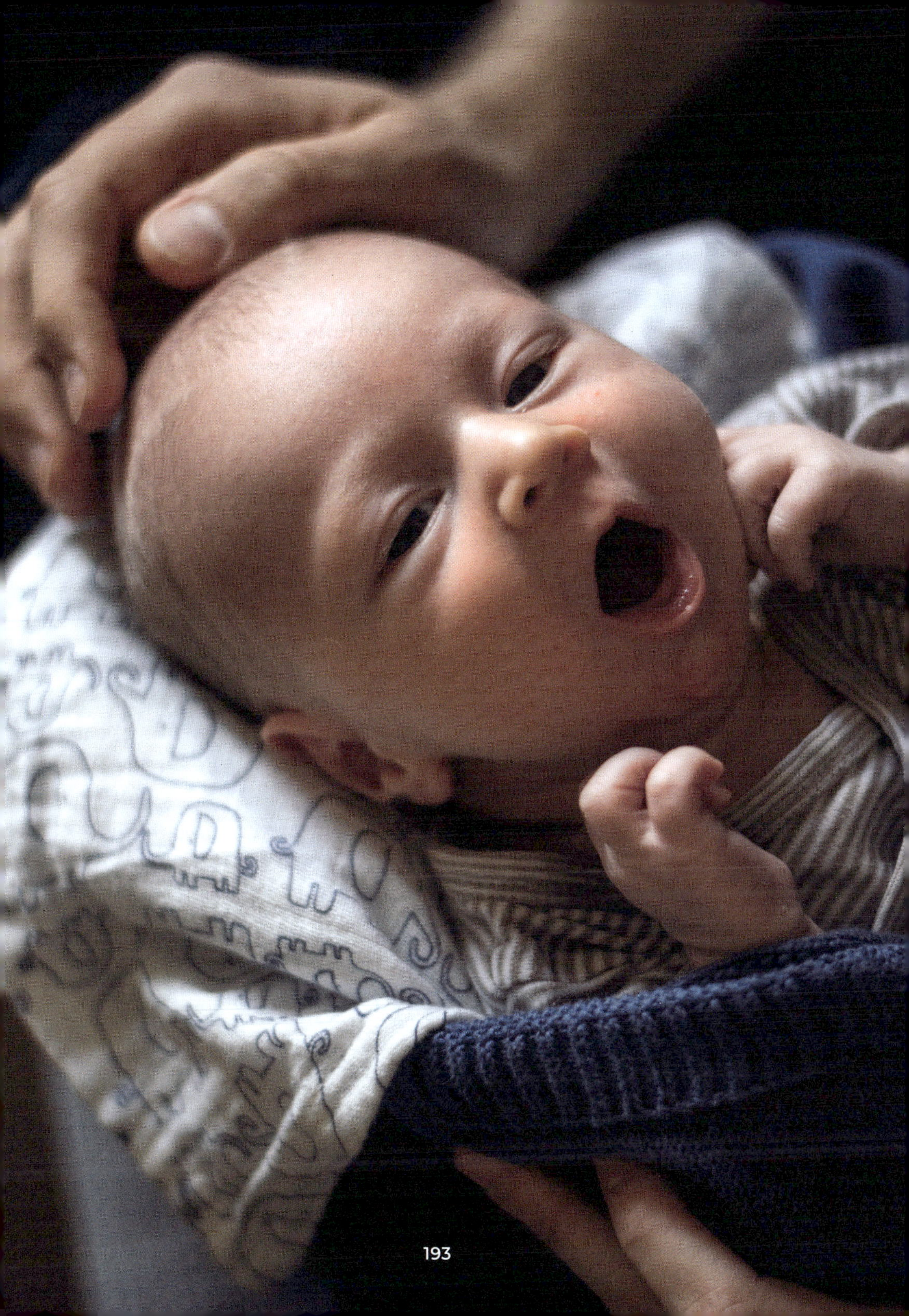

DANACH

WO BLEIBT DIE LIEBE IM TEAM?

ALYSSA

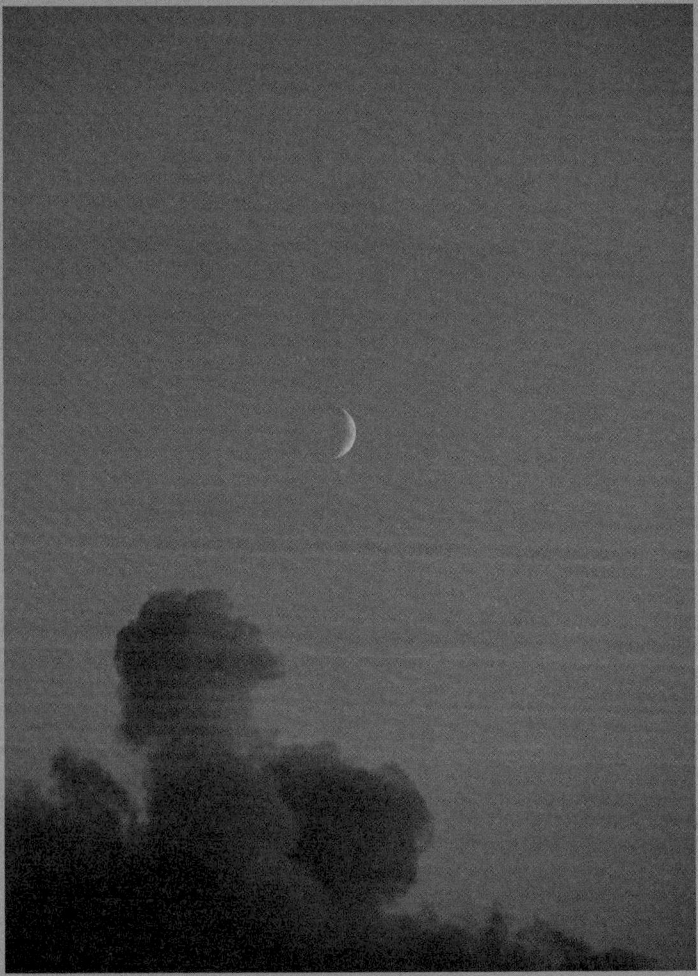

WO BLEIBT DIE LIEBE IM TEAM?

Wir sind ein gutes Team
Gemeinsam sorgen wir für unsere Kinder
Den „Mental Load“ teilen wir mit Geschick
Und sind inzwischen Helden darin
So viele Bedürfnisse wie möglich
Zu stillen
Die besten Kompromisse zu finden
Das Wesentliche zu priorisieren
Und aus unseren Fehlern zu lernen
Ja, wir sind ein gutes Team

Doch abends auf dem Sofa
Wird die Frage: „Wie war dein Tag?“
Manchmal übersprungen
Unsere Kraft muss noch
Für morgen reichen
Ein Marathon aus Entscheidungen
Kalenderbesprechungen
Planänderungen
Unzähligen Wäscheladungen
„Wer von uns fährt morgen
In den Kindergarten?“
„Brauchen wir noch etwas?
Ich gehe schnell einkaufen.“

Gibst du mir deine Hand
Gebe ich dir die Klinke oder ein Kind

Diese Tage zehren an uns
Ich frage mich, wie es andere schaffen
Sie bauen nicht nur Familie
Sondern auch noch Häuser und Karrieren
Ich möchte Ballast abgeben
Doch du bist genauso überladen
Alles, was ich nicht tue
Bleibt an dir hängen

Und genauso ist es andersrum
Manchmal schweige ich
Selbst wenn ich dringend Zeit
Für mich brauche
Ich beiß mir auf die Zunge
Denke ich kann verzichten
Bis ein rostiger Geschmack
Meinen Mund erfüllt
Ich hasse es
Das Blut herunterzuschlucken
Viel öfter spucke ich es aus
Treffe damit leider uns beide

Früher war die Farbe deiner Augen tief
In meinem Gedächtnis eingeprägt
Nun fällt es mir schwer
Dich und uns zu sehen
Während wir tausend andere Dinge
Im Blick behalten

Ich weiß, es ist nicht so gemeint
Aber wenn du meine Nähe suchst
Kommt ab und zu der Gedanke:
„Was willst du auch noch von mir?!“
Mein Kuscheltank ist überfüllt mit Kindern
Die gefühlt rund um die Uhr
An mir hängen

Loszulassen, mich zu öffnen
Kostet etwas
Was ich nicht immer geben kann

Es kommen noch andere Zeiten
Aber ich will nicht warten
Bis das Haus leer ist
Um die Liebe wiederzufinden

WO BLEIBT DIE LIEBE IM TEAM?

Ich bin mir sicher:
Wir schaffen das
Wir finden unseren Weg
Denn wir sind ein gutes Team
Wir stehen Seite an Seite
Doch manchmal wünsche ich mir
Es wären einfach nur wir
Und wir würden uns gegenüberstehen

Dann in einem Augenblick
Entsteht ein neuer Funke
Unsere Augen treffen sich
Und wir schmunzeln still
Vielleicht über etwas Goldiges
Was aus einem Kindermund kommt
Wie ein Geheimnis, das nur wir teilen
Das uns an den Anfang
Unserer Liebe erinnert

Vielleicht ist sie nicht im Team versunken
Sondern reift in einem Kokon
In einer Phase verwoben mit vollen
Tagen, Köpfen, Herzen

Sie wird sich weiter entfalten
Wir werden uns neu entdecken
Die Liebe im Team und wir
Werden wieder erblühen

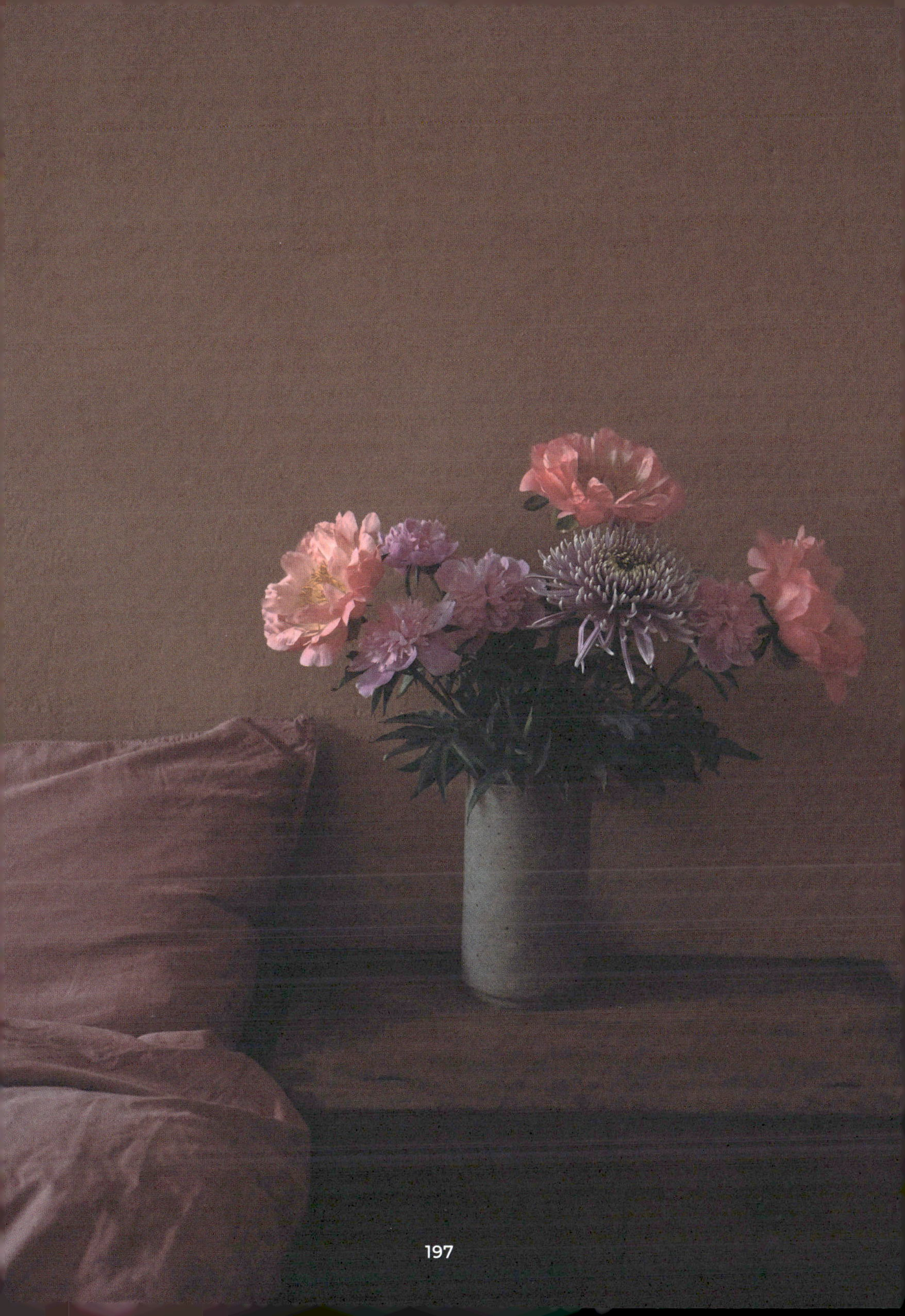

ALS ALLE RATGEBER AUF DER RÜCKBANK SAẞEN

SARAH

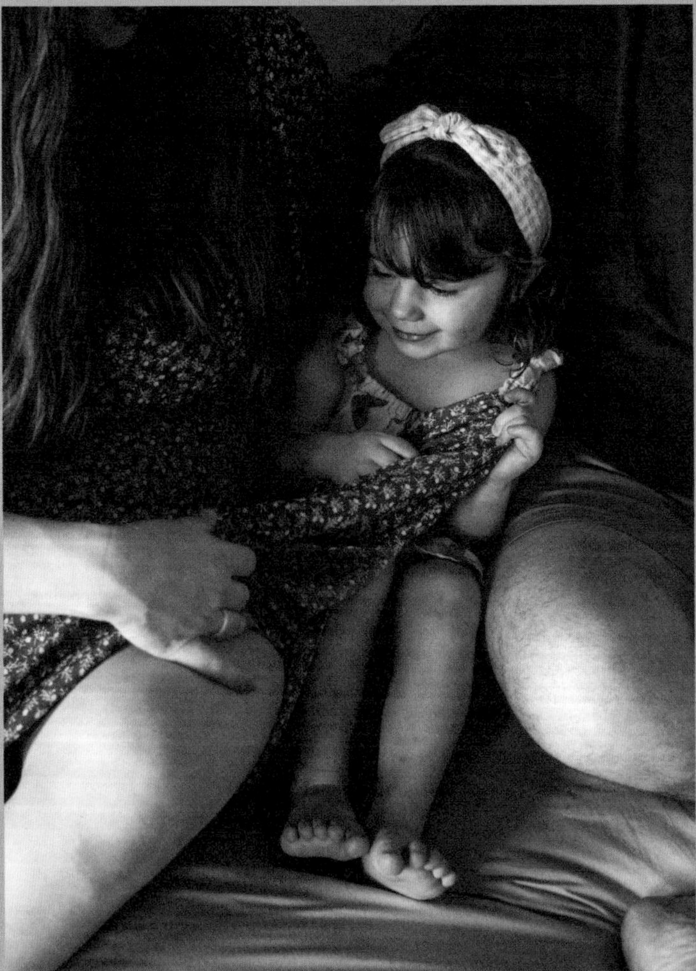

ALS ALLE RATGEBER AUF DER RÜCKBANK SAẞEN

Wir saßen zu fünft im Auto auf dem Rückweg von der Kita. Die ganze Tour dauerte eine Stunde, bis alle eingesammelt waren. Diese Stunde verbrachte unser Baby komplett auf der Rückbank und die anderen mit ihm, je nachdem, wann sie an der Reihe waren, abgeholt zu werden. Manche Fahrten waren schön, andere furchtbar. Diese war zweiteres.

Ich habe mich zuvor aus Zeitgründen dazu entschieden, meine Schulkinder mit Snacks im Auto mit dem Baby warten zu lassen, während ich die Dreijährige aus der Kita hole. Ich wollte „ganz schnell zurück sein". Doch das will meine Tochter in der Kita nicht. Die will „nur noch einmal" (also mindestens zehnmal) mit dem Bobbycar eine Runde fahren. Und der Übergang von der Kita nach Hause will gut begleitet sein, sagen meine inneren Ratgeber. Habe ich mal irgendwo gelesen – bestimmt. In „Gefühlsstarke Kinder begleiten" oder so. Ein anderer Ratgeber wird laut. Irgendwas mit „Bedüfnissorientiert leicht gemacht" oder so. Und das Bedürfnis der Kleinsten, nicht mehr so lange angeschnallt zu sitzen, der Wunsch der Großen, bald nach Hause zu kommen, ist mir sehr präsent – und die damit verbundene Sorge, dass sich die Anspannung aus der Schule in meiner Abwesenheit auch locker in eine Prügelei im Auto verwandeln könnte. Ich sehe auch meine Tochter auf ihrem Auto. Sie ist total müde vom Tag im Kindergarten und wenn ich sie jetzt zu sehr dränge, kann das schnell in einem krassen Gefühlsausbruch und totaler Verweigerung enden. Mein Gehirn durchläuft mein inneres Ratgeber-Repertoire. Wo ist die Lösung für diese Situation? „Bleiben Sie bei sich. Regulieren Sie Ihr Nervensystem. Atmen Sie ruhig und langsam", höre ich jemanden Schlauen säuseln – und schiebe den Gedanken schnell zur Seite. Wenn mein Bedürfnis hier jetzt noch zählt, haben wir endgültig zu viele zu jonglieren.

Ich höre all die Stimmen, die von all dem berichten, was gut und richtig wäre, doch immer, wenn ich eine Sache gut mache, mache ich wieder drei andere falsch. Ich weiß so viel und weiß doch nicht weiter. Wenn ich hier meine Tochter in Ruhe begleite, stelle ich die Wünsche der anderen zurück oder eben andersherum.

Ich habe sie dann doch überzeugt, mit mir mitzukommen. Am Auto angekommen erwartet mich reinste Harmonie. Die Süßigkeiten vom Geburtstag aus der Schule wurden geschwisterlich geteilt, die kleine Schwester gut unterhalten. Ok. Ich atme erleichtert durch. Doch kaum fahren wir los, entlädt sich die Anspannung. Es wird geschimpft, beschimpft, ans Knie getreten, etwas fliegt durchs Auto. Ich halte an, rufe warnend nach hinten. Die Stimmung bleibt angespannt. Zu angespannt, um zu besprechen, zu reflektieren oder an Vernunft zu appellieren. Diese Züge sind schon alle abgefahren. Jetzt ist wirklich Atmen angesagt, ruhig bleiben und das Schlimmste verhindern.

„Schnell nach Hause", denke ich und plane den „Notausstieg". Von dem habe ich irgendwie bisher in keinem Ratgeber gelesen: Wenn die Stimmung im Auto so ist wie jetzt, explodiert es spätestens im Treppenhaus. Deshalb gehen die Kinder nacheinander rein und erstmal auf ihre Zimmer. In Sicherheit – ja, so hatte ich mir das auch nicht vorgestellt – aber so ist es. Da zählt kein Bedürfnis mehr und kein Wunsch, sondern das nackte Überleben. Das schützt auch mich davor, komplett durchzudrehen – meistens. Denn bis vier Kinder, darunter das Baby, deren Rucksäcke, Ranzen, Jacken und alles, was so in den Hosentaschen war, aus dem Auto geladen, ausgezogen und die Treppe hochgekommen sind, sind mal locker 15 Minuten vergangen. Das ist eine lange Zeit für ein emotional geladenes Kind, um sich „zusammenzureißen". Und unsere Bedürfnisse sind gerade einfach viel zu viele!

„Ach Mist, war das jetzt richtig?"

Während ich mich gedanklich auf unser Ankommen zu Hause vorbereite und mich darauf einstelle, später mit den Kindern einzeln emphatisch ins Gespräch zu kommen, während ich volle Windeln wechsle und hungrige Hände fülle, fließen plötzlich hinten im Auto Tränen, fliegen Worte wie Pfeile. Ich atme ratgebermäßig. Setze den Blinker und halte an. Ich bin streng und klar. Wir diskutieren kurz. Trösten. Erklären. Und dann entscheide ich, dass jetzt alle schweigen werden, bis wir zu Hause sind. „Ich merke, ihr schafft es gerade nicht, freundlich zueinander zu sein. Deshalb sagt jetzt niemand mehr etwas." Das geht gegen jede Menge Bedürfnisse und Wünsche und ist auch eine Überforderung für die Kleinen. „Ach Mist, war das jetzt richtig?", frage ich mich wieder innerlich beim Losfahren. Ich höre die Ratgeber warnend den Finger heben und frage mich selbstkritisch, ob meine Kinder wohl mal ein Trauma bekommen, weil ich ihnen den Mund verboten habe? Hilft nichts, mir fällt nichts Besseres ein. Und während ich an mir zweifle, eskaliert die Situation auf der Rückbank. Ich werde laut. Mein Kind auch. Ich halte erneut und wir steigen aus. Das Kind tobt. Ich sehe die Verzweiflung, die Müdigkeit, die sich als Wut mir gegenüber mit Tränen in den Augen zeigt. Und da sind sie, die Schuldgefühle, die mich manchmal bereuen lassen, so viele Kinder zu haben. Nicht, weil es mir zu viel ist. Nein, weil ich ihnen eben nicht allen gleichzeitig gerecht werde. Weil ich ihnen weniger Kompromisse wünsche, wenn ich nicht all meine Prinzipien befolgen kann. Weil ich, selbst wenn ich mein Bestes gebe, nicht gleichzeitig so viele Bedürfnisse wahrnehmen, spiegeln, begleiten und erfüllen kann.

„Du hast auch geredet! Das ist so unfair!", schleudert sie mir entgegen. Ich atme, finde meine tiefe Stimme. Meine innere Sicherheit, meine eigenen Worte. Die Ratgeber sind still, haben mir heute sowieso nicht viel geholfen. Jetzt bin ich dran. Unperfekt, wie ich bin. Ich als Sarah, die zufällig auch Mutter ist: „Ja, das ist unfair. Vieles ist unfair. Es ist auch unfair, dass ich für dich koche, dass ich Auto fahre, dass ich deine Wäsche wasche. Das ist einfach so.

Und manchmal ist das ganz schön schwierig auszuhalten. Aber ich bin erwachsen und du bist ein Kind. Und ich darf bestimmen, welche Regeln es gibt. Wenn du bereit bist, dich daran zu halten, können wir weiterfahren."

Sie entfernen mich von mir selbst, sie lassen mich 24/7 reflektieren und manchmal ist das einfach zu viel.

Ich habe so viel gelernt durch all die Ratgeber und all die bedürfnis- und beziehungsorientierten Profis. Ich bin ihnen von Herzen dankbar. Ich bin ein besserer Mensch durch sie und meine Kinder haben ein schöneres Leben dank ihnen. Und doch machen mich ihre Stimmen und die Ansprüche, die ich daraus an mich gestellt habe, manchmal wahnsinnig. Sie entfernen mich von mir selbst, sie lassen mich 24/7 reflektieren und manchmal ist das einfach zu viel.

Im Alltag mit vier Kindern – und auch mit einem – braucht es oft schnelle Entscheidungen, in denen Theorie und Praxis wie Paralleluniversen sind. In meinem Alltag treffen so viele unterschiedliche Bedürfnisse aufeinander und lassen sich immer wieder nicht miteinander vereinbaren. Ich höre dann, man solle „mit dem Kind gemeinsam Strategien erarbeiten ...", und das hört sich richtig gut an! Das machen manche Menschen sogar beruflich. Zum Beispiel Kinder-Verhaltenstherapeut:innen, deren Rat wir auch zeitweise in Anspruch genommen und sehr geschätzt haben. Aber was für ein Anspruch an ganz normale Eltern!

Wenn Leute einfach unreflektiert die Erziehung ihrer eigenen Eltern duplizieren und das dann „auf ihr Bauchgefühl hören" nennen, würde ich wirklich aus tiefstem Herzen raten, dieses Bauchgefühl wenigstens mal auf den Prüfstand zu stellen und aus Liebe zu den Kindern ein paar Ratgeber zu lesen. Doch ich falle hier gerade eher auf der anderen Seite vom Pferd. Ich habe so viel gelesen und für gut befunden, für so viel besser als mich. Und ich versuche, so viel richtig zu machen, und verliere mich dabei. Doch genau in diesen Situationen brauchen meine Kinder keine Ratgeber-Mama – sie brauchen mich. Wie ich bin. Denn ich bin die einzige Mama, die sie haben. Und die steht jetzt hier und sagt ihrem Kind am Straßenrand in ihrer Verzweiflung, dass das Leben echt ungerecht ist manchmal, schnallt alle wieder an und führt zu Hause angekommen routiniert den „Notfallausstieg" durch. Die Ratgeber bleiben schweigend auf der Rückbank zurück, während ich uns, zu Hause angekommen, allen ein Eis und ein paar Folgen PAW Patrol verordne.

DEN DRUCK AUS DER BEDÜRFNISORIENTIERTHEIT RAUSNEHMEN

ALYSSA

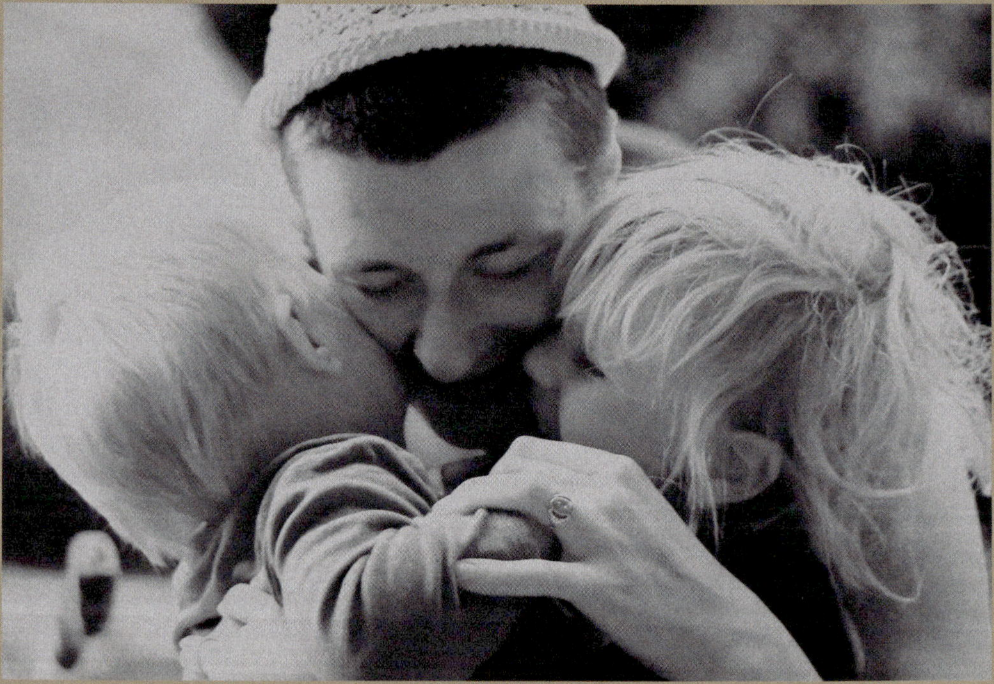

„Egal, wie gut wir es meinen oder wie sehr wir versuchen, alles richtig zu machen, werden unsere Kinder alle irgendwann innere Heilung wegen uns und unserer Erziehung brauchen. Wir alle brauchen Gnade. Das ist einfach so."

Als eine Bekannte diese Worte aussprach, ließ ich sie einfach an mir vorbeiziehen. Ich war gerade mit meinem acht Wochen alten Baby – meinem ersten Kind – zu Besuch bei ihr. Ich machte es mir auf dem Sofa in ihrem Wohnzimmer gemütlich, während sie Kaffee für uns zubereitete. Als ihre Tochter die Küche betrat, hörte ich, wie sie sich am Kühlschrank kurz begegneten. Trotzige Töne des elfjährigen Mädchens flatterten mit dem Kaffeeduft ins Wohnzimmer, bevor ihre stampfenden Schritte sich in Richtung der Hintergrundgeräusche entfernten. Ihre acht- und neunjährigen Brüder stritten – entweder miteinander oder mit ihrem Papa – das konnte ich nicht genau deuten.

... dass meine Kinder am Ende keiner Heilung von mir bedürfen.

Meine Bekannte zuckte mit den Schultern, als wolle sie ihren letzten Satz damit unterstreichen, nachdem sie die Tassen auf den Couchtisch abstellte. Ich sagte nichts. In meinen Gedanken war ich jedoch überzeugt: „Bei meinen Kindern wird das nicht so." Damit meine Bekannte mir nicht ansah, dass ich ihr nicht glaubte, versuchte ich, mich auf meinen Sohn zu konzentrieren, der vor mir auf seiner bunten Krabbeldecke lag. Sie hatte gerade etwas in Worte gefasst, was ich mir unterbewusst zum Ziel gemacht hatte: dass meine Kinder am Ende keiner Heilung von mir bedürfen.

Heilungsprozesse können dauern. Das weiß ich aus Erfahrung mit den körperlichen Wunden, die ich in den letzten Jahren bei meinen Kindern und auch mal bei mir selbst versorgen musste. Manchmal staune ich, wenn eine Verletzung innerhalb von wenigen Tagen scheinbar spurlos verschwindet. Es kann aber auch sein, dass eine Wunde erst schlimmer wird, bevor sie besser wird – vor allem wenn sie tief sitzt. Eiter und Blut müssen an die Oberfläche kommen, damit die verschiedenen Phasen der Zellerneuerung, Krusten- und Narbenbildung überhaupt stattfinden können. Bis eine Narbe entsteht, vergeht oftmals viel Zeit. Zeit, in der Schmerzen bestehen. Zeit, in der Zuwendung und Schonung nötig sind.

Im Herzen ist es nicht anders. Ich bin über jedes Stückchen innerer Heilung, das ich bis heute erleben durfte, dankbar, auch wenn sie zu Phasen führten, in denen ich mich schwach, kraftlos und schutzlos fühlte. Es wäre schön gewesen, zumindest einige dieser längeren Heilungsprozesse nicht zu brauchen – vor allem diejenigen, die so scheinen, als wären sie niemals ganz abgeschlossen.

Meinen Kindern wünsche ich einen ganz anderen Ausgangspunkt. Sie sollten sich nie fragen müssen, ob sie so in Ordnung sind, wie sie sind. Sie sollen nicht glauben, ihre Emotionen seien zu viel. Sie sollen sich nicht für das Glück aller anderen verantwortlich fühlen oder durch ihre Leistung versuchen, ihren Wert zu verdienen oder zu beweisen.

Als meine Bekannte also behauptete, dass mein Ziel nicht erreicht werden kann, war ich nicht bereit, das einfach so hinzunehmen. Ich wollte ihr und allen anderen zeigen, dass es anders geht. Besser geht. Prägung sitzt tief, das war mir bewusst, und genau das spornte mich an, alles dafür zu tun, damit meine Kinder in manchen Punkten anders geprägt werden als ich. Was mir jedoch nicht bewusst war, ist, wie verdammt schwer es ist, unsere Kinder nicht aus unserer Prägung heraus ungerecht zu behandeln, egal wie furchtbar wir manche Teile unserer Prägung finden.

Meine Kinder würden nur durch Gutes geprägt werden, davon war ich damals überzeugt. Ich wollte ihnen ein authentisches Leben in Fülle statt Schmerz ermöglichen. Bis zu jenem Tag hatte ich noch das Gefühl, nichts wirklich vermasselt zu haben, und biss unbewusst täglich die Zähne zusammen, damit es auch so bleiben würde. Irgendwann stieß ich auf einen Erziehungsansatz, der mir versprach, meine Kinder zu emotional reifen, empathischen, selbstständigen, authentischen und in sich ruhenden Personen entfalten zu lassen. Alle Werte, die ich bei Respectful Parenting und in der bindungs- und bedürfnisorientierten Erziehung kennenlernte, fanden viel Anklang in meinem Herzen:

Ich wollte eine lebenslange Bindung auf dem Fundament von Vertrauen und Verbundenheit zu meinem Kind aufbauen. Ja!

Ich wollte auf übermäßiges Lob, Drohen, Strafe und Druck verzichten und die intrinsische Motivation meines Kindes stattdessen stärken. Auf jeden Fall!

Ich wollte meinem Kind Zeit geben, sich in seinem eigenen Tempo zu entwickeln. Natürlich!

Ich wollte ihm auf Augenhöhe begegnen und vermitteln, dass seine Bedürfnisse wichtig sind. Definitiv!

Ich wollte immer hinter das Verhalten blicken und die Botschaft dahinter suchen. Keine Frage!

Und wenn nicht meine Entschiedenheit, dann würde mein Wissen es mich besser machen lassen, denn ich verschlang augenöffnende Literatur, hörte die hilfreichsten Podcasts und merkte mir die besten Sätze, bis ich meinte, alles verinnerlicht zu haben.

Manchmal bin ich selbst der tobende Sturm.

Aber was soll ich sagen … ich war stets bemüht und schaffte es doch nicht. Zumindest nicht immer. Viel eher als der bodenständige Anker meiner Kinder zu sein, schwanke ich zwischen zwei Polen: bedürfnisorientiert und selbstzentriert. Inzwischen bin ich auch Dreifachmama, wie meine Bekannte es damals war. Manchmal begleite ich die Gefühlsstürme meiner Kinder genauso, wie ich es als Kind immer gebraucht hätte – und manchmal bin ich selbst der tobende Sturm. Ich knalle Türen oder werde kalt und resigniert. Ich höre mich Wenn-Dann-Sätze aussprechen und noch schlimmer – die zweite Hälfte ausführen, wenn der Druck nichts bringt. Ich zucke mit den Schultern, während meine Kinder weinen. Ich komme nicht immer so schnell aus meiner Wut, fühle mich wie ein beleidigtes Kind, bis ich merke: Eigentlich ärgere ich mich am meisten über mich selbst. Ich mache manchmal genau das, wovon ich weiß, dass es am wenigsten hilft. Ich schüre das Feuer, anstatt es zu löschen. Ich versage – manchmal mehrmals am Tag.

Hätte mich damals niemand vorgewarnt, weiß ich nicht genau, was es mit mir gemacht hätte, an diesem Punkt anzukommen. Ich frage mich manchmal: Hätte ich die Gnade für mich selbst noch gefunden? Rückblickend sehe ich eindeutig, dass ich mich aufs Glatteis begeben hatte. Es hätte nie so funktionieren können, wie ich es mir vorgenommen hatte. Druck wirkt nur kurzfristig. Das weiß ich von meinen Kindern. Irgendwann kommt alles raus. Selbst die besten Vorsätze scheitern.
Ich glaube nach wie vor, dass Kinder es wert sind, gemäß ihrer Würde behandelt zu werden. Aber inzwischen lege ich mehr Wert darauf, den Weg zurück zur Verbindung immer und immer wieder zu suchen, als krampfhaft zu versuchen, zu verhindern, dass ich den Kinderherzen jemals schade. Das bedeutet nicht, dass wir uns keine Mühe geben sollten. Aber vielleicht darf unsere Kraft viel eher in unsere eigene Heilung fließen, damit wir weniger aus unseren Wunden heraus handeln, statt zu versuchen, Eltern zu sein, die alles richtig machen.
Nach vielen Jahren telefonierte ich beim Schreiben dieses Textes mit meiner Bekannten, deren Kinder inzwischen alle Teenager sind. Sie berichtete, dass ihre Kinder sich teilweise jetzt schon wegen ihr in einem Heilungsprozess befinden, genauso wie sie es damals verkündet hatte. „Sie sind dabei, Glaubenssätze wieder herauszurupfen, die sie von mir gelernt haben.“

Heilung muss nicht warten, bis die Kinder aus dem Haus sind.

Ich glaube, das ist der größte Unterschied zu dem, was viele von uns erlebt haben: Heilung muss nicht warten, bis die Kinder aus dem Haus sind. Sie muss nicht abgekoppelt von der Beziehung stattfinden – nicht, wenn unsere Kinder Eltern haben, die wissen, wie sehr sie Gnade brauchen und zugeben können, dass sie nicht perfekt sind.

ICH HABE ANGST

SARAH

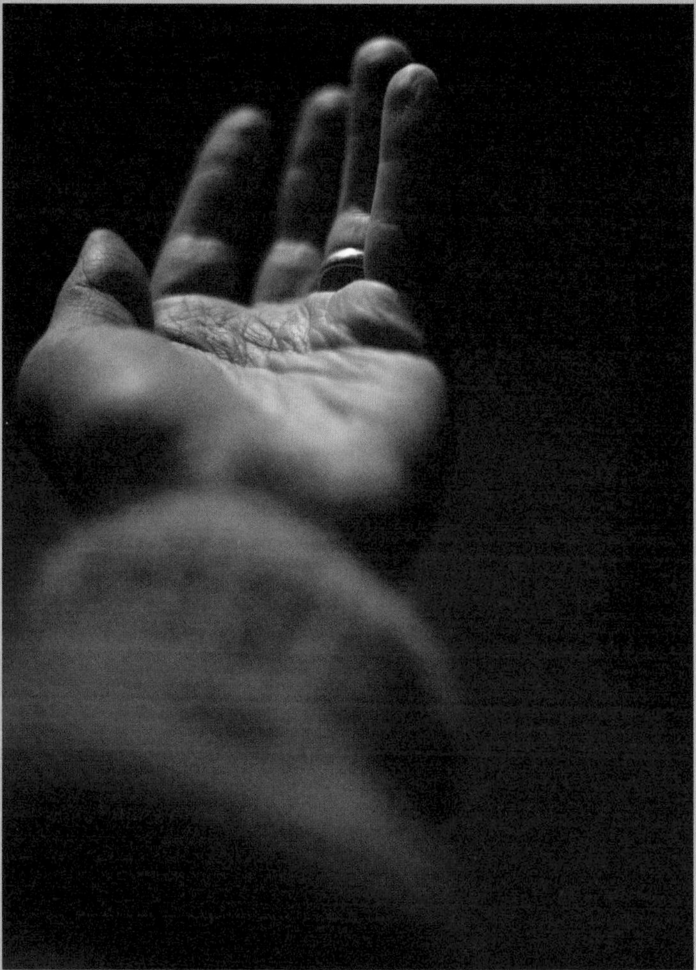

Wie jeden Abend sang ich meinen Kindern davon vor, dass der Mond aufgegangen ist und die Sternlein prangen und wie sie nun wunderbar von guten Mächten geborgen schlafen können. Ich kuschelte sie in ihre Decken, sprach ein liebevolles Gebet voller Zuversicht, Dankbarkeit und Hoffnung, hörte ihr kleines und sicheres „Amen" ganz tief in meiner Seele. Dann küsste ich ihre kleinen Köpfe und wünschte ihnen eine gute Nacht.

„Mama, ich hab' Angst!"

Nachdem ich das friedliche Zimmer verließ, erwarteten mich die schmutzige Küche, ein noch ungekochtes Abendessen und ein Berg Wäsche. Das langersehnte Sofa schlummerte am Horizont und so machte ich mich schnell an die Arbeit. Der Berg von Geschirr wirkte noch größer als von weitem erahnt und bei einem Blick in die Spülmaschine stellte ich enttäuscht fest, dass diese vor dem Einräumen erst einmal geleert werden musste. Wie sollte ich das noch schaffen? Und das heute Abend, nächste Woche und die nächsten 18 Jahre! Ich klapperte und räumte, die Waschmaschine polterte, die Dunstabzugshaube dröhnte. Und durch den Lärm meiner Arbeit hörte ich ein leises „Mama, Mama ...!" aus dem Kinderzimmer. Ich atmete tief durch und steckte meinen Kopf durch den Türspalt: „Du kannst jetzt schlafen, Mama muss noch arbeiten." Eine kleine Stimme aus dem Dunkeln antwortete fragend: „Ich muss keine Angst haben?" „Nein, brauchst du nicht." „Und es kommt kein Hund? Und kein Dachs?" „Nein, mein Schatz, ich passe auf." Und schnell zurück an die Arbeit.

Nach einigen Minuten hörte ich sie wieder, die zarte Stimme: „Mama ist da?" Ich rief über den Lärm durch die Wohnung: „Jaaha, ich bin hier. Du kannst jetzt schlafen!" Und machte mich wieder an die Arbeit. Wo war eigentlich der Wäschekorb? Und wer hatte den letzten Parmesankäse verbraucht, ohne ihn auf die Einkaufsliste zu schreiben? Die Gedanken schweiften ab, während der Putzlappen über die Arbeitsfläche streifte. Ich dachte über den Tag auf der Arbeit nach, über gestern, morgen, über die unbezahlte Zahnarztrechnung und die unerledigten To-dos. Die unsortierte Wäsche, die unbeantworteten E-Mails ... „Mama, ich hab' Angst!", rief es da leise aus dem Nebenzimmer. Innerlich stöhnte ich. Hatte ich nicht gerade davon gesungen, dass er wunderbar geborgen ist? Und hatte ich nicht gesagt, dass ich auf ihn aufpasse? Und hatte ich ihm nicht schon tausende Male erklärt, dass in seinem Zimmer weder böse Hunde, noch ein gemeiner Dachs, noch irgendein anderes furchteinflößendes Wesen ist? Wusste er nicht, dass er sicher ist? Was sollte ich noch sagen, damit er das endlich verstehen würde!?
Ich machte mich auf den Weg an sein Bett, nahm meine Geduld zusammen, kniete mich auf den weichen Teppich, legte einen sanften Kuss auf seine Wange und flüsterte in sein Ohr: „Ich bin doch hier, du musst keine Angst haben." Und während mein

Gesicht seinem so nah war, legte er seinen kleinen Arm entschlossen um meinen Hals und hielt mich fest. Sanft und bestimmt. Mama, bleib hier. Ich brauche dich. Hier. Bei mir. Unsere Angst ruft nicht nach Erklärungen und braucht keine wahrheitsgemäßen Informationen. Unsere Angst ruft nach Nähe! Sie ruft nach jemandem, der bei uns ist und uns hält. Nach jemandem, der sagt: „Ich bin doch hier. Hab keine Angst." Denn die Angst möchte nicht beantwortet, sondern gefühlt werden. Und dann möchte sie gestillt werden – nicht weggeredet.

Ich liege da im Arm meines Sohnes und denke an all meine Arbeit: Wann soll die bloß gemacht werden? Und an all meine Sorgen: Wer wird den Wasserschaden im Keller beseitigen? Wer wird meine Zahnarztrechnung bezahlen und vor allem wann? Und wie soll ich all diese To-dos und Deadlines bis zum Ende der Woche erledigen? Wann werde ich diese eine E-Mail endlich beantworten und was, wenn ich das alles nicht schaffe?
Ja, auch ich habe Angst. Und zum Glück ruft mir da nicht nur jemand aus der Ferne zu: „Ich hab es dir doch schon tausend Mal gesagt." „Ich habe Angst", flüstere ich ins dunkle Kinderzimmer, während mein Sohn längst schläft. Und auf die dunkle Bettdecke lässt sich leise eine Träne nieder. Ich lasse los, lasse mich halten. Ich beginne mich innerlich festzuhalten – an dem, der immer da ist. Vielleicht musste ich deshalb nochmal zurückkommen, nochmal streicheln, nochmal küssen, nochmal da sein. Nicht nur um „Ich bin doch da" zu sagen, sondern auch um es zu hören.

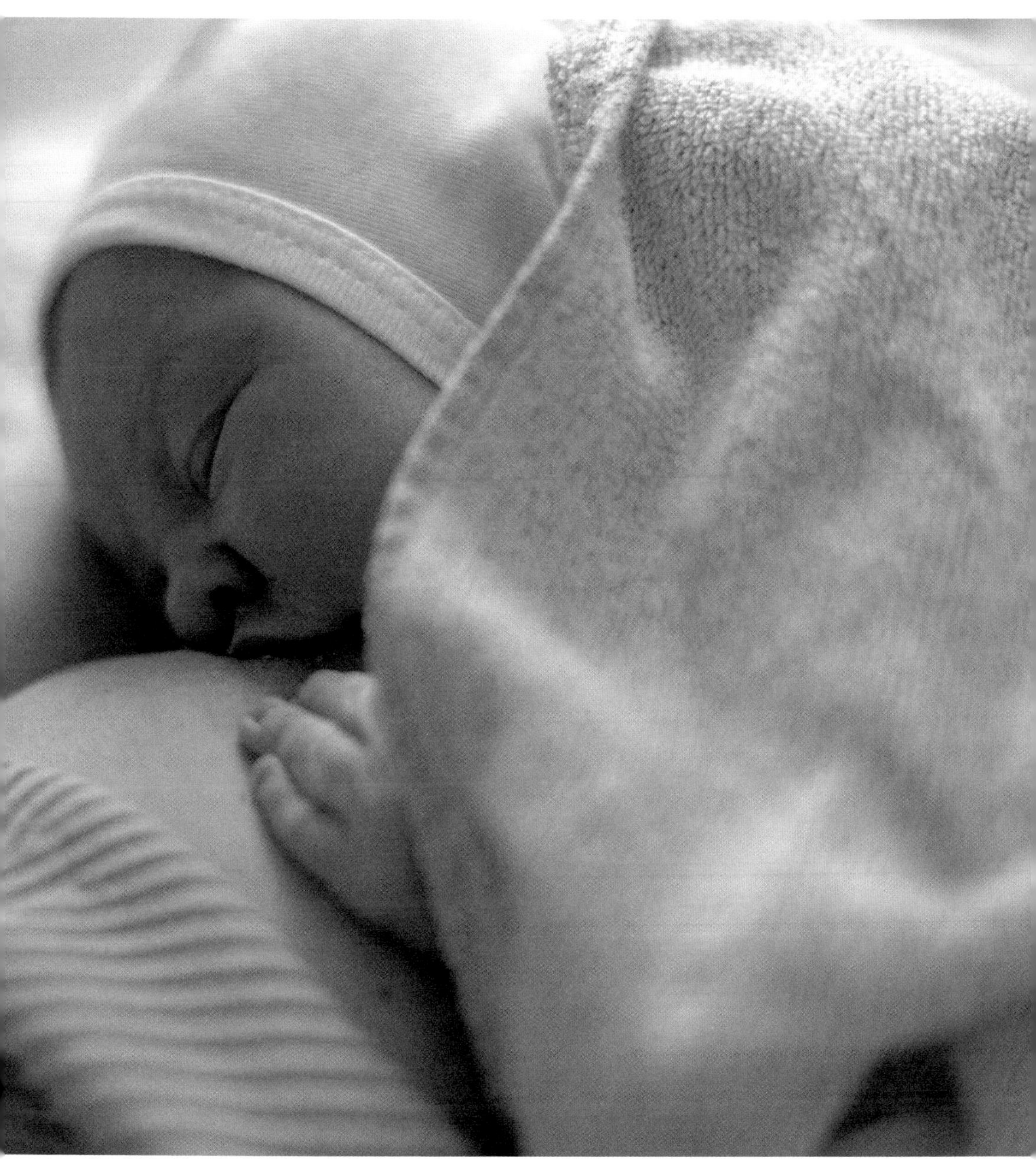

KURZE JAHRE, LANGE TAGE: PIZZATEIG-THERAPIE

ALYSSA

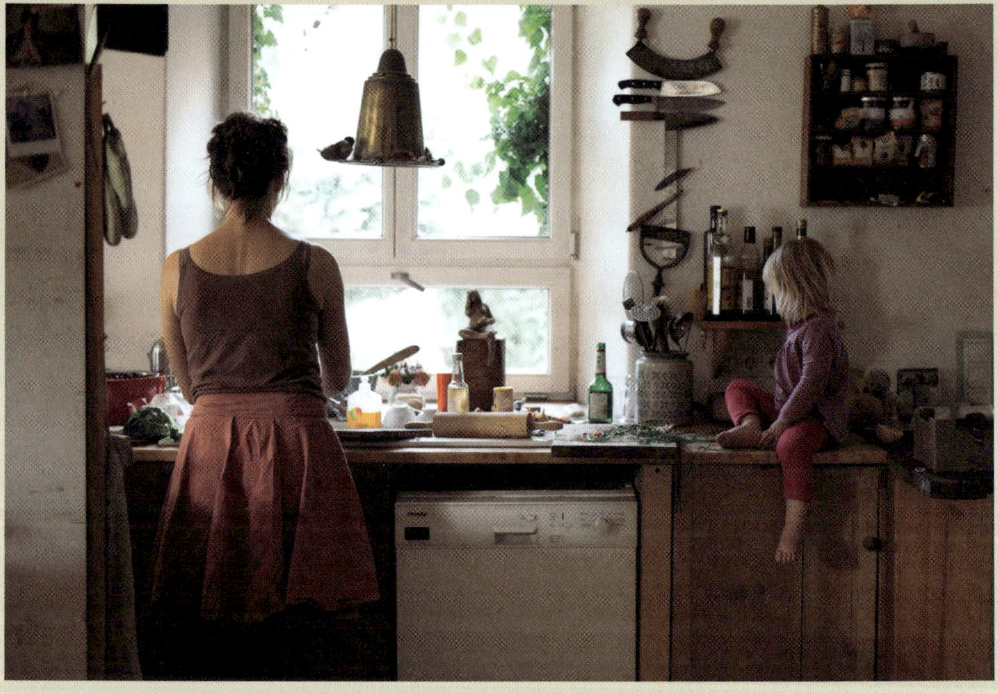

Es heißt: „Die Jahre sind kurz, aber die Tage sind lang“, und ich finde, das stimmt größtenteils. Manche Tage sind jedoch nicht nur lang, sondern auch schwer. Manchmal befindet man sich plötzlich inmitten einer Reihe solcher Tage, die sich wie eine schwere Ankerkette anfühlen. Sich über Wasser zu halten, kostet dann viel Kraft, wenn man das Gefühl hat, zum Meeresboden hinuntergezogen zu werden.
In solchen Zeiten geht es darum, im roten Bereich zu bleiben und nicht in den dunkelroten gezogen zu werden. Von Grün ist gar nicht die Rede – das ist nicht mal in Sicht. Selbst sich Richtung Dunkelorange oder Gelb zu bewegen, ist an solchen Tagen schon zu viel verlangt. In solchen Phasen geht es vor allem ums Überleben.

Auch an den dunkelsten Tagen gibt es meist goldene Glitzermomente, in denen das Licht durch das Wasser bricht. Diese Momente ändern zwar nicht die Grundstimmung und sind manchmal leicht zu übersehen, aber sie erinnern uns daran, dass es sich lohnt, die Augen offenzuhalten.
Das erste Lachen meines zweiten Kindes erlebte ich in der Kinderklinik. Meine Tochter lag unter der Wärmelampe auf dem Wickeltisch, umgeben von Kabeln und Schläuchen, die an ihr befestigt waren. Trotz allem strahlte sie mich an, ihr ganzes Sein leuchtete. Selbst ihre kleinen Füße, die sich unkoordiniert Richtung Bauchnabel bewegten, wirkten glücklich. Ich lachte zurück, vor allem wegen der Ironie, vor einem freudigen Kind zu stehen, das eine Operation braucht, um zu überleben.
Am liebsten hätte ich im Krankenhaus die Augen geschlossen und erst wieder geöffnet, wenn mir jemand versichert hätte, dass die Operation gut verlaufen, meine Tochter vollständig geheilt ist und wir das Krankenhaus verlassen können. Doch das erste Lachen meiner Tochter zog mich wie eine ausgestreckte Hand zurück in den Moment. Mein eigenes, kaltes Lachen, mit dem ich ihr antwortete, ließ mich erkennen: Ich konnte solche schönen Augenblicke nur in ihrer Tiefe erleben, wenn ich den Schatten und Schmerz um uns herum nicht mühsam auszublenden versuchte.

„Ich bin da“, flüsterte ich uns beiden zu.

Ich entschloss mich dazu, präsent zu sein. Sanft und zögerlich schlang ich meine Hände zwischen die Kabel und die Magensonde, um die kleinen Bäckchen meines Babys zu streicheln. Ohne nachzudenken, küsste ich sie auf die Stirn. Das zweite Lachen meiner Tochter folgte. Diesmal grüßte ich sie mit einem warmen, verliebten Lachen zurück. „Ich bin da“, flüsterte ich uns beiden zu.

Nach zehn Tagen im Ausnahmezustand durften wir endlich nach Hause zurückkehren. Alle waren erstaunt, wie gut mein fast zweijähriger Sohn die Zeit ohne seine Mama und kleine Schwester überstanden hatte.
Ich wusste, dass er sowohl die Solo-Zeit mit seinem Papa als auch die Oma-Opa-Tage genossen hatte, war mir aber auch

sicher, dass sich bei ihm viele Emotionen angestaut hatten.
Wir alle mussten den Schock verarbeiten.
Mein Baby tat dies in ihren Träumen. Sie wimmerte oft kurz nach dem Einschlafen und wachte mit herzzerreißenden Schreien auf … aber nur halb, sodass alles, was ich tun konnte, war, sie zu halten, wie ich es im Krankenhaus nicht immer durfte.
Mein Kleinkind, das sonst ein sehr hohes Mitteilungsbedürfnis hatte, war plötzlich still, wenn er nicht gerade unsere Wohnung auseinandernahm oder versuchte, alle um sich herum zu beißen, zu hauen oder zu zwicken. Auf all meine Bitten und Vorschläge antwortete er mit einem entschiedenen: „Nein!" Grenzen zu setzen und zu halten war in dieser Zeit ein Vollzeitjob.

Doch ich hatte das Gefühl, nicht zu ihm durchdringen zu können.

Ich wäre wahrscheinlich wütend auf ihn gewesen, wenn ich nicht erkannt hätte, dass es seine Wut über die Situation war, die sich jetzt verzögert zeigte. Ich versuchte, ihm mein Verständnis für seinen Ärger zu zeigen, während ich seine Schläge in meiner Hand fing und Teller auf dem Tisch festhielt, damit sie nicht auf dem Boden landeten. Immer wieder sprach ich mit ihm darüber, wie schwer es für ihn gewesen sein musste, dass ich und seine kleine Schwester so viele Tage nicht zu Hause waren. Doch ich hatte das Gefühl, nicht zu ihm durchdringen zu können.
Nach einigen Tagen mit einem höchst unausgeglichenen Kind und einem Baby, das keine Sekunde lang woanders als in meinen Armen sein wollte, war ich zur Mittagszeit so erschöpft, dass ich mich fragte, wie ich die Zeit, bis mein Mann von der Arbeit nach Hause kommt, überstehen sollte.

In dem Moment, als ich dachte, nicht mehr weiter zu wissen, fiel mir ein, dass mir eine Freundin ein paar Wochen zuvor gesagt hatte, dass ich jederzeit bei ihr vorbeischneien dürfte. Bevor ich es mir anders überlegen konnte, sammelte ich den letzten Rest meiner Kraft und einen kleinen Hoffnungsschimmer, dass ich den Tag noch schaffen könnte, und packte meine Kinder und die Wickeltasche ins Auto.
Im Haus meiner Freundin war ein fröhliches Gewusel zu hören, bevor ich klingelte. „Kommt rein!", sagte sie, als sie die Tür öffnete, ohne anzumerken, dass unser Besuch unangekündigt war. Es war, als hätte sie uns schon längst erwartet. Nachdem sie mich mit dem Baby in der Trage herzlich umarmt hatte, führte sie mich ins Wohnzimmer und schenkte mir den ganzen Nachmittag einen Einblick ins verheißene Land.
Nach wenigen Minuten saß ich auf der Bank am Esstisch neben ihr, mit einem schlafenden Baby in der Trage und zwei Tassen Kaffee vor uns. Mein Sohn hatte sich gleich im Spiel an der Kinderküche vertieft. Ich beobachtete, wie er konzentriert mit den Töpfchen und Pfannen spielte. Der Anblick war mir fast fremd. Es

war das erste Mal seit Wochen, dass keine Spannung in seinem Gesicht zu sehen war, während er wach war.

Fast ohne dass ich es merkte, packte meine Freundin, nachdem unsere Tassen leer waren, eine Tasche mit einer Vesperdose voll geschnittener Apfelschnitze, Wasser- und Teeflaschen mit Kinderbechern und ein paar Jäckchen. Sie rief nach ihren Kindern, die im Garten spielten und im Kinderzimmer hüpften, kündigte an, dass sie jetzt alle eine Runde in den Wald gehen würden, und fragte mich, ob wir mitkommen wollten.

Ich entschied mich dafür und atmete die Waldluft tief ein und aus, während mein Baby weiter in der Trage schlief. Mein Kleinkind folgte den größeren Kindern, bediente sich an dem Obst und saß seelenruhig auf einer Bank, während er warmen Tee aus einem grünen Plastikbecher schlürfte. Meine Freundin klärte einen Streit mit Leichtigkeit, verteilte Wollpullover und gab mir ihre besten Tipps gegen Milchstau, bis die Herbstsonne anfing langsam unterzugehen.

Einen weiteren Tag hatte ich geschafft, und ich war einen Schritt näher an diesem verheißenen Land, in dem sich der Alltag wieder normal anfühlt. Ich wusste, dass die intensive Phase nicht für immer anhalten würde, aber ich wusste nicht, wann und wie wir herauskommen würden.

Am nächsten Morgen wachte ich auf und fühlte mich erfrischt, obwohl ich genauso wenig Schlaf bekommen hatte wie in den Nächten zuvor. Goldenes Licht tanzte auf dem Kinderbett gegenüber unserem Ehebett. Ich hörte, wie mein Mann den Autoschlüssel vom Schlüsselbrett nahm und sich von unserem Sohn verabschiedete.

Trotz eines gewissen Respekts vor einem weiteren Tag alleine mit den Kindern, die noch am Verarbeiten waren, spürte ich tief in mir, dass es ein guter Tag werden könnte. Nach dem Frühstück verweilten wir noch eine Weile in der chaotischen Küche, bis die Stimmung zu kippen drohte. Ich reagierte schnell und relativ gelassen und ging mit den Kindern spazieren.

Nach einer langsamen Runde, vorbei an Enten und Tauben, schlenderten wir durch die Altstadt zurück nach Hause. Als meine Tochter einschlief, begann ich über den Rest des Tages nachzudenken und fragte mich laut: „Hmmm, was sollen wir

„Okay“, sagte ich entschlossen und holte tief Luft. „Jetzt brauche ich deine Hilfe.“

heute zum Mittagessen machen?“ „Pizza!“, verkündete mein Sohn mit strahlenden Augen und zeigte auf das italienische Restaurant, an dem wir gerade vorbeiliefen. Ich lachte und erklärte ihm, dass es dort erst in zwei Stunden Pizza geben würde und ich nicht später nochmal losgehen wollte.

„Aber weißt du was?“, fragte ich ihn mit einem mutigen Funkeln in meinen Augen, „Wir können zu Hause unsere eigene Pizza machen!“ Zum ersten Mal seit Tagen stimmte er einer meiner Ideen freudig zu. Als wir nach Hause kamen, entschied ich, eine Tiefkühlpizza gemeinsam mit meinem Sohn in den Ofen zu schieben, falls meine Tochter aufwachen und meine volle Aufmerksamkeit brauchen würde. Doch im Gefrierfach fand ich keine Tiefkühlpizza. Im Kühlschrank entdeckte ich jedoch einen Hefewürfel.

Dass Emotionen auch ohne Worte bewegt werden können, war eine neue und erhellende Erfahrung für mich.

„Okay“, sagte ich entschlossen und holte tief Luft. „Jetzt brauche ich deine Hilfe. Zuerst müssen wir den Pizzateig machen.“ Ich legte den Hefewürfel, Mehl, Wasser, Salz und Olivenöl auf die Arbeitsplatte und bat meinen Sohn, eine große Schüssel aus dem Schrank zu holen. Mit großen Augen beobachtete er, wie die Hefe im Wasser zu schäumen begann. Dann fügte er die restlichen Zutaten hinzu und rührte sie zu einer klebrigen Masse. „Jetzt kneten!“, rief er voller Begeisterung, und ich stimmte lächelnd zu.

Wenn ich geahnt hätte, was wir gleich erleben würden, hätte ich schon früher nach dem Krankenhausaufenthalt mit meinem Sohn Teig geknetet. Ich bin jemand, der viel über seine Gefühle nachdenkt und diese durch Sprache und Schreiben verarbeitet. Zu erkennen, dass Emotionen auch ohne Worte bewegt werden können, war eine neue und erhellende Erfahrung für mich. Während ich mir die Hände wusch, tauchte mein Sohn seine Finger in den Teig und ließ die klebrige Masse durch seine Hände gleiten. Anfangs war er etwas zögerlich, doch bald begann er, den Teig mit Hingabe zu bearbeiten. Er drückte und schlug den Teig mit ganzer Kraft, legte all seine Energie, Frustrationen und Spannungen in diese einfache, physische Handlung. Es war, als ob er nicht nur den Teig formte, sondern auch seine Gefühle verarbeitete.

„Tut gut!“, rief er plötzlich und sah mich mit einem breiten Lächeln an. Ich nickte und beobachtete fasziniert, wie sich seine gesamte Haltung veränderte. Sein Gesicht, das zuvor angespannt gewirkt hatte, entspannte sich. Seine Schultern, die leicht hochgezogen und verkrampft waren, sanken herab. Wir kneteten den Teig zum Schluss noch eine Weile gemeinsam, und ich merkte, wie auch ich ruhiger und gelassener wurde. Als der Teig schließlich fertig war, stellte ich ihn zum Ruhen beiseite und spürte, wie die Küche von einem Gefühl der Ruhe erfüllt war. Seit ich Kinder habe, entdecke ich ganz neue Zugänge zu Emotionen – auch zu meinen. Der Tag, an dem mein Sohn und ich gemeinsam Pizzateig kneteten, zeigte mir eindrucksvoll, wie wichtig körperliche Aktivitäten für die emotionale Verarbeitung sein können. Der Körper besitzt oft eine tiefere Weisheit, als wir ihm zutrauen. Während ich selbst dazu neige, meine Emotionen durch Nachdenken und Gespräche zu verarbeiten, zeigte mir mein Sohn, dass es manchmal genauso hilfreich sein kann, den Körper sprechen zu lassen. Das Kneten des Teigs wurde zu einer Art Ventil, durch das sich angestaute Emotionen lösen konnten, ohne dass Worte nötig waren.

Emotionen haben nicht nur im Kopf, sondern auch im Körper ihren Platz und müssen Ausdruck finden.

Dieser Moment erinnerte mich daran, wie wichtig es ist, Kindern und auch uns selbst Raum für körperliche Ausdrucksformen zu geben. Sei es durch Kneten, Malen, Tanzen, durch den Wald zu laufen, im Sand zu buddeln, im Garten zu arbeiten oder in kaltes Wasser zu springen – jede dieser Tätigkeiten kann ein Weg sein, um Emotionen zu verarbeiten und innere Spannungen abzubauen. Durch diese einfachen Aktivitäten finde ich oft eine innere Ruhe, die ich durch reines Nachdenken oder Reden nicht erreichen kann.
Emotionen haben nicht nur im Kopf, sondern auch im Körper ihren Platz und müssen Ausdruck finden. Solche Momente sind nicht nur Gelegenheiten, etwas Schönes zu schaffen, sondern können auch wertvolle Zeiten der emotionalen Verarbeitung und des Miteinanders sein. Diese Erkenntnis hat mein Leben und das meiner Kinder bereichert und uns allen geholfen, unsere Gefühle auf eine neue, ganzheitliche Weise zu verstehen und zu leben.

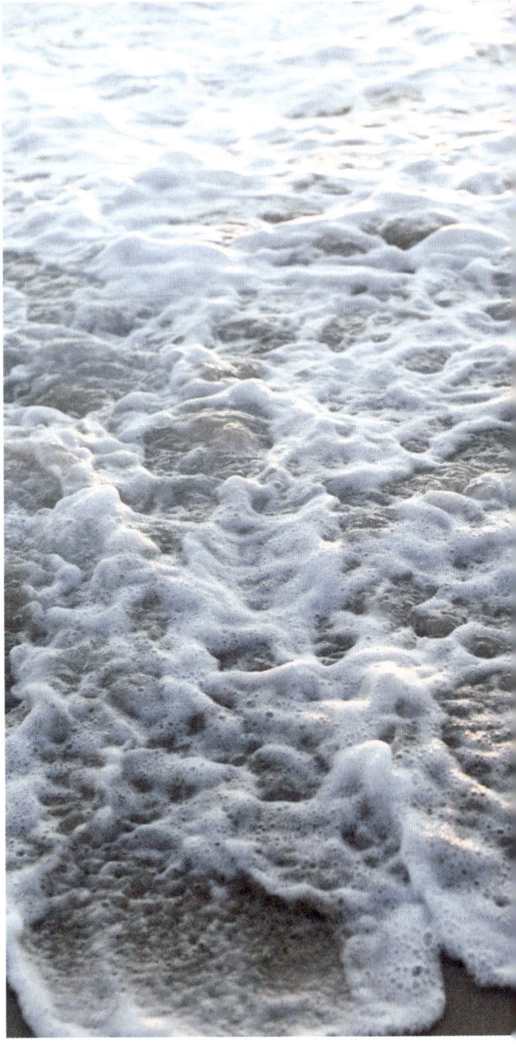

WIR SIND VIELE

KATHARINA

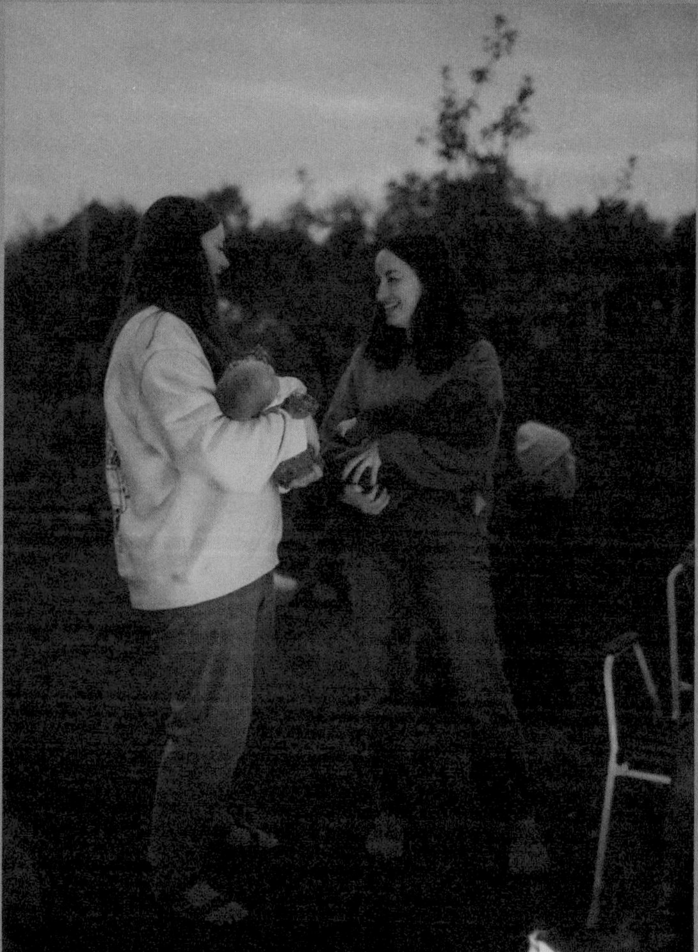

Du bist diejenige, die eine Bauchgeburt hatte, die eine lange Narbe hat, die immer noch wehtut, wenn du hustest. Unvollkommenheit ist das, was du jedes Mal spürst, wenn es dich über dem Schambein ziept. Du bist diejenige, deren Baby immer nur an ihr dranklebt, die es nicht ablegen kann, die es scheinbar nicht schafft, es zum Schlafen zu bringen, die es nicht schafft, es zu beruhigen. Du bist diejenige, die nicht stillen kann. Da läuft einfach nichts, außer deine Tränen. Du bist diejenige, die mitten in der Nacht einen Geburtstagskuchen backt, weil du deinem Kind zeigen möchtest, dass du es sehr liebhast, um dann mit müden Augen vor einem zusammengefallenen Teighaufen zu stehen. Du bist diejenige, die keine Mutter hatte, an der sie lernen durfte, wie eine Mutter ist, die ratlos ihr Baby anblickt, und nichts lieber will, als eine gute Mutter zu sein und die Sorge hat, nicht genug zu sein. Du bist diejenige, die möchte, dass ihre Kinder immer klein bleiben, weil du befürchtest, mit ihnen nichts anfangen zu können, wenn sie größer werden. Du bist diejenige mit dem Baby, das bei dir nicht direkt auf die Brust gelegt worden ist, das auf die Intensivstation musste: alles ungewiss, zersprungenes Herz, die ersten Momente als Mutter traumatisch. Du bist diejenige ohne Partner:in, erst kaum da, dann gar nicht, du sitzt unter Müttern und bist noch einsamer als daheim. Du bist diejenige, die viel jünger ist als alle Mütter um sie herum, die vermeintlich keine Erfahrung hat, alle immer belehrend, kein Raum für eigenes Handeln, des Sichzutrauens entzogen. Du bist diejenige, mit dem Baby, das noch nicht krabbelt, alle anderen bahnen sich fröhlich ihren Weg über den Boden, dein Baby bleibt an Ort und Stelle. „Entwicklung verzögert“, flüstert es hier und da. Furcht, wie ein riesiger Stein im Bauch.

Du bist diejenige, die …

Du bist diejenige, die immer neu erklären muss, dass sie noch mehr als dieses eine Kind hat, im Himmel, eins, das nicht mehr bei ihr ist, und das Tag für Tag schmerzhaft fehlt. Du bist diejenige, die das Baby nicht geplant hatte, die im Badezimmer zusammengebrochen ist, heiße Tränen auf kalten Fliesen, Sausen im Ohr, ein Tornado im Kopf. Du bist diejenige, die immer wieder erklären muss, dass ihr Baby zwei Mamas hat, die sich rechtfertigen muss, sich ducken und an der richtigen Stelle gegenhalten, die sich Sorgen macht, wie viel Kämpfe das Kind kämpfen muss, nur weil die Gleichung eine andere ist. Du bist diejenige, dessen Kleinkind schnell reizüberflutet ist, das schreit, sobald ihm etwas zu viel wird, das tobt vor Überforderung, soziale Kontakte sind kaum mehr möglich. Du bist diejenige, in deren Kultur mit Babys anders umgegangen wird. Du bemerkst die fragenden Blicke, das Augenrollen, das Schnalzen mit der Zunge; weißt, dass du nach einem Essen riechst, was für andere fremd ist. Du bist diejenige, bei der sich immer alle fragen, ob du die Mutter oder die Oma bist, deren schlaffe Brüste auch durch den Milcheinschuss nicht mehr prall werden, abgewertet durch ein paar Jahre Altersunterschied. Du bist diejenige, die sich für ihr Baby mit Trisomie 21 entschieden hat: „Wieso?“, wirst du immer wieder gefragt und dein Herz bricht erneut, über die nicht nachvollziehbare Abwertung deines wunderbaren Babys. Du bist diejenige, die das Familienbett mehr braucht als ihre Kinder, weil du dich ohne sie ganz verlassen fühlst in der Nacht. Du bist diejenige, die ihr Kind in der Kita schnell abgeben muss, weil du einen wichtigen Arbeitstermin hast, mit schlechtem Gewissen schiebst du dein Kind hinein und dich aus der Tür hinaus. Du bist diejenige, deren Kinder verschiedene Väter haben, zu Hause läuft alles gut, aber da draußen will das keiner glauben. Du bist diejenige, deren Organe sich nach der Geburt abgesenkt haben, oftmals hast du das Gefühl, deinen Urin nicht halten zu können. Du könntest vor Scham ertrinken, doch dein Baby weint und du trägst es, obwohl die Instabilität in deiner Mitte dann noch mehr zu spüren ist. Du bist diejenige, deren Kinder gefühlt immer streiten. Lauthals werfen sie sich Gemeinheiten an den Kopf und du machst das Fenster zu, damit nicht jeder in der Nachbarschaft mitbekommt, wie es drinnen hoch hergeht. Du bist diejenige, die sich vor den Ferien mit ihren Kindern fürchtet, weil sie dann ständig fremdbestimmt ist und die Zeit, die du dringend zur Regeneration brauchst, einfach gestrichen wird in dieser Zeit. Du bist diejenige, deren Ohren schon seit Wochen sausen, weil die Anforderungen eines Familienalltags zu viel sind und die sich fragt, wie das andere machen.

Lasst uns die Steine aus der Hand und unserer Hände stattdessen ineinanderlegen.

Wir sind alle miteinander verbunden, wir müssen keine besten Freundinnen werden, doch wissen wir, wenn wir ein klein wenig über unsere Mutterschaft schauen, wie sich das Leben für die Mutter gegenüber anfühlen muss. Besonders unter Müttern sollten wir uns eingestehen, dass wir an unserem unangreifbaren Ich und der tadellosen Mutterschaft nicht scheitern können, weil sie nie existiert haben. Die Mutter, die noch niemals einen Fehler gemacht hat, nie laut geworden, immer geduldig, niemals überfordert und nie mit Industriekuchen in Berührung gekommen ist, werfe den ersten Stein. Diese Mutter gibt es zum Glück nicht. Deshalb lasst uns die Steine aus der Hand und unserer Hände stattdessen ineinanderlegen. Nora Imlau sagt in ihrem Buch „Bindung ohne Burnout – Kinder zugewandt begleiten ‚ohne auszubrennen“: „Doch wenn wir uns freimachen von den Vorstellungen, besonders gute Eltern sein zu müssen, und uns stattdessen auf unsere zwischenmenschlichen Beziehungen konzentrieren, ist das kein großes Drama. Dann hören wir uns an, was unsere Kinder im Nachhinein gern anders gehabt hätten, übernehmen die Verantwortung für unsere Entscheidungen, erinnern uns daran, dass unser Wert als Mensch nicht von irgendwelchen ‚Erziehungserfolgen' abhängt, und kümmern uns weiterhin wie gehabt darum, die Beziehung mit unseren Kindern zu schützen und zu pflegen."[23] Was für entlastende Worte. Lasst uns gemeinsam stinknormale Mütter sein!

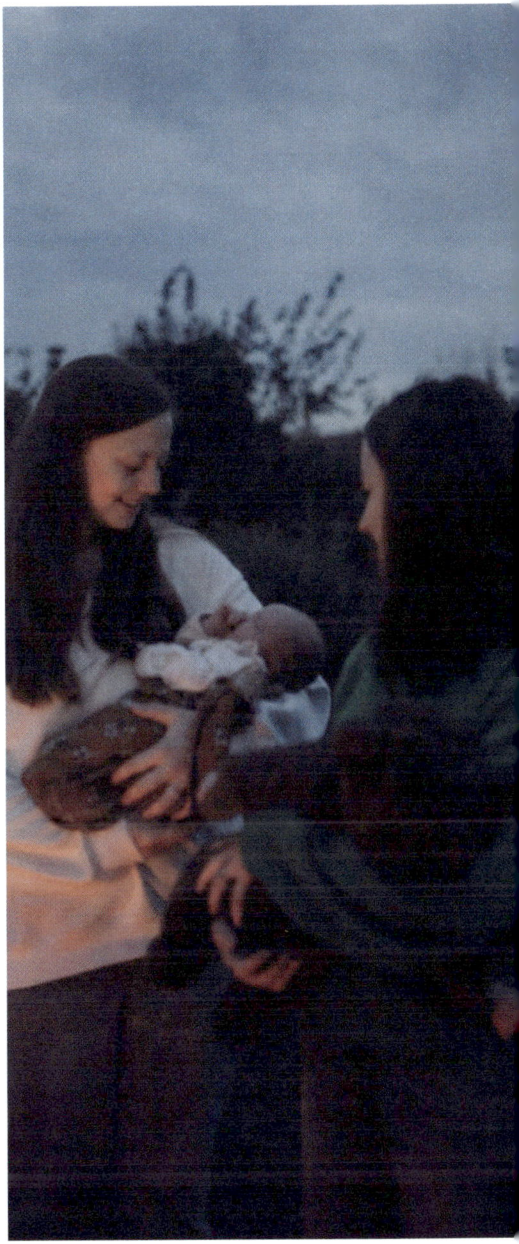

Lasst uns gemeinsam stinknormale Mütter sein!

CLUB DER GUTEN MÜTTER

SARAH

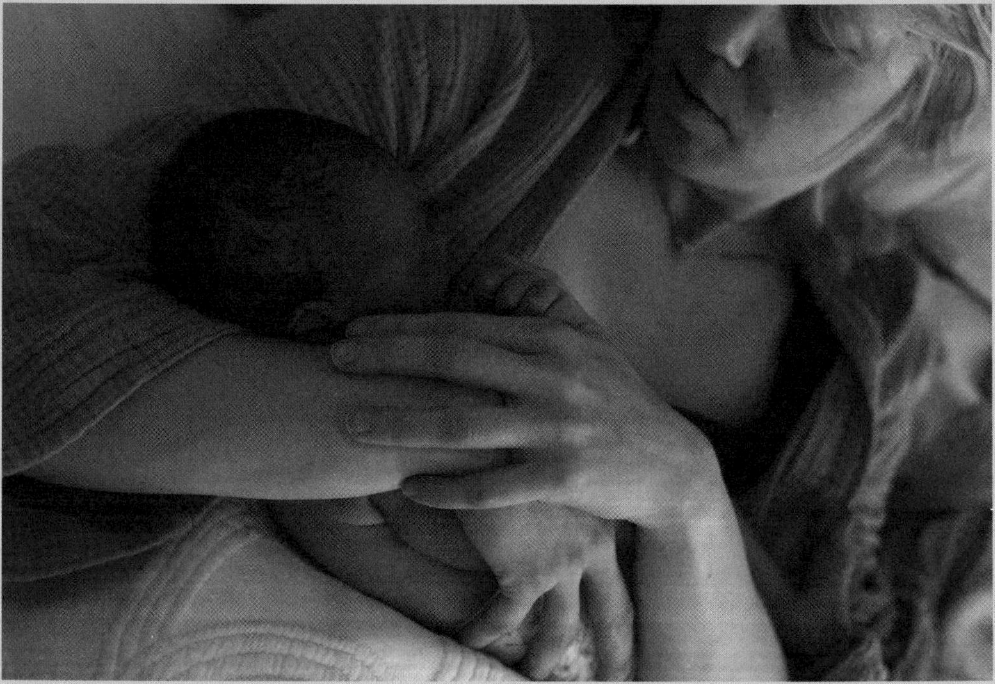

Ich zähle bis drei, drohe mit Medienzeitverbot, besteche mit Süßigkeiten und mute meinen Kindern ein Leben ohne Einschlafbegleitung zu. Es ist, wie es ist. Nichts daran ist ein „Tipp" zum Nachmachen. Das hier ist kein Ratgeberartikel. Das hier ist ein Entlastungsartikel. Ein Artikel einer Aussteigerin aus dem Club der perfekten Mütter. Ich habe in den letzten zehn Jahren Mutterschaft nicht nur gelernt, die Bedürfnisse der Kinder zu sehen, sondern auch meine. Ich habe gelernt, dass so viele gut gemeinte Erziehungsansätze aus einer tiefen Angst motiviert sind, etwas falsch zu machen. Ich habe schon viel falsch gemacht – und habe gelernt, dass Entschuldigungen wirklich helfen. Das, was ich hier teile, sind allerdings keine Fehler. Zumindest in meinen Augen nicht. Diese Punkte sind Ausdruck meiner immer pragmatischer werdenden Erziehungsmethoden. Sie helfen mir und vielleicht schenken sie deinem gebeugten Mamaherzen ein bisschen Entlastung. Ich kann dir nämlich hoffnungsvoll schon mal verraten: Ich habe trotzdem echt tolle Kinder. Trotz mir und meiner Begrenzungen.

Bis drei zählen

Seit dem Lied „Mein lieber Freund, ich zähl bis drei" von „Deine Freunde", muss ich, wenn ich das mache, über mich selbst lachen. Aber ich mache es, wenn mir eine Entscheidung wirklich wichtig ist und um einen zeitlichen Raum zu schaffen, in dem sie das umsetzen können. Eine meiner Töchter verhandelt diesen Raum gern und sagt manchmal: „Nein, drei ist zu kurz. Zähl bis siebzehn." Das mache ich gern. Außerdem sage ich vorher, was die Konsequenz ist, zum Beispiel: „Sonst putze ich erst Hannah die Zähne, ich habe keine Lust mehr, länger auf dich zu warten", oder ich setze den nächsten Punkt um:

Medienzeitverbot

Zack, höre ich mich sagen: „Sonst gibt es morgen kein PAW Patrol." Ich weiß mir manchmal nicht anders zu helfen. Ich freue mich für alle Mütter, die Geduld haben in jeder Situation, Bedürfnisse abzuwägen und Emotionen zu begleiten. Ich versuche da auch mein Bestes. Aber manchmal will ich einfach, dass es schneller geht, dass eine Grenze jetzt eingehalten wird oder jemand pünktlich zum Abendbrot das iPad ausmacht. Mir fehlen die Alternativen in solchen Situationen. Ich will nicht emotional strafen, möglichst nicht laut werden und keine Grundbedürfnisse verletzen. Medienzeit ist aber kein Grundbedürfnis und deshalb nutze ich es manchmal, um hier klarzukommen.

Kinder im eigenen Bett schlafen lassen – ohne Einschlafbegleitung

Ich bin keine Kuschlerin. Zumindest nicht nachts. Das ist mir zu heiß und zu eng. Ich will meinen Platz für mich allein, so oft es geht. Das nenne ich bedürfnisorientierte Elternschaft. Wir haben ein Familienbett und jedes Kind, das Angst hat oder nicht schlafen kann, weiß sich darin wärmstens willkommen.

Doch abends geht erstmal jedes Kind in seinem eigenen Bett schlafen. Noch nie haben wir Einschlaftraining gemacht, kein Kind wurde dazu gezwungen, niemand hat geweint oder wurde allein gelassen. Wir haben es nur einfach mit Selbstverständlichkeit so gemacht. Meine beiden Großen habe ich, als sie klein waren, selbstverständlich lange nach allen Regeln der Kunst in den Schlaf begleitet. Es kam mir in meiner Elternbubble herzlos vor, ihnen „Gute Nacht" zu sagen und den Raum zu verlassen. Bis meine dritte Tochter im Trubel des Abends immer schon von allein in ihrem Bett einschlief, in das ich sie eigentlich nur zum auf mich Warten gelegt hatte. Ich sah sie an, wie sie da friedlich schlief, und fand mich plötzlich gar nicht so herzlos – eher entlastet.

Seitdem wich die Begleitung eher einem aufmerksamen Beobachten der einzelnen Kinder und Erwachsenen am Abend und einem Abwägen, was jede braucht und was davon machbar ist. Ein Kind hört immer das gleiche Hörspiel, seit Jahren. Ein Kind möchte gern eine Geschichte lesen. Ein anderes braucht häufig nochmal jemanden zum Reden. Manchmal habe ich noch einen Call am Abend und wenn mein Mann da beim Sport ist, dann müssen einige dieser Wünsche manchmal unbefriedigt bleiben. Manchmal bin ich selbst müde, manchmal genieße ich selbst das Quatschen am Abend total. Aber vor allem genieße ich mein Bett und meinen freien Abend. Beides gehört in diesem Alter der Kinder noch selbstverständlich den Erwachsenen bei uns.

Mit Süßigkeiten locken

Ai, das wird ja immer schlimmer. Als ich gerade Mama geworden war, habe ich bei dieser Aussage schon die Essstörung klopfen gehört. Doch heute weiß ich, dass meine Kinder wahnsinnig hungrig aus der Kita und Schule kommen und den Kleinen fällt es oft so schwer, sich aus der Kita zu verabschieden. Weil ein Alltag mit vier Kindern aber auch Termine von vier Kindern beinhaltet, habe ich selten die Zeit, mich ganz auf ihr Tempo einzulassen. Dass seit einer Weile im Auto ein leckerer Riegel für die Rückfahrt wartet, verhindert nicht nur das Einschlafen, sondern hilft uns auch allen friedlicher, glücklicher und schneller loszukommen.

Aus ihrem Club bin ich vor längerer Zeit schon ausgestiegen. Und ich kann das nur empfehlen!

Medien als Babysitter

Wir haben meiner Meinung nach eigentlich bisher einen ganz guten Umgang mit Medien. Es gibt klare Zeiten und vorher wird Klavier geübt und Hausaufgaben werden erledigt. Aber manchmal mache ich den Kindern die köstlichsten Snackteller und verteile sie vor alle Geräte, um in Ruhe die Küche aufzuräumen, einen Artikel fertig zu schreiben, ein Telefonat zu führen oder einfach in Ruhe zu atmen und meinen Hühnern einen Apfel zu füttern. Und das Beste: Ich mache das ohne schlechtes Gewissen! Ich glaube, meinen Kindern geht es super in diesem Moment.

Und leider habe ich eben manchmal nicht die Wahl zwischen medienfreiem, entschleunigtem Familienleben und Snacktellern vorm iPad. Die tatsächliche Wahl ist zwischen einer gestressten, meckernden und überforderten Mutter mit Kindern ohne iPad oder einer ruhigeren, sortierten Mama mit Kindern vorm iPad.

Mögen die perfekten Mütter mich für meine Grenzen und meinen Pragmatismus verurteilen oder belächeln – ich gönne es allen, die es anders und vermeintlich besser machen. Doch aus ihrem Club bin ich vor längerer Zeit schon ausgestiegen. Und ich kann das nur empfehlen!

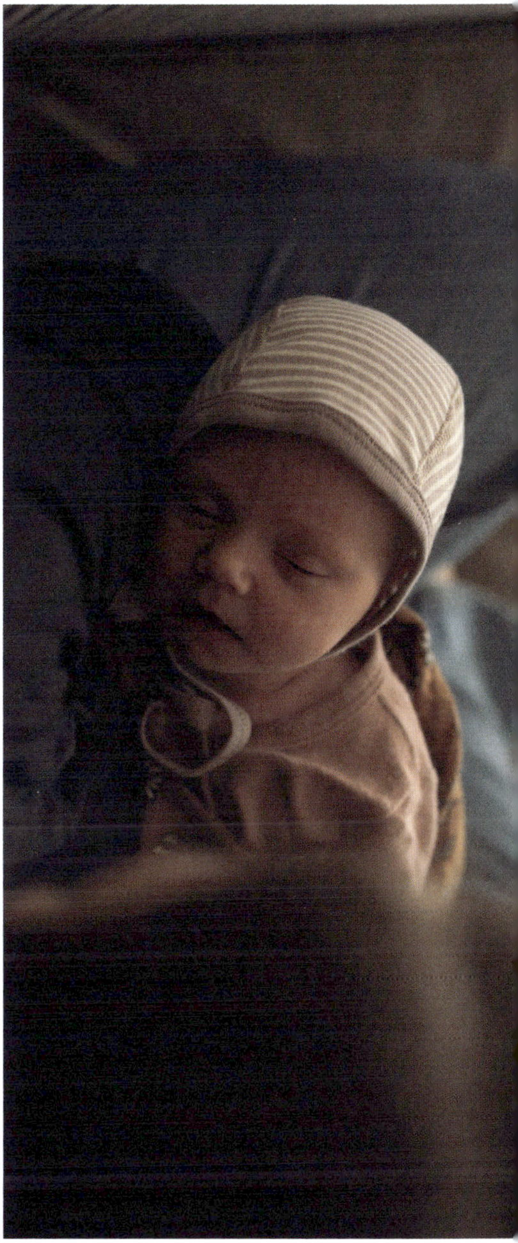

WENN ICH NOCH EINMAL MUTTER WÜRDE

SARAH

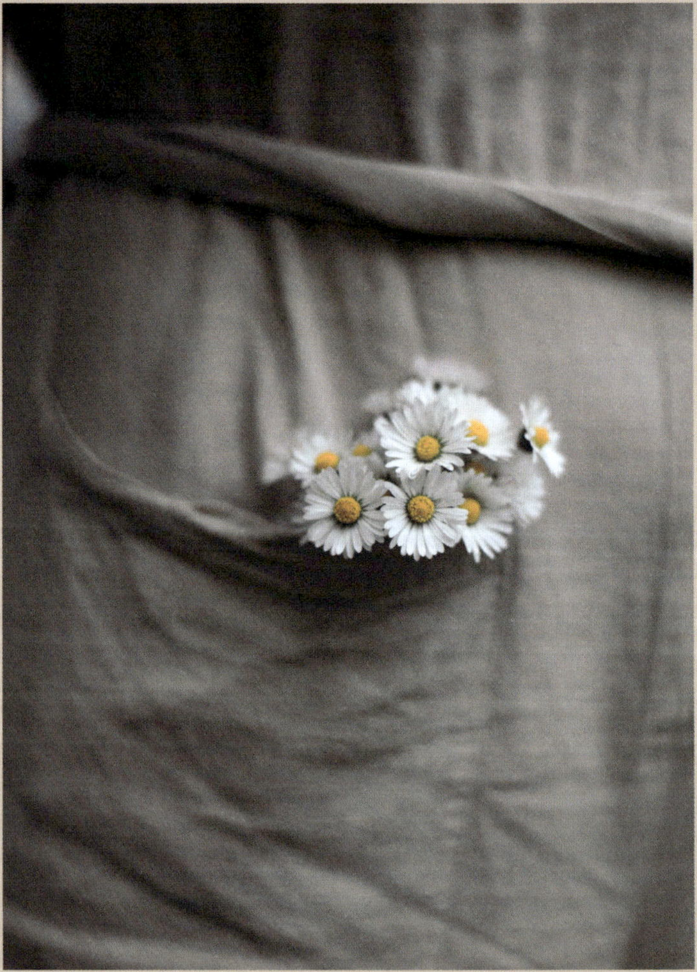

„Ich möchte mir später nicht vorwerfen, dass …", habe ich oft gedacht. Ich habe das gedacht, als ich aufgehört habe zu stillen und mich gefragt habe, ob ich mir später vorwerfen könnte, dass ich zu voreilig war. Ich habe das gedacht, als ich entschieden habe, noch nicht wieder arbeiten zu gehen und mich gefragt habe, ob ich mir dann vorwerfen würde, zu viel im Job verpasst zu haben. Und ich habe mich das gefragt, als ich entschieden habe, die Elternzeit durchzuarbeiten. Da habe ich befürchtet, dass ich mir später vorwerfen würde, das erste Babyjahr nicht genug genossen zu haben. Mit diesem kleinen Baby im Arm waren plötzlich so viele Entscheidungen zu treffen und ich wollte mir später einfach keine Vorwürfe machen müssen.

Dann wäre ich gern weniger hart, weniger streng und ruhiger.

Da stehen wir. In der Küche ihrer Mutter mit den Rissen in den Bodenfliesen. Meiner Oma. So oft standen wir dort schon, doch niemals so bewusst. Noch einige Momente, dann sind all unsere Treffen freiwillig, denn meine Oma nimmt im Stockwerk über uns ihre letzten Atemzüge. Wir haben uns noch etwas zu sagen, haben hier in der kalten Küche noch einen Riss zu überwinden. Sie entschuldigt sich und wir nehmen uns in den Arm. Und dann reden wir. Über früher und wie man Dinge anders gemacht hat. Und sie, heute selber Oma von neun Enkelkindern, sagt: „Wenn ich mir eine Sache wünschen könnte, die ich noch einmal machen dürfte, wäre es, Mutter zu werden. Dann wäre ich gern weniger hart, weniger streng und ruhiger." Ich bin beeindruckt von der Größe, das jetzt hier mir gegenüber nach all den Verletzungen und Rissen so offen einzugestehen. All meine Vorwürfe verfliegen und in mir selbst wird es ruhiger und weniger streng. „Und ich würde all die Kinderbücher lesen, die ich jetzt so liebe. Ich habe ein tolles entdeckt, das gebe ich dir, wenn wir uns das nächste Mal sehen", lächelt sie mir entgegen.

Da stehen wir auf einer Familienfeier und kommen ins Gespräch. Gerade ist sie zum ersten Mal Oma geworden und kam so in Kontakt mit bindungsorientierten Überzeugungen, gehaltenen Emotionen, gewaltfreiem Umgang mit Kindern und eben genau dadurch ins Reflektieren ihrer eigenen Zeit als junge Mutter. „Ich würde heute bestimmt vieles anders machen", sagt sie nachdenklich. „Ihr habt da so viel verstanden. So haben wir gar nicht gedacht früher. Das konnten wir uns gar nicht vorstellen!" Nach einer kurzen Denkpause spricht sie weiter. „Aber ich würde auch nicht alles anders machen. Weißt du, ich würde immer noch meine Pausen machen." Und sie spricht davon, wie sie ihr Baby mittags in den Kinderwagen legte und einmal um den Block schob. Ich verkniff mir, meinen Gedanken laut zu äußern, wie schön es gewesen sein muss, das ganz ohne den Zweifel zu tun, ob es nicht besser für das Kind gewesen wäre, im Tragetuch in den Schlaf begleitet zu werden. Oder im Familienbett ins Traumland gestillt zu werden. Es soll ihr gegönnt sein, diese Erinnerung frei von jedem Zweifel zu bewahren. Wenn sie wieder zu Hause ankam, stellte sie das Kind im Wagen auf die Terrasse, machte sich einen Kaffee, nahm sich ein Buch und las. Nicht entgegen aller Pflichtgefühle – sie tat es einfach. Jeden Tag. Voll Genuss. Und stellt mitfühlend fest: „Die jungen Mütter heute machen keine Pausen. Sie gehen so schnell es geht wieder arbeiten und auch, wenn sie zu Hause sind, füllen sie jede Minute. In den Momenten, in denen ich meinen Tank aufgefüllt habe, nähen sie, backen Sauerteigbrot oder dekorieren die Wohnung neu. Ich würde ihnen wünschen, dass sie mehr Pausen machen", schließt sie ab.

„Ich würde ihnen wünschen, dass sie mehr Pausen machen."

Da stehen wir nun neben der Schaukel im Kindergarten. Ich habe ein Baby auf dem Arm, während mein Kleinkind spielt, sie sitzt auf meine Hüfte gebunden, als wäre diese Kuhle in meiner Seite genau nur für diesen Zweck geschaffen. Ich unterhalte mich mit einer Erzieherin, die ich für ihre reflektierte und reife Pädagogik sehr schätze. Immer wieder hat sie bewiesen, wie wichtig ihr die Würde und das Wohlbefinden der Kinder ist. In kurzen Gesprächen zwischendurch, in klaren Konfrontationen von Fehlverhalten Erwachsener und mit ihrem kleinen Notizbuch, um Beobachtungen und Ideen nicht zu vergessen. Sie ist professionell und liebevoll und scheint dabei sowohl ihr eigenes Leben als auch das der Kinder im Blick zu haben. Es ist Sommerfest und das Gespräch schwenkt vom Kindergartenalltag ins Familienleben und sie erzählt von ihren Kindern, die mittlerweile Teenager sind: „Wenn ich heute noch einmal Mutter werden würde, würde ich so vieles anders machen", höre ich sie sagen und traue meinen Ohren nicht. „Sie muss doch die perfekte Mutter gewesen sein", höre ich mich denken und merke, dass es genau die ja gar nicht gibt. Nur eine Mutter, die wird. Die jeden Tag Mutter wird, mehr die wird, die sie ist. Und die natürlich nach zwanzig Jahren Dinge weiß und glaubt, die sie vorher nicht kannte. Wie schade wäre es, wenn sie nichts gelernt und neu gedacht hätte in zwanzig Jahren Mutterschaft.

Ja, ich hätte mir wirklich etwas vorzuwerfen, wenn ich nach zwanzig Jahren Mutterschaft nichts verändern würde, wenn ich es noch einmal machen würde. Meine Schultern sinken, meine Stirn entspannt sich. Mein Herz wird leichter und das Kind auf meiner Hüfte irgendwie auch. Nein, ich werde mir nicht vorwerfen müssen, Dinge im Rückblick anders gemacht zu haben. Nur, wenn mir nichts einfällt, was ich gelernt habe und wo ich gewachsen bin, wäre das wirklich schade. Denn ich werde ja Mutter. Jeden Tag.

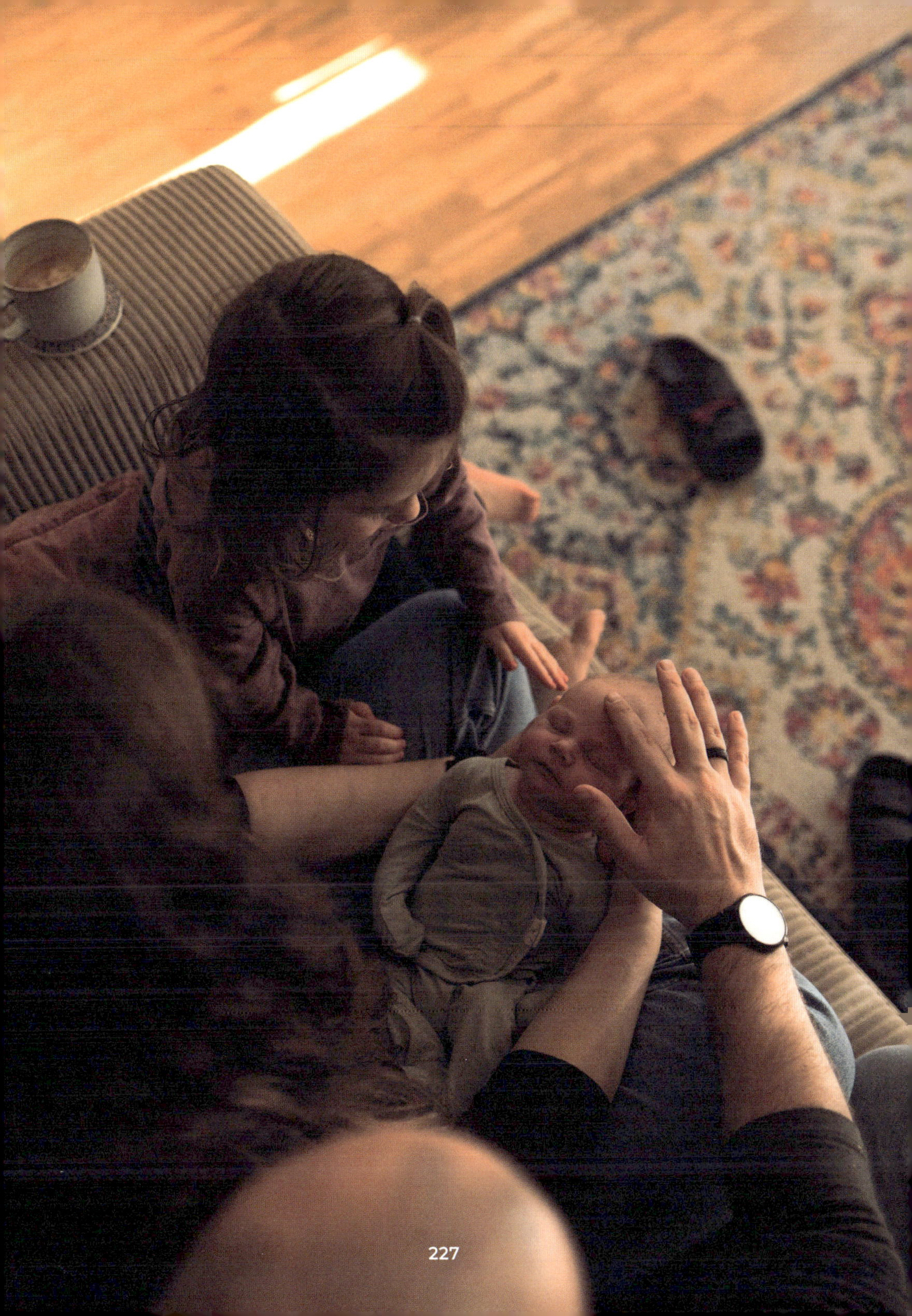

MUTTERSTAUNEN

ALYSSA

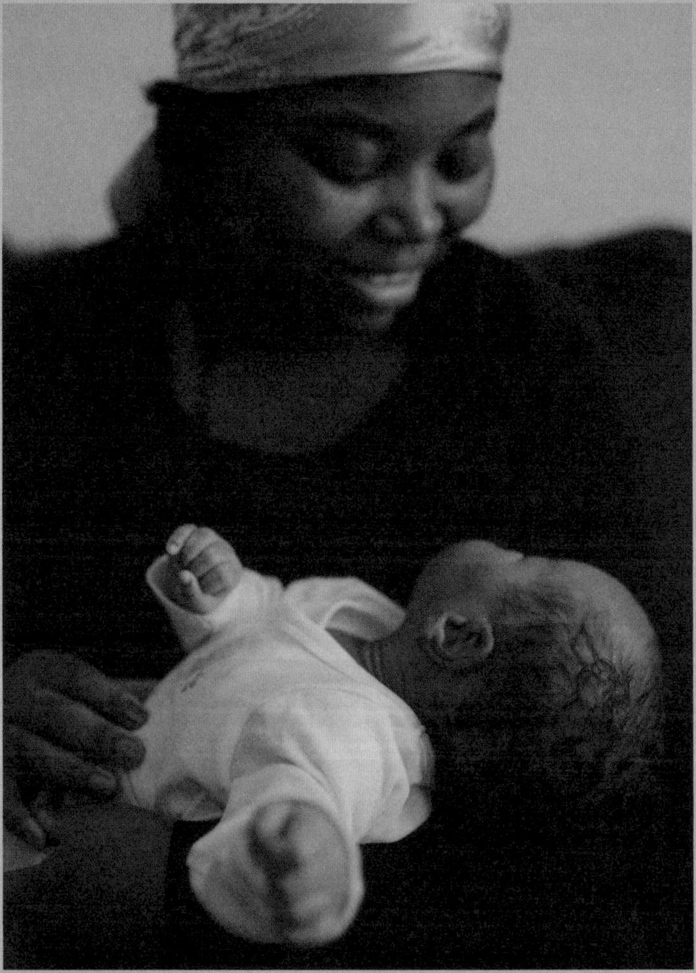

MUTTERSTAUNEN

Vergiss niemals das Staunen
Nicht nur über dein Kind
Sondern auch darüber, wer du warst
Wer du bist und wer du wirst

Literaturangaben

[1] Bonhoeffer, Dietrich, Widerstand und Ergebung. Briefe und Aufzeichnungen aus der Haft, Gütersloh 2005.

[2] Gerdts, Heide, Interview GEO WISSEN, Nr. 52.

[3] Lutherbibel, revidiert 2017, © 2016 Deutsche Bibelgesellschaft, Stuttgart.

[4] https://youtu.be/1w5Q4pDSwUE?feature=shared (eingesehen am: 12.11.2024)

[5] Von Ebner-Eschenbach, Marie, Fünfhundert Aphorismen, Berlin 2015.

[6] Joana Jakob (https://hebamme-joana.de/)

[7] Bibeltext der Neuen Genfer Übersetzung – Neues Testament und Psalmen.
Copyright © 2011 Genfer Bibelgesellschaft.
Wiedergegeben mit freundlicher Genehmigung. Alle Rechte vorbehalten.

[8] Gekürzt aus: Weck, Katharina, Jenseits meiner Grenzen der weite Horizont. Momente zum Innehalten und Kraftschöpfen. © 2022 Neukirchener Verlagsgesellschaft mbH, Neukirchen-Vluyn.

[9] Aus: „Mutter“ von Jonnes Vennemann-Schmidt.

[10] https://www.gewuenschtestes-wunschkind.de/2013/08/reichen-das-bauchgefuehl-und-der-mutterinstinkt-bei-der-erziehung.html (eingesehen am: 01.10.2024)

[11] Von Arnim, Gabriele, Das Leben ist ein vorübergehender Zustand, Hamburg 2021.

[12] Lutherbibel, revidiert 2017, © 2016 Deutsche Bibelgesellschaft, Stuttgart.

[13] Lutherbibel, revidiert 2017, © 2016 Deutsche Bibelgesellschaft, Stuttgart.

[14] Adamczak, Bini, Beziehungsweise Revolution. 1917, 1968 und kommende, Berlin 2017.

[15] Gómez Urzaiz, Begoña, (2024), Mütter, die gehen. Aus dem Spanischen von Christiane Quandt, Berlin 2024.

[16] Mierau, Susanne, Füreinander sorgen. Warum unsere Gesellschaft ein neues Miteinander braucht, Rohwolt Verlag, Hamburg 2023.

[17] Die Bibelstellen sind der Übersetzung Hoffnung für alle® entnommen,
Copyright © 1983, 1996, 2002 by Biblica Inc.®. Verwendet mit freundlicher Genehmigung von `fontis - Brunnen Basel. Alle weiteren Rechte weltweit vorbehalten.

[18] Hooks, Bell, Alles über Liebe. Neue Sichtweisen. Aus dem amerikanischen Englisch von Heike Schlatterer, Hamburg 2021.

[19] Fromm, Erich, Die Kunst des Lebens, Zürich 1956.

[20] Mirau, Susanne, Füreinander sorgen.

[21] Ebd.

[22] Vgl. Ebd.

[23] Imlau, Nora, Bindung ohne Burnout. Kinder zugewandt begleiten ohne auszubrennen, Weinheim Basel 2024.

DANKSAGUNGEN

Danke Liam, Nova, Tessa und Hannah. Ohne euch hätte ich all das nicht erlebt, was zu diesem Buch geführt hat. Und ohne euch wäre ich keine Mutter. Ich danke außerdem Anna für den authentischen Bauchgeburtsbericht. Du warst von Beginn an ein Teil dieses Projekts. Und all den Menschen, die — oft ohne es zu merken — meinen Weg zu der Mutter, die ich heute bin, geformt haben.

Sarah

Von Herzen danke ich meinem Mann Matthis, der mir immer wieder den Rücken freihält und mir den Raum gibt, meinen Weg und meine Worte zu finden.

Meinen Kindern Ellis, Lucy und Vanna danke ich dafür, dass sie mich zur Mutter gemacht haben, mir immer wieder neue Seiten von sich zeigen und dadurch auch neue Seiten an mir selbst entdecken lassen. Es ist mir so eine Ehre, eure Mama zu sein. I love you so much.

Mein Dank gilt auch meiner Hausgeburtshebamme Joana Jakob, die nicht nur mein drittes Kind mit mir zur Welt brachte, sondern auch Teile meines Mamaherzens mitgeboren hat.

Ebenso danke ich den Frauen in meinem Leben, die ich als Mütter erleben darf: meiner eigenen Mutter Carrie, meiner Schwiegermutter Evelyn, Oma Marga, Oma Doris, Aunt Mary und Beate. Jede von euch hat mir Facetten der Mutterschaft offenbart und mich durch verschiedene Phasen des Lebens getragen, wie es nur eine Mutter kann.

Von Herzen danken möchte ich auch meinen Freundinnen Jhana, Lara, Tabea, Anne, Vianne, Ramona, Anna-Maria, Annabel, Lulu und Caro. Ihr habt mein Leben geprägt und meine Worte bereichert.

Danke, Donna, dass du deinen Frieden mit mir geteilt hast, als ich ihn am dringendsten brauchte, und Simona, dass du mir vorgelebt hast, Gnade zu brauchen – und dass das okay ist.

Schließlich gilt ein besonderes Dankeschön den vielen Müttern, die ihre Babys mit dem Fläschchen versorgt und ihre Erfahrungen und Gefühle mit mir geteilt haben.

Alyssa

Ich danke meiner Familie, der Familie, in die ich hineingeboren wurde, und der Familie, die aus mir entstanden ist. Ohne euch wäre da nichts.
Phileas, Mio, Sashi & Polly Mare, danke, dass ihr mich so schmiegsam gemacht habt.

Ich danke den MitarbeiterInnen des Familienzentrums Philantow für den warmen, vorurteilsfreien Ort, der dort u. a. für Mütter geschaffen wurde. Danke für den wertvollen Austausch und eure Unterstützung, in den Krabbelgruppen Fragebögen für dieses Buch verteilen zu dürfen.

Und ich danke Katti für ihre Bereitschaft und ihren Mut, mit mir über ein Thema zu reden, über das noch viel zu häufig geschwiegen wird.
Durch Stillerfahrungsberichte wie deine, fühlen wir Mütter uns weniger allein.

Katharina

Gemeinsam möchten wir uns bei Miriam für die kompetente und schnelle Umsetzung der Gestaltung dieses Buches bedanken. Du bist einige Extrameilen für uns gegangen! Und bei Nora für Fotos, die so ehrlich zu uns sprechen. Vielen Dank an die wunderbaren Familien, die Nora und diesem Projekt ihr Vertrauen geschenkt haben. Auch dem Neukircher Verlag danken wir ganz herzlich für die Umsetzung dieses Projekts.

Und danke an *dich*. Nur durch dich darf dieses Buch seine Bestimmung erfüllen, gelesen zu werden.

Sarah, Alyssa und Katharina

ÜBER

DIE AUTORINNEN

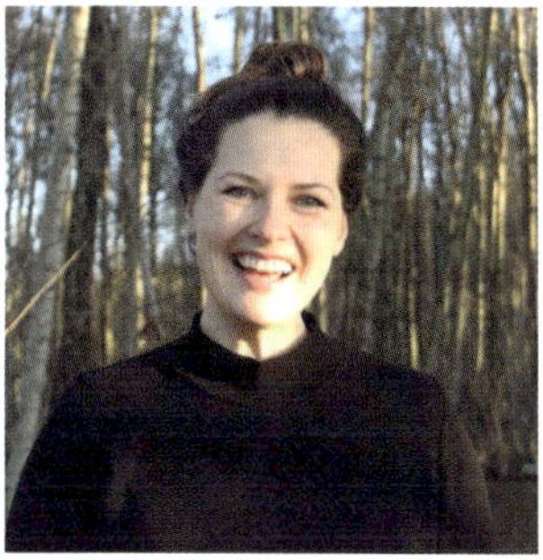

Sarah Keshtkaran

geb. 1988, ist Autorin, lebt mit ihren vier Kindern in Hamburg und hat Theologie und Straßenpädagogik studiert. Auf ihrem Blog www.honigdusche.de und Instagramkanal folgen ihr zahlreiche Leserinnen. Mutter sein ist für sie die bisher erfüllendste Aufgabe – und gleichzeitig die herausforderndste.

@honigdusche.de

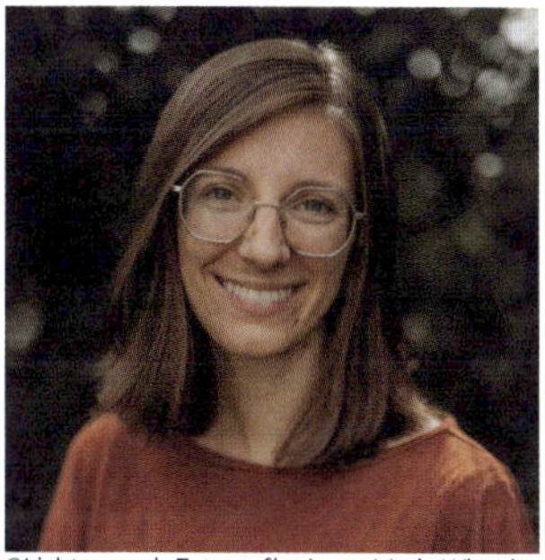

©Lichtwunsch Fotografie, Anna-Maria Winschu

Alyssa Schwarz

geb. 1993, lernte sich selbst und die Welt als Mutter wie durch neue Augen kennen. Seit über zehn Jahren lebt die US-Amerikanerin in Schwäbisch Hall mit ihrem Mann und drei Kindern. Auf Instagram und in ihrer Familienkolumne bei der Südwest Presse inspiriert sie Eltern zu einem authentischeren, friedvolleren Familienleben.

@wholehearted.home

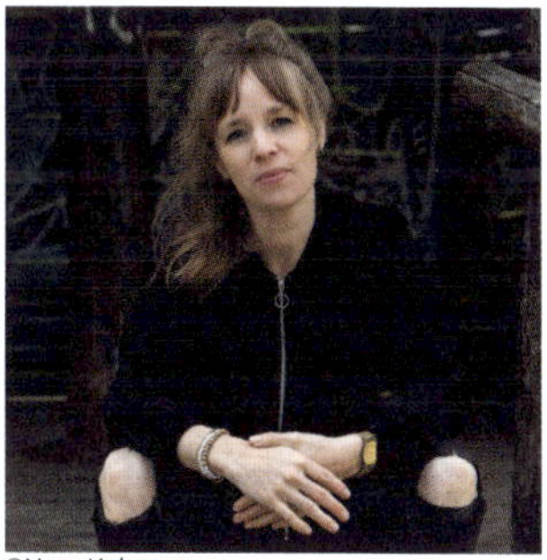

©Nora Kuhn

Katharina Weck

geb. 1983, lebt mit ihrem Mann und ihren vier Kindern im Speckgürtel von Berlin. Sie ist Autorin, Sozialpädagogin und arbeitet in der Sozialforschung und -beratung. Mit fünf Jahren erkrankte ihr ältester Sohn an Leukämie, was sie zwang, sich in ihrer Mutterschaft neu zu finden.

@zweisoehne

ÜBER

DIE GRAFIKDESIGNERIN UND FOTOGRAFIN

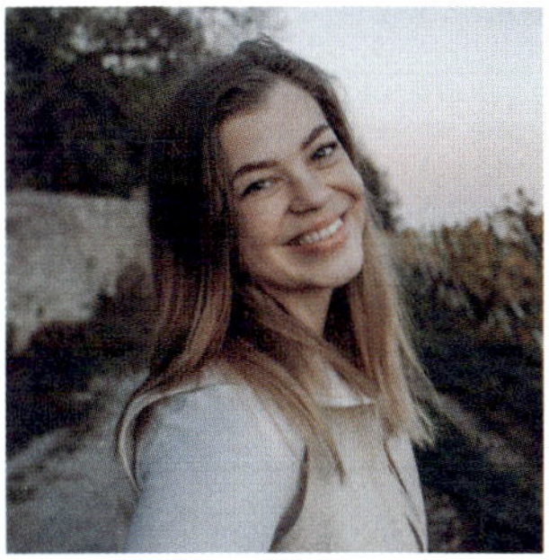

Miriam Lang-Schlegel

geb. 1993, unterstützt als Graphic Designerin MA mit ihrem Business Milli und Gold® bei der Gestaltung von kreativen Projekten aller Art. Als Mama erlebt sie die schönste und herausforderndste Reise, die sie nur näher an Gottes Herz zieht. www.milliundgold.de

@milliundgold

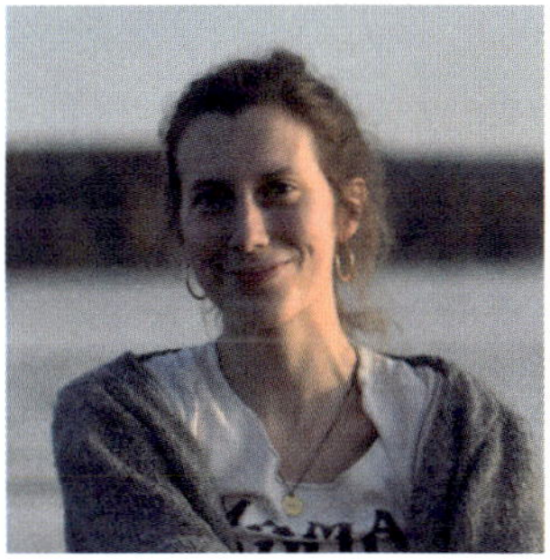

Nora Kuhn

geb. 1987, lebt mit ihrem Mann und ihren 3 Töchtern bei Berlin und arbeitet als freiberufliche Fotografin mit Fokus auf der dokumentarischen Fotografie.

@raising.poppies

MIX
Papier | Fördert gute Waldnutzung
FSC® C018236

Bibliografische Information der Deutschen Nationalbibliothek:
Die Deutsche Nationalbibliothek verzeichnet diese Publikation in der Deutschen Nationalbibliografie; detaillierte bibliografische Daten sind im Internet über http://dnb.d-nb.de abrufbar.

2. Auflage 2026

Andreas-Bräm-Straße 18/20, 47506 Neukirchen-Vluyn,
info@neukirchener-verlage.de

Gesamtgestaltung: Miriam Lang-Schlegel, www.milliundgold.de, unter Verwendung der Fotografien von © Nora Kuhn, www.norakuhn-fotografie.com
Lektorat: Viktoria Tersteegen
Verwendete Schrift: Montserrat
Gesamtherstellung: Dimograf Sp. z o.o., Bielsko-Biała
Printed in Poland
ISBN 978-3-7615-7037-1

www.neukirchener-verlage.de